W0301679

Dr. med. Jürgen Brater

DAS GESUNDHEITS NAVI

Dr. med. Jürgen Brater

DAS GESUNDHEITS NAVI

Orientierung im Labyrinth der Gesundheitsempfehlungen

riva

Bibliografische Information der Deutschen Nationalbibliothek
Die Deutsche Nationalbibliothek verzeichnet diese Publikation in der Deutschen Nationalbibliografie.
Detaillierte bibliografische Daten sind im Internet über http://d-nb.de abrufbar.

Für Fragen und Anregungen
info@rivaverlag.de

Wichtige Hinweise
Dieses Buch ist für Lernzwecke gedacht. Es stellt keinen Ersatz für eine individuelle medizinische Beratung dar und sollte auch nicht als solcher benutzt werden. Wenn Sie medizinischen Rat einholen wollen, konsultieren Sie bitte einen qualifizierten Arzt. Der Verlag und der Autor haften für keine nachteiligen Auswirkungen, die in einem direkten oder indirekten Zusammenhang mit den Informationen stehen, die in diesem Buch enthalten sind.

Ausschließlich zum Zweck der besseren Lesbarkeit wurde auf eine genderspezifische Schreibweise sowie eine Mehrfachbezeichnung verzichtet. Alle personenbezogenen Bezeichnungen sind somit geschlechtsneutral zu verstehen.

Originalausgabe
1. Auflage 2021

Türkenstraße 89
80799 München
Tel.: 089 651285-0
Fax: 089 652096

Redaktion: Stephanie Kaiser-Dauer
Umschlaggestaltung: Karina Braun, München
Umschlagabbildung: shutterstock/svetlichniy_igor
Illustrationen: Hans Winkler
Satz: abavo GmbH, Buchloe
Druck: CPI books GmbH, Leck
Printed in Germany

ISBN Print 978-3-7423-1626-4
ISBN E-Book (PDF) 978-3-7453-1325-3
ISBN E-Book (EPUB, Mobi) 978-3-7453-1326-0

Inhaltsverzeichnis

Einführung:

»Sitz gerade!« – ein empfehlenswerter Ratschlag?

Wie soll man sitzen?

Dieses Buch verdankt seine Entstehung einem massiven Bandscheibenvorfall. Das überaus schmerzhafte Ereignis streckte mich völlig unvorbereitet im Januar 2019 nieder; knapp zwei Wochen später wurde ich an der Wirbelsäule operiert. Darauf folgte die obligatorische Reha-Behandlung, in deren Verlauf ich nicht nur massiert und mit Reizstrom traktiert wurde, mich an fiesen Kraftmaschinen abquälen und schweißtreibende Gymnastikübungen absolvieren musste, sondern auch verpflichtet war, mir eine Reihe mehr oder minder aufschlussreicher Vorträge anzuhören. Vorträge über Aufbau und Erkrankungen der Wirbelsäule, über neuartige Behandlungsmethoden und postoperative Vorsichtsmaßregeln, aber auch über rückenschonendes Verhalten im Alltag und muskelaufbauende Ernährung. Im Grunde samt und sonders Dinge, von denen ich glaubte, alles Wesentliche schon zu wissen. Aber man lernt ja bekanntlich nie aus, und so erfuhr ich im Hinblick auf die aktuellen wissenschaftlichen Erkenntnisse – das gebe ich ehrlich zu – doch das eine oder andere, was mir zumindest in Teilen neu war.

Eine der Referentinnen war eine Therapeutin um die 50 mit ausgeprägtem hessischem Dialekt, deren munterem, mit konkreten Beispielen gespicktem Vortrag ich eigentlich ganz gerne zuhörte – eigentlich deshalb, weil sie die Angewohnheit hatte, uns Patienten vor Beginn ihrer Ausführungen erst einmal einen nach dem anderen streng zu mustern und zu kontrollieren, ob wir auch absolut aufrecht mit durchgedrücktem Kreuz, den Kopf erhoben und keinesfalls die Rückenlehne berührend auf dem Stuhl saßen. Wobei die allergrößte Sünde darin bestand, die Beine übereinanderzuschlagen. Das würde unweigerlich zu Krampfadern führen, wurde sie nicht müde zu behaupten. Erst wenn auch der letzte Zuhörer – nach allerlei wortreichen Ermahnungen – ihren kritischen Blicken sitztechnisch standhielt, begann sie mit ihrem Referat, das sie jedoch auf der Stelle unterbrach, wenn sich jemand erdreistete, die unbequeme Haltung auch nur ansatzweise zu lockern, um es sich ein klein wenig bequemer zu machen.

So saßen wir denn, steif wie die Zinnsoldaten, nebeneinander auf unseren Stühlen und hatten größte Mühe, der Dozentin zu folgen, nahm doch der zunehmende Rückenschmerz unsere Aufmerksamkeit mehr und mehr in Beschlag. Als ich die Referentin einmal am Ende der Unterrichtsstunde darauf ansprach, winkte sie ab und meinte, das sei alles nur eine Frage der Gewohnheit. Wenn ich nur tapfer durchhielte, würde auch ich bald die segensreichen Wirkungen aufrechten Sitzens am eigenen Leib verspüren.

Darauf wartete ich in der Folgezeit zwar vergebens, doch meine Neugier war geweckt. Und so begann ich zu recherchieren. Im Internet, in Fachzeitschriften und Büchern sowie mithilfe eines längeren Telefonats mit einem Experten. Welche Meinung vertraten namhafte Wissenschaftler als Resultat einschlägiger Forschung zu der wohl den meisten Kindern vertrauten Ermahnung »Sitz gerade, sonst bekommst du einen krummen Rücken!«? Mit wachsendem Interesse las ich Studie um Studie und versank geradezu in den daraus gewonnenen Erkenntnissen. Deren einhellige Meinung lautete kurz gefasst: Der Mensch ist aufgrund seiner Anatomie und speziell wegen des Aufbaus seines Skelettes für stundenlanges Sitzen grundsätzlich nicht geschaffen. Schließlich hat sich dieses Skelett ja im Lauf der Evolution aus dem unserer vierbeinigen Vorfahren entwickelt, wurde also immer wieder nur angepasst und vielleicht in dem einen oder anderen Detail verbessert, aber niemals komplett neu konstruiert. Die Folge sind chronische Rückenschmerzen, unter denen speziell in den modernen Industriestaaten Millionen von Menschen leiden und die heutzutage einer der Hauptgründe längerer Berufsunfähigkeit sind.

Doch damit nicht genug. Aktuelle Forschungsergebnisse deuten sogar darauf hin, dass übermäßiges Sitzen das Leben verkürzt. Das ist zumindest das Resultat einer Metastudie – darunter versteht man die zusammenfassende Auswertung zahlreicher Einzeluntersuchungen zu einem bestimmten Thema – US-amerikanischer Wissenschaftler vom Pennington Biomedical Research Center in Louisiana, veröffentlicht im renommierten Fachblatt *British Medical Journal*. Demnach verlängert die Beschränkung der Sitz- und speziell Fernsehstunden auf weniger als zwei pro Tag die Lebenserwartung um etwa eineinhalb Jahre. Peter Katzmarzyk, der Leiter der Studie, in der er und sein Team sich intensiv mit dem Zusammenhang zwischen den durchschnittlichen Sitzzeiten – nicht selten mehr als neun Stunden täglich – von 167 000 Erwachsenen und ihren Todesursachen beschäftigen, weist allerdings darauf hin, dass es sich bei dem Ergebnis um eine rein theoretische Abschätzung handelt, die weitgehend auf freiwilligen Angaben der Teilnehmer beruht.

Wissenschaftliche Studien: Mit Vorsicht zu genießen

Das veranlasst mich zu einer grundsätzlichen Warnung, die ich diesem Buch voranstellen möchte: Es ist es sicher kein Fehler, die Resultate wissenschaftlicher Studien mit einer gewissen Skepsis zu betrachten. Um über jeden Zweifel erhabene Ergebnisse zu liefern, gibt es schlicht zu viele Fehlerquellen. So ist es etwa möglich, dass die Probanden einer bestimmten Gruppe unbekannte Eigenschaften aufweisen, die den Angehörigen einer Kontrollgruppe fehlen. Wissenschaftlicher ausgedrückt: Korrelation ist keinesfalls gleichbedeutend mit Kausalität. Ein – zugegeben etwas konstruierter – Vergleich mag das verdeutlichen:

Nehmen wir an, ein Forscherteam würde eine Studie über den Zusammenhang zwischen Augenlasern und Lebenserwartung stellen. Dann kann man mit einiger Sicherheit davon ausgehen, dass die Wissenschaftler zu folgendem Resultat gelangen: Die Behandlung von Sehfehlern mittels Laser verlängert das Leben. Doch ist die hochmoderne Behandlungsmethode tatsächlich der Grund für den erfreulichen Effekt? Besteht da wirklich ein kausaler Zusammenhang? Sicher nicht. Vielmehr ist es doch so: Augenlasern ist teuer. Leisten können sich das nur Menschen mit höherem Einkommen, unter denen der Anteil an Gebildeten zweifellos größer ist als unter den Angehörigen ärmerer Schichten. Und Menschen mit höherem intellektuellem Niveau achten bekanntermaßen deutlich mehr auf ihre Gesundheit und können sich zudem teurere Kliniken, Ärzte und Behandlungen leisten. Zwar lässt sich körperliches Wohlbefinden nicht kaufen, aber mit Geld lässt es sich deutlich steigern. Fazit: Zwischen Augenlasern und Lebenserwartung besteht eine klare Korrelation, aber keine Kausalität.

Auf einen vergleichbaren Effekt dürfte die lange Zeit propagierte Warnung vor zu viel Kaffee zurückzuführen sein, die heute als widerlegt gilt. Wir kommen später noch darauf zu sprechen. Denn es ist bekannt, dass nicht wenige Menschen zu ihrem Kaffee gerne eine Zigarette rauchen. Ich selbst habe als Student gern und viel Kaffee getrunken und dabei regelmäßig mindestens eine – selbst gedrehte, filterlose! – Zigarette gepafft (seit über 30 Jahren rauche ich nicht mehr). Vielleicht ist ja die angeblich gesundheitsschädigende Wirkung des Kaffees gar nicht auf das Getränk an sich, sondern auf den begleitenden Teer- und Nikotinkonsum zurückzuführen. Auch hier wieder eine Diskrepanz zwischen Korrelation und Kausalität. Die meisten gesundheitlichen Effekte haben eben mehr als einen Grund, sie sind multikausal. Was übrigens das ärztliche Handeln massiv erschwert. Denn zwei auf den ersten Blick scheinbar identische Krankheitsfälle können vollkommen unterschiedliche Ursachen haben und daher auch ganz anders auf identische Therapien ansprechen.

Eine wichtige Rolle spielt daneben aber auch reiner Zufall. Wenn ein Forscher zum Beispiel ein neues Medikament an Akne-Patienten testet und die Zahl der Pickel dadurch signifikant zurückgeht, ist das sicher ein ermutigendes Zeichen. Doch damit ist keinesfalls schlüssig bewiesen, dass der Effekt tatsächlich auf den enthaltenen Wirkstoff zurückzuführen ist. Würde der Forscher schlicht abwarten oder den Probanden ein bekanntermaßen unwirksames Präparat verabreichen, könnte es ja durchaus sein, dass diese nach einer gewissen Zeit im Vergleich zu einer Kontrollgruppe ebenfalls »signifikant weniger« Pickel aufwiesen – allein aufgrund des Zufalls.

Ein weiterer zu berücksichtigender Effekt ist daneben auch die persönliche Interessenslage der Wissenschaftler. Denn von Kollegen und anderen interessierten Personen beachtet wird ihre Studie doch umso mehr, je spektakulärer das Ergebnis ist. Was möglicherweise ja die höchst erwünschte Folge hat, dass Forschungsgelder künftig üppiger fließen. Ganz besonders gilt das, wenn der Auftraggeber der Studie von vornherein ein starkes Interesse an einem bestimmten Resultat hat – etwa weil er es zu Werbezwecken einsetzen will. Wenn beispielsweise die Milchindustrie eine Untersuchung zu den gesundheitlichen Auswirkungen des Buttermilchkonsums auf den Glanz der Haare pubertierender Mädchen in Auftrag gibt, erwartet sie natürlich, dass ein solcher – positiver – Effekt nachgewiesen wird. Und wenn es um die Wirksamkeit von Medikamenten bei irgendwelchen Krankheiten geht, ist es eben oft die Pharmaindustrie, die ein derartiges Forschungsprojekt finanziert. Auch dass auffällig viele Studien zur angeblich segensreichen Wirkung von Rotwein aus Südafrika, Kalifornien, Italien und Frankreich stammen, ist sicher kein Zufall. Doch zum Thema Alkohol später mehr. Die New Yorker Ernährungsexpertin Marion Nestle hat den Zusammenhang zwischen Studienergebnis und Auftraggeber in einer Stichprobe von 168 industrienahen Untersuchungen demonstriert: Von denen gelangten nicht weniger als 156 – das sind sage und schreibe 93 Prozent – zu einem Fazit, das ganz im Sinne des Sponsors war.

Schließlich noch ein entscheidendes Faktum, das die Aussagekraft wissenschaftlicher Forschungsergebnisse erheblich schmälern kann: die mangelnde Ehrlichkeit der Teilnehmer. Das gilt umso mehr, je persönlicher und intimer die Fragen sind, die sie beantworten sollen. Hand aufs Herz: Wären Sie rückhaltlos ehrlich, wenn Sie im Rahmen einer Befragung präzise Angaben zu Ihrem Alkoholkonsum oder gar Ihren sexuellen Vorlieben, Abneigungen und Praktiken machen sollten? Auch wenn solche Umfragen selbstverständlich anonym sind, wird wohl kaum einer der Probanden offen zugeben, etwa von Sex mit kleinen Kindern oder Tieren zu träumen, und das auch dann, wenn es beim Träumen bleibt. Dazu der Evolutionsbiologe Bernhard Fink von der Universität Göttingen: »Der Mensch ist ein geborener Lügner. Und am meisten lügt er, wenn es um Lust und Liebe geht.«

Sind also die Resultate der meisten wissenschaftlichen Studien Nonsens? Nein, das ganz gewiss nicht. Aber oft sind sie eben nur ein Glied in einer Erkenntniskette, die erst, wenn alle Glieder miteinander verknüpft sind, möglicherweise bahnbrechende Resultate liefert. So war es etwa bei Aids, bei dem zahlreiche, für sich genommen bescheidene Forschungsergebnisse nach und nach wie die Steine eines Mosaiks ein Gesamtbild lieferten, aus dem sich schließlich konkrete Handlungsoptionen – in diesem Fall die Entwicklung hochwirksamer Medikamente – ergaben.

So viel zu Aussagekraft und Zuverlässigkeit wissenschaftlicher Studien. Weil deren Ergebnisse im Einzelfall durchaus zweifelhaft sein können, scheinen mir Metaanalysen, die auf der Auswertung zahlreicher Einzeluntersuchungen beruhen, noch die verlässlichsten Schlussfolgerungen zuzulassen. Aber auch viele andere Studien liefern zweifellos wichtige Erkenntnisse. Wenn ich also im weiteren Verlauf dieses

Buches eine große Anzahl derartiger Untersuchungen zitiere – deren Erscheinungsjahr, Titel und Autoren Sie im nach Themen gegliederten Literaturverzeichnis finden –, sind das durchaus ernst zu nehmende Belege für die jeweiligen Thesen. Ich habe mich nach Kräften bemüht, nur solche zu berücksichtigen, die ich für seriös und glaubwürdig halte, aber garantieren kann ich natürlich für nichts.

Doch zurück zum aufrechten Sitzen, zu dem ich im Internet weit mehr wissenschaftliche Untersuchungen gefunden habe, als ich erwartet hatte. Bei deren aufmerksamem Studieren konnte ich – ich gebe zu, nicht ohne ein gewisses Triumphgefühl besagter Referentin gegenüber – feststellen, dass die negativen Auswirkungen die positiven bei Weitem übertrafen. Vorteilhaftes hatte nur eine einzige Studie aus den USA zu vermelden: Demnach führt eine aufrechte Sitzhaltung zu deutlich besseren Ergebnissen bei Prüfungen aller Art. Zu diesem Ergebnis kam jedenfalls im Jahr 2018 das Forscherteam um Erik Peper von der San Francisco University. Dabei mussten 125 Studenten eine komplizierte Rechenaufgabe lösen, wobei die Hälfte der Probanden stramm aufrecht sitzen sollte, während die anderen sich nach Belieben auf ihrem Stuhl herumlümmeln durften. Als man die Teilnehmer anschließend befragte, stellte sich heraus, dass diejenigen der ersten Gruppe die Aufgaben als deutlich einfacher empfunden hatten. Dementsprechend waren auch ihre Ergebnisse klar besser. Ganz besonders profitierten von der geraden Sitzposition Studenten, die schon vorher über ihre schwachen Rechenfähigkeiten geklagt und zugegeben hatten, vor Prüfungen regelmäßig Angst zu haben.

Warum aufrechtes Sitzen diesen Effekt hat, darüber können die Forscher nur Vermutungen anstellen. Es scheint so zu sein, dass eine gebeugte Körperhaltung unbewusst an unserem Selbstbewusstsein nagt, was sich wiederum negativ auf unsere Aufmerksamkeit auswirkt. Für diese Theorie, wonach die Sitzposition einen unmittelbaren Einfluss auf die Konzentrationsfähigkeit hat, sprechen unter anderem buddhistische Mönche. Haben Sie schon einmal einen gesehen, der bei seinen Meditationsübungen lässig herumlümmelt? Ich nicht. Nein, es hat schon seinen Grund, dass die Männer in ihren orangefarbenen Kutten entschieden Wert darauf legen, diese Übungen im Lotussitz mit durchgedrückter Wirbelsäule zu absolvieren.

Außerdem signalisiert eine gekrümmte Sitzposition nach Ansicht der Forscher von vornherein eine körperliche und geistige Defensivhaltung. Demnach machen sich Betroffene gleichsam kleiner, als sie tatsächlich sind, und trauen sich entsprechend weniger zu – was die denkbar schlechteste Voraussetzung für ein erfolgreiches Abschneiden ist. Nicht ohne Grund lernt jeder, der ein Seminar über erfolgreiche Verhandlungsführung besucht, zuallererst, wie wichtig es ist, dem Gegenüber aufrecht und »auf Augenhöhe« zu begegnen. Nur so strahlt man Kompetenz und Überzeugung aus. Möglicherweise spielen neben diesen psychologischen Faktoren aber auch körperliche eine Rolle. Es ist durchaus denkbar, dass die »Buckelhaltung« Atem und Kreislauf beeinträchtigt und auf diese Weise die Sauerstoffversorgung des Gehirns beeinträchtigt.

Fazit meiner Studien: Falls Sie zu den Menschen gehören, die sich vor einem Examen, einem Referat oder einer wichtigen Besprechung jedes Mal Sorgen machen, setzen Sie sich dabei betont aufrecht hin. So strahlen Sie nicht nur Selbstsicherheit und Zuversicht aus, sondern verschaffen Ihrem Gehirn auch eine höchst willkommene Extradusche energiespendenden Sauerstoffs.

Halten den Geist fit: Bewegungspausen

Das ist allerdings auch der einzige positive Effekt geraden Sitzens, auf den ich bei meinen Recherchen gestoßen bin. Ansonsten hat die starre Position offenbar nur Nachteile. Und das umso mehr, je länger sie eingehalten wird. Grundsätzlich ist es demnach für die Wirbelsäule mit den zwischen den knöchernen Anteilen gelegenen dämpfenden Bandscheiben am günstigsten, wenn langes Sitzen, etwa vor einem Bildschirm, regelmäßig durch Geh- oder – noch wesentlich besser – kurze Gymnastikpausen unterbrochen wird. Ja selbst wenn man zwischendurch nur immer wieder einmal aufsteht, hat das schon verblüffende Effekte, und zwar nicht nur für den Körper, sondern auch für den Geist. Dazu eine bemerkenswerte Untersuchung, die der Experimentalpsychologe David Rosenbaum und Kollegen von der Universität Tel Aviv im Jahr 2017 durchführten. Sie maßen, in welcher Geschwindigkeit und wie korrekt Probanden den sogenannten Stroop-Test absolvierten. Dabei geht es darum, die Farben gedruckter Farbbezeichnungen so schnell wie möglich zu benennen. Das klingt einfach, ist es aber keinesfalls, wenn beides nicht übereinstimmt, wenn also beispielsweise das Wort »ROT« grün oder das Wort »GELB« blau geschrieben ist. Falls Sie das nicht glauben, probieren Sie es doch einmal aus. Im Internet finden Sie Übungstafeln zuhauf. Dabei stellte sich heraus, dass von mehreren Probandengruppen diejenigen, die kurz vor der Aufgabe aufgestanden waren, deutlich besser abschnitten als ihre sitzen gebliebenen Kollegen. Es ist offensichtlich so, dass der bloße Akt des Aufstehens kognitive und neuronale »Ressourcen« mobilisiert, die sonst ungenutzt bleiben. Noch mehr gilt das, wenn man sich nicht nur erhebt, sondern ein wenig umhergeht. Dass dadurch der sonst bei längerem Sitzen unvermeidliche Abfall der Gehirndurchblutung wirkungsvoll gestoppt wird, belegen mehrere Studien – unter anderem eine der Professorin Sophie Carter und ihres Teams von der Universität Liverpool aus dem Jahr 2018 – überaus eindrucksvoll. Im Kapitel über die positiven Auswirkungen reichlicher Bewegung (»Gesund durch Bewegung?«) werde ich näher auf diese Effekte eingehen.

Doch wo Aufstehen oder Herumgehen – aus welchen Gründen auch immer – angeblich nicht möglich ist, sollten sich die Betroffenen unbedingt das sogenannte dynamische Sitzen angewöhnen. Damit ist schlicht gemeint, die Position immer wieder mal zu wechseln. Denn – darin sind sich die diversen Studien weitgehend einig – weder krummes noch aufrechtes Sitzen ist auf Dauer empfehlenswert. Bei allen für längere Zeit beibehaltenen Positionen produzieren die malträtierten Zellen speziell der Wirbelgelenke und Bandscheiben nämlich Entzündungsbotenstoffe, die das Schmerzzentrum im Gehirn aktivieren. Angehörige der Naturvölker machen uns vor, wie es richtig ist: Sie hocken auf allen möglichen Unterlagen und Schemeln, kauern, ziehen die Beine unter den Körper und strecken sie gleich darauf wieder weit von sich. Sie stützen sich mit beiden Händen nach hinten ab oder verschränken die Arme vor der Brust. Das Ergebnis: Rückenschmerzen sind bei ihnen praktisch kein Thema.

Am besten gelingt das, wenn der Stuhl, auf dem Sie sitzen, über ergonomische Merkmale verfügt, die derartige Positionswechsel unterstützen. Dazu müssen sich die Neigung der Rückenlehne und der Sitzfläche so aufeinander abstimmen lassen, dass sie sich Ihren Bewegungen flexibel und dynamisch anpassen. Als besonders schonend erwies sich in einer Untersuchung US-amerikanischer Wissenschaftler aus dem Jahr 2006, bei der sie den Druck auf die Bandscheiben in verschiedenen Sitzpositionen maßen, das Sich-nach-hinten-Legen. Da dabei die Lehne einen Großteil des Körpergewichts trägt, ist das eigentlich auch kein Wunder.

Fazit meiner Studien: Falls Sie immer wieder längere Zeit im Sitzen – meist vor einem Computer, aber vielleicht ja auch vor dem Fernseher – verbringen, gewöhnen Sie sich an, von Zeit zu Zeit aufzustehen und ein paar Schritte zu gehen. Lassen Sie dabei Kopf und Schultern in beide Richtungen kreisen und schütteln Sie ein paarmal Ihre Arme und Beine aus. Beim Sitzen selbst verändern Sie spätestens alle 15 Minuten die Körperhaltung, um die Rückenmuskulatur zu aktivieren und Verkürzungen zu vermeiden. Dabei ist es durchaus empfehlenswert, dass Sie nicht nur Ihr Gewicht regelmäßig von einer Pobacke auf die andere verlagern, sondern sich auch immer mal wieder ausgiebig rekeln und strecken. Ihr Rücken wird es Ihnen danken.

Ein Bein über das andere – bekommt man davon Krampfadern?

Und was ist mit dem Beine-Übereinanderschlagen? Ist das tatsächlich so schädlich? Nun, dazu gibt es eine ganze Reihe von Untersuchungen, die letztendlich alle zu dem Schluss kommen, dass diese Sitzhaltung schon allein deswegen unbedenklich ist, weil sie auf Dauer alles andere als bequem ist und deshalb nicht allzu lange beibehalten wird. Zwar wäre es theoretisch möglich, dass sehr langes Beine-Übereinanderschlagen Nerven abklemmt und dadurch Lähmungserscheinungen auslöst. Schlimmstenfalls könnte das sogar zur Lähmung eines Nervs namens Nervus peroneus führen, infolge derer es nicht mehr möglich wäre, Fuß und Zehen anzuheben. Doch bevor es so weit ist, breitet sich über das Bein ein zunehmendes Kribbeln aus, das ziemlich rasch so unangenehm wird, dass der Betreffende automatisch eine andere Sitzhaltung einnimmt.

Auch in puncto Krampfadern kann Entwarnung gegeben werden. Keine einzige Studie bringt deren Entstehung ursächlich mit dem Beine-Übereinanderschlagen in Verbindung. Vielmehr sind daran die Gene schuld. Krampfadern entstehen, wenn die ventilähnlichen Klappen in den Venen, die dafür sorgen, dass das sauerstoffarme Blut stets Richtung Herz fließt, defekt sind. Dann lässt das gestaute Blut die Gefäße anschwellen, bis sie als Geflecht dicker blauer Stränge auf der Beinhaut sichtbar werden. Doch die meisten Venen liegen viel zu tief, um vom Druck des oben liegenden Beins abgequetscht zu werden.

Es gibt sogar eine Studie der Erasmus-Universität in Rotterdam, die dem Beine-Übereinanderschlagen eine positive Wirkung attestiert, und zwar deshalb, weil dabei ein bestimmter Hüftmuskel (Musculus piriformis) gedehnt wird. Und das erhöht nach Auffassung der Autoren messbar die Stabilität der Beckengelenke.

Fazit meiner Studien: Ob das Übereinanderschlagen der Beine tatsächlich einen positiven Effekt hat, mag dahingestellt sein. Fest steht jedenfalls, dass es nicht schadet. Wenn Ihnen also danach ist, tun Sie's getrost. Lähmungen müssen Sie dadurch ebenso wenig befürchten wie Krampfadern.

So weit zu meinen Recherchen in puncto »dynamisches Sitzen« und »Beine übereinanderschlagen«. Für mich hatten sie gleich zwei entscheidende Auswirkungen: Zum einen halte ich mich seither an die – im Grunde einfach zu befolgenden – Empfehlungen, und das mit bemerkenswert positiven Effekten auf meine früher oft so quälenden Kreuzschmerzen. Zum anderen war mein Forscherinstinkt geweckt. Wenn es zu etwas scheinbar so Banalem wie dem Verhalten auf einem Stuhl schon so viel Interessantes und zum Teil auch Überraschendes zu entdecken gab, wie musste das dann erst bei all den anderen gesundheitlich relevanten Themen sein? Wenn ich gängigen Empfehlungen wie »Sport hilft beim Abnehmen«, »Häufiges Saunieren ist gesund«, »Gehirnjogging erhält die geistige Fitness« oder »Täglich ein Glas Rotwein schützt vor Herzinfarkt« auf den Grund gehen und die einschlägigen Untersuchungen und Analysen studieren würde – was würde ich dann erst an Bemerkenswertem und Erstaunlichem zutage fördern?

Und so machte ich mich mit gespannter Vorfreude ans Werk. Ich las Hunderte und Aberhunderte von wissenschaftlichen Untersuchungen, führte ungezählte Telefonate mit Experten, stand mit zahlreichen Wissenschaftlern in E-Mail-Kontakt und schrieb gewissenhaft auf, was ich dabei so alles in Erfahrung brachte. Das Ergebnis dieser umfangreichen Recherche – allen, die mir dabei geholfen haben, sei von Herzen Dank – halten Sie gerade in Händen.

Ich wünsche Ihnen beim Lesen möglichst viele erhellende Aha-Momente. Und natürlich eine Menge neuer Erkenntnisse, deren Beachtung Ihnen persönlich Nutzen bringt. Erkenntnisse, die Ihnen helfen, in Zukunft gesundheitliche Risiken zu vermeiden, und Sie veranlassen, sich künftig öfter so zu verhalten, wie es Ihrem Wohlbefinden zuträglich ist. Die 25 wichtigsten Empfehlungen habe ich am Ende des Buches noch einmal kurz zusammengefasst.

Und noch etwas: Wenn in diesem Buch etwa von Ärzten, Patienten oder Kollegen – aber auch von Ihnen, liebe Leser – die Rede ist, sind natürlich immer auch die weiblichen Pendants, also Ärztinnen, Patientinnen, Kolleginnen und nicht zuletzt Leserinnen, gemeint. Ich finde es nur umständlich und zudem ziemlich albern, jedes Mal beide Geschlechter erwähnen zu müssen. Wenn man sagt, Deutschland habe rund 83 Millionen Einwohner, weiß doch jeder, dass damit auch der weibliche Teil der Bevölkerung gemeint ist. Sonst müsste man ja sagen, es seien 41 ½ Millionen Einwohner und 41 ½ Millionen Einwohnerinnen.

Ich hoffe, Sie sind mit mir einer Meinung.

Duschen, saunieren, Zähne putzen – wann, wie und wie oft?

Jeden Tag duschen – ist das gesund?

Eine Geburtstagsfeier vor etwa einem Jahr. Vergnügte Gäste, die sich in froher Runde miteinander unterhalten. Irgendwann dreht sich das Gespräch um morgendliche Routinen. Ein guter Bekannter, Berufsschullehrer seines Zeichens, erzählt, bei ihm laufe die erste Stunde des Tages sommers wie winters, an Arbeits- ebenso wie an Feiertagen, immer gleich ab. Mit dem einzigen Unterschied, dass diese erste Stunde an Werktagen um 5.50 Uhr, an arbeitsfreien dagegen erst gegen 7.30 Uhr beginne: aufstehen, eine Tasse Kaffee trinken, zur Toilette gehen, ausgiebig duschen, anziehen, frühstücken, dabei eine zweite Tasse Kaffee trinken und Zeitung lesen, anschließend Zähne putzen und dann, je nach Tag, Abmarsch zur Schule oder irgendeine Freizeitbeschäftigung.

»Was? Du duschst jeden Tag?«, fragt eine alleinerziehende Mutter. »Dazu hätte ich beim besten Willen keine Zeit. Und auch, ehrlich gesagt, keine Lust. Ist das denn überhaupt gesund? Nötig doch sicher nicht. Schließlich arbeiten wir ja nicht im Bergwerk.«

»Nach meiner Meinung ist so häufiges Duschen nicht nur unnötig«, schaltet sich ein weiterer Gast ein. »Ich bin sogar fest davon überzeugt, dass das der Haut und den Haaren alles andere als guttut.«

Er hat noch nicht ausgesprochen, da prallen schon die konträren Meinungen aufeinander. Und bald ist eine lebhafte Diskussion im Gange – die noch an Schwung zulegt, als es nicht mehr nur um das Duschen an sich, sondern um die Vor- und Nachteile des Sich-eiskalt-Abbrausens geht. Von da ist es nur ein kleiner Schritt zum regelmäßigen Saunieren. Gänsehaut-Kälte oder schweißtreibende Hitze: Was davon ist der Gesundheit förderlich? Oder kann man sich damit vielleicht sogar schaden? Hört man nicht immer wieder, dass jemand unter der eisigen Dusche oder in der heißen Sauna zusammengebrochen ist? Und während unterschiedliche reichlich skurrile Argumente aufeinander prallen, während leidenschaftlich diskutiert und dabei mit Verve versucht wird, andere von der eigenen Auffassung zu überzeugen, nehme ich mir vor, der Sache einmal aus wissenschaftlicher Sicht auf den Grund zu gehen.

Tatsächlich gibt es zu beiden Themen – kaltem Duschen sowie Saunieren – zahlreiche Veröffentlichungen und wissenschaftliche Studien, die ich im Folgenden näher beleuchten möchte. Beginnen wir mit dem Duschen als solchem. Fragt man Hautärzte, so rät die Mehrheit davon ab, sich das täglich anzutun. Vor allem, wenn man dabei auch noch Seife oder Duschgel verwende, argumentieren sie, schwemme man wertvolles Fett aus der Haut und zerstöre deren natürlichen Säureschutzmantel. Die Folge sähen die Mediziner jeden Tag in ihrer Praxis: trockene, gerötete, nicht selten sogar juckende Hautpartien ohne jeden natürlichen Glanz.

Unterstützt wird diese Auffassung von zwei wissenschaftlichen Untersuchungen. Sowohl die Dermatologin Elaine Larson von der New Yorker Columbia School of Nursing als auch ihr Kollege C. Brandon Mitchell von der George Washington University in Washington D. C. warnen vor zu häufigem Duschen und halten zweimal pro Woche für vollkommen ausreichend. Laut Mitchell macht übermäßige Wasseranwendung die Haut auf Dauer spröde und erzeugt Minirisse, durch die krank machende Keime eindringen können. Dieses Risiko steigt mit dem Lebensalter, da die Haut im Lauf der Jahre – ein ganz natürlicher Prozess – zunehmend dünner wird. Besonders, wenn der oder die Duschende die Haut im Bestreben, sie möglichst gründlich zu reinigen, auch noch kräftig abrubbelt, tut er oder sie sich alles andere als einen Gefallen.

Der Vollständigkeit halber sei allerdings erwähnt, dass es auch einige wenige Dermatologen gibt, die im häufigen Duschen kein besonderes Risiko sehen. Sofern dabei nicht jedes Mal Seife, sondern nichts als sauberes Wasser verwendet werde. Aber auch sie stimmen ausnahmslos der These zu, dass es im Sinne einer guten Körperhygiene durchaus genügt, sich zwei- bis dreimal pro Woche abzubrausen.

Fazit meiner Studien: Für die Haut ist es vollkommen ausreichend und wahrscheinlich sogar gesünder, wenn man nur zwei- bis dreimal pro Woche duscht. Dabei sollte man eine pH-neutrale Seife verwenden, die den Säureschutzmantel der Haut nicht angreift. Das Wasser sollte nicht zu heiß sein: 35 Grad Celsius reichen vollkommen aus. Und weder beim eigentlichen Duschen noch beim anschließenden Abtrocknen mit einem Handtuch sollte man sich allzu kräftig rubbeln. Sehr empfehlenswert ist dagegen, der Haut nach dem Duschen mit einer geeigneten Creme die verloren gegangene Feuchtigkeit zurückzugeben.

Und noch etwas: Denken Sie an die Umwelt und duschen Sie nicht länger als nötig. Schon nach vier Minuten haben Sie etwa 40 Liter Wasser verbraucht. Dazu 1,5 Kilowatt Strom – das ist so viel, wie ein Kühlschrank in fünf Tagen benötigt.

Kaltes Wasser – bringt's das?

Was mich persönlich betrifft, so halte ich mich seither weitgehend an diese Empfehlungen und dusche durchschnittlich nur jeden dritten Morgen. Lediglich wenn ich einmal bei besonders intensiver körperlicher, vor allem sportlicher Betätigung heftig geschwitzt habe, gönne ich mir eine zusätzliche Ladung Wasser. Wobei ich mir seit meiner Jugendzeit angewöhnt habe, den Hebel an der Armatur zum Schluss bis zum Anschlag nach rechts zu drehen und mich etwa eine halbe Minute lang eiskalt abzubrausen.

Als ich das in der Geburtstagsrunde erzähle, stoße ich damit sofort eine neue Diskussion an, bei der bald ebenso heftig debattiert wird wie bei der Frage der Duschhäufigkeit. Ich berichte, dass ich in den letzten Jahrzehnten im Gegensatz zu vielen Freunden und Bekannten nur höchst selten erkältet gewesen sei. Und wenn das doch einmal – in der Regel mit nur leichten Symptomen – vorgekommen sei, hätte ich mich rasch wieder erholt. Wofür ich nicht zuletzt das regelmäßige Kalt-Duschen verantwortlich mache. Mit diesem Statement löse ich bei einigen Gästen wohlwollende Zustimmung, bei anderen jedoch strikte Ablehnung aus. Ich könne doch überhaupt nicht sagen, ob ich ohne meine Kalt-Duscherei nicht ebenso selten einen grippalen Infekt erlebt hätte. Ein Einwand, gegen den ich schwerlich etwas vorbringen kann. So muss ich kleinlaut eingestehen, dass ich mir bisher nie die Mühe gemacht habe zu überprüfen, ob meine Überzeugung, kaltes Duschen härte ab und sei daher gesund, einer wissenschaftlichen Überprüfung standhält.

Das tue ich dann sehr ausführlich gleich am folgenden Tag und fühle mich bestätigt, als ich bei meinen Recherchen auf die Studie eines Forscherteams des Academic Medical Centers in Amsterdam aus dem Jahr 2016 unter der Leitung von Geert A. Buijze stoße. Die Wissenschaftler haben 3000 Freiwillige in vier Gruppen eingeteilt, die allesamt 30 Tage lang jeden Morgen duschen mussten. Doch während die Teilnehmer der ersten Gruppe den Wasserhahn einfach abdrehen durften, wenn sie genug hatten, mussten diejenigen der anderen drei Gruppen ihn zum Schluss bis zum Anschlag auf kalt drehen, und zwar je nach Gruppe 30, 60 oder gar 90 Sekunden lang. Am Ende des Monats bekam jeder Proband einen Online-Fragebogen zugesandt, in dem er Angaben über die individuell empfundene Lebensqualität während der letzten 30 Tage sowie über etwaige krankheitsbedingte Fehlzeiten bei der Arbeit machen musste.

Dabei stellte sich heraus, dass die Versuchspersonen der Kaltwasser-Anwender – in allen drei Gruppen! – knapp 30 Prozent weniger Fehlzeiten hatten als ihre warm duschenden Kollegen, wobei der Ausdruck »Warmduscher« hier natürlich in seiner ursprünglichen Bedeutung gemeint ist. Auf nähere Befragung gaben einige Kaltduscher zwar zu, im Beobachtungszeitraum ebenfalls krank gewesen zu sein, jedoch mit so milden Symptomen, dass sie ihren Beruf problemlos weiter ausüben konnten.

Wie lässt sich dieser Effekt erklären? Professor Buijze führt ihn darauf zurück, dass kaltes Duschen die Muskeln im Bestreben, die Körpertemperatur aufrechtzuerhalten, unwillkürlich zittern lässt. Das löst eine Stressreaktion aus, in deren Verlauf diverse Hormone ausgeschüttet werden – was wiederum das Immunsystem aktiviert, das seinerseits spezielle Abwehrstoffe produziert, um damit eingedrungene Krankheitserreger zu bekämpfen. Und das führt letztlich dazu, dass etwaige Infekte weniger schwer verlaufen und schneller wieder abklingen. Außerdem aktiviert die Kälte sogenannte braune Fettzellen, die in der Lage sind, mittels Oxidation von Fettsäuren Wärme zu produzieren. Möglich ist aber auch, dass daneben der berühmte Placeboeffekt eine nicht unwesentliche Rolle spielt. Das heißt: Wenn ich fest davon überzeugt bin, dass mich kaltes Duschen widerstandsfähiger gegen Erkältungen macht, dann wird es das auch tun. Das hat nur sehr bedingt mit Einbildung zu tun. Vielmehr ist in der medizinischen Forschung längst anerkannt, dass der Placeboeffekt auf komplexen neuropsychologischen Mechanismen beruht, die im Einzelnen allerdings noch nicht restlos verstanden sind.

Ich möchte hier jedoch nicht verschweigen, dass die niederländische Untersuchung von anderen Forschern als mit zahlreichen Mängeln behaftet kritisiert worden ist. So wurde etwa beanstandet, dass 30 Tage viel zu kurz seien, um eine verlässliche Aussage über die Wirkung kalten Duschens zuzulassen. Außerdem sage die Anzahl der Arbeitsunfähigkeitstage nur sehr bedingt etwas über Art und Schwere der zugrunde liegenden Krankheit aus. Doch die meisten Kritiker räumen ein, dass kaltes Duschen in Maßen gesunden Menschen sicher nicht schaden kann.

Wie dem auch sei, ich selbst kann nur bestätigen, dass ich mich nach dem morgendlichen Kalt-Abbrausen – das mir im Winter durchaus nicht immer leichtfällt und bei dem ich manchmal sogar den berühmten inneren Schweinehund überwinden muss – jedes Mal überaus wohl- und fit fühle. Aufgrund meiner jahrzehntelangen Erfahrung bin ich fest davon überzeugt, dass die Kaltwasser-Anwendung einen abhärtenden Effekt hat, der maßgeblich dazu beiträgt, grippale Infekte erst gar nicht zum Ausbruch kommen zu lassen oder sie zumindest in engen Grenzen zu halten.

Fazit meiner Studien: Wenn Sie die kalte Jahreszeit gesund überstehen wollen, drehen Sie am Ende des morgendlichen Duschvorgangs den Hebel bis zum Anschlag auf kalt. Führen Sie dabei den Duschkopf erst ein paarmal um Ihre Unterschenkel herum und dann langsam nach oben. Lassen Sie auch Ihre Brust und – zugegeben am unangenehmsten – den Rücken nicht aus und halten Sie mindestens eine halbe Minute lang durch. Ich verspreche Ihnen: Sie werden sich danach ausgesprochen wohlfühlen. Ihre Haut wird prickeln, Ihnen wird angenehm warm werden, und wenn andere husten, niesen und sich schnäuzen, werden Sie mit hoher Wahrscheinlichkeit gesund bleiben.

Leben Finnen gesünder?

Womit ich noch einmal auf die lebhafte und zum Teil sogar hitzige Unterhaltung während besagter Geburtstagsfeier zurückkommen möchte. Denn wie bereits erwähnt, drehte sich das Gespräch nach dem Warm- und Kalt-Duschen eine ganze Weile um die gesundheitlichen Effekte der Sauna. Auch dazu habe ich anschließend zahlreiche aufschlussreiche Studien gelesen. Mit Abstand die meisten davon stammten aus Finnland, wo Saunieren mehr als irgendwo sonst auf der Welt zum täglichen Leben gehört. Immerhin gibt es in dem Land mit seinen 5 Millionen Einwohnern geschätzte 3 Millionen Saunas. In praktisch jedem Haus findet sich eine, dazu in jedem Hotel und sogar in einigen Flughäfen. Allein in Helsinki kann man unter 100 öffentlichen Einrichtungen wählen. Die traditionelle finnische Sauna ist heiß und trocken. In Kopfhöhe herrschen 80 bis 100 Grad Celsius, am Boden etwa 40 Grad Celsius – wobei die relative Luftfeuchtigkeit nicht mehr als 10 bis 20 Prozent beträgt.

Das wichtigste Ergebnis gleich vorweg: Regelmäßiges Saunieren ist gesund. Das belegen zahlreiche Studien. Übereinstimmend heben sie den positiven Effekt auf Blutdruck, Lungenfunktion und chronische Schmerzen hervor. Daneben wird häufigem Saunieren eine wohltuend-entspannende Wirkung attestiert, die durchaus mit den Effekten spezieller Trainingsprogramme vergleichbar ist. Doch damit nicht genug. Eine groß angelegte finnische Untersuchung aus dem Jahr 2015 belegt sogar, dass regelmäßiges Schwitzen das Leben verlängert, indem es vorbeugend gegen Herz-Kreislauf-Erkrankungen – noch vor Krebs die Todesursache Nummer eins – wirkt. Dabei werteten die Wissenschaftler unter Leitung von Tanjanina Laukkanen von der University of Eastern Finland Fragebögen von 1688 durchschnittlich 63-jährigen Personen aus, in denen diese Auskünfte zu ihrem Lebensstil und speziell auch zu ihren Saunagewohnheiten gegeben hatten. Innerhalb des 15-jährigen Beobachtungszeitraums starben 181 Studienteilnehmer an Herz-Kreislauf-Erkrankungen (von Medizinern kurz »CVD« für »Cardio-Vascular Diseases« genannt). Dabei stellte sich ein linearer Zusammenhang heraus: Je häufiger die Versuchspersonen pro Woche die Sauna benutzten, desto niedriger war ihre CVD-bedingte Todesrate. Bei denjenigen, die zwei- bis dreimal in der Woche in die Sauna gingen, sank das Risiko, an einem Herz-Kreislauf-Leiden zu sterben, um 32 Prozent. Saunabesucher, die vier- bis siebenmal pro Woche schwitzten, reduzierten ihr Risiko sogar um volle 74 Prozent.

Einen entscheidenden Einfluss auf Gesundheit und Lebensdauer hatte aber nicht nur die Häufigkeit des Saunierens, sondern auch des-

Todesursachen nach Krankheitsarten 2018 (in %)

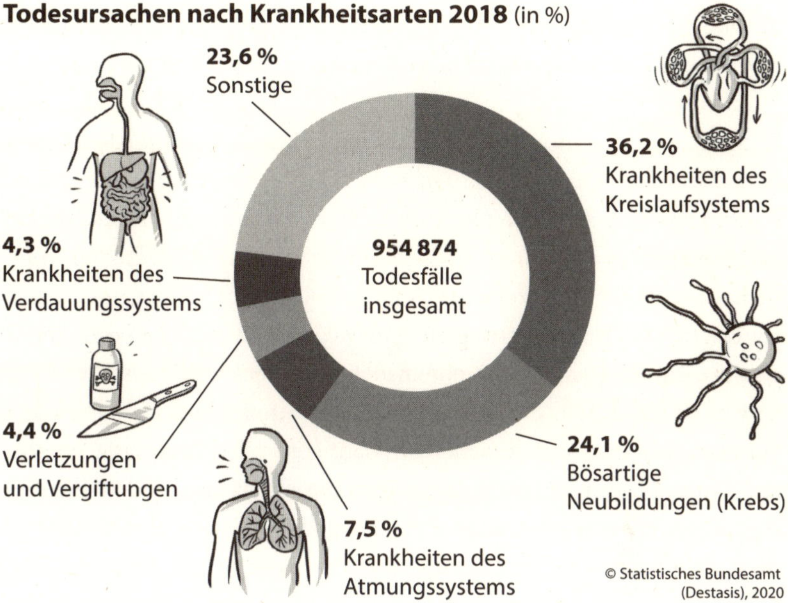

sen jeweilige Dauer. Von 1000 in der Studie erfassten Menschen, die jede Woche 45 Minuten oder mehr in der Sauna verbrachten, starben pro Jahr nur 5,1, während es bei denjenigen, die es nur auf maximal 15 Schwitz-Minuten brachten, mit 9,6 Todesfällen fast doppelt so viele waren, und zwar bei Männern und Frauen gleichermaßen. Allerdings sollte man bei derlei statistischen Erhebungen natürlich immer ein bisschen skeptisch sein. Denn es ist ja durchaus möglich, dass fleißige Saunagänger auch sonst besonders gesundheitsbewusst leben, sich etwa mehr bewegen oder gesünder ernähren als andere.

Doch der Nutzen regelmäßigen Saunierens wird, wie gesagt, auch von zahlreichen anderen Studien bestätigt, sodass man ihn wohl als bewiesen betrachten kann. Doch worauf ist er zurückzuführen? Nun, vor allem wohl darauf, dass häufige Saunabesuche ähnlich wie regelmäßige sportliche Aktivitäten die körperliche Ausdauer erhöhen. Das beweist nicht zuletzt die Untersuchung einer Forschergruppe unter Leitung des australischen Sportwissenschaftlers Will Hopkins von der

Universität Melbourne, der männliche Leichtathleten in zwei Gruppen einteilte. Die mussten alle mehrere Wochen lang jeweils zwei Tage hintereinander eine Viertelstunde mit maximaler Anstrengung auf einem Laufband trainieren, was einer Strecke von etwa 5 Kilometern entsprach. Nach dieser Anstrengung besuchten die Teilnehmer der ersten Gruppe jeden Tag eine Sauna, während ihre Kollegen aus der Kontrollgruppe das nicht taten. Schon nach drei Wochen zeigte sich, dass die Saunierer ihre sportliche Leistungsfähigkeit und vor allem ihre Ausdauer deutlich gesteigert hatten: Bis sie vollkommen erschöpft waren, konnten sie eine um knapp 30 Prozent längere Laufstrecke zurücklegen als die Schwitz-Abstinenzler. Bei der ärztlichen Untersuchung zeigte sich, dass die eindrucksvolle Leistungssteigerung vor allem auf ein größeres Blutvolumen zurückzuführen war. Mehr Blut bedeutet eine bessere Sauerstoffversorgung der Gewebe und erleichtert zudem die Regulierung der Körpertemperatur. Regelmäßiges Saunieren ist also, was den gesundheitlichen Nutzen betrifft, durchaus mit intensivem sportlichem Training vergleichbar.

Und wie steht es mit der häufig postulierten Abhärtung, genauer gesagt, der Vorbeugung gegen Erkältungskrankheiten? Aktuelle Studien aus dem Jahr 2017 scheinen diesen Effekt zu bestätigen. Demnach stärkt regelmäßiges und ausdauerndes Saunieren das Immunsystem und beugt insbesondere Atemwegserkrankungen vor. Der von Kritikern vorgebrachte Einwand, an der Erhebung hätten ausschließlich gesunde finnische Männer mittleren Alters teilgenommen, wird von einer anderen Untersuchung entkräftet, die bereits 1990 in der Fachzeitschrift *Annals of Medicine* veröffentlicht wurde. Dabei hatte eine Gruppe von Wissenschaftlern der Universität Wien unter Leitung des Alternativmediziners Edzard Ernst sechs Monate lang die Häufigkeit grippaler Infekte bei Versuchspersonen aufgezeichnet, von denen die Hälfte häufig saunierte, und dabei festgestellt, dass die Vielschwitzer nur annähernd halb so oft erkrankten wie die Probanden der Kontrollgruppe – was übrigens wohl nicht an den Aufgüssen liegt. Sie bringen zwar die Luft in der Sauna gefühlt zum Kochen, doch dafür, dass sie die gesundheitsfördernden Effekte der Sauna steigern würden, gibt es keinerlei wissenschaftlichen Beleg.

Worüber sich sämtliche Studien – unter anderem eine des schwedischen Wissenschaftlers Bertil Olsson von der Universität Lund aus dem Jahr 2018 – jedoch einig sind, ist die Warnung davor, zu saunieren, wenn man bereits erkältet ist, in der Hoffnung, so schneller wieder gesund zu werden. Denn wer unter einem grippalen Infekt leidet, dessen Immunsystem läuft bereits auf Hochtouren und sollte – ebenso wie Herz und Kreislauf – nicht noch durch zusätzliche Heiß-kalt-Wechselbäder gestresst werden. Da es bereits mit Volldampf an der Bekämpfung der Erkältungsviren arbeitet, bedeutet Saunieren nur eine massive und vor allem unnötige Zusatzbelastung, die den Genesungsprozess eher behindert, anstatt ihn zu fördern. Und da man als an einer Erkältung Erkrankter selbst kaum beurteilen kann, ab wann dieses Risiko besteht, ist es auch keine gute Idee, gleich bei den ersten Symptomen wie Husten, Schnupfen, Kopf-, Hals- oder Gliederschmerzen auf die heilende Wirkung der Sauna zu hoffen. Oder, um es kurz zu sagen: Wer krank ist, egal in welchem Stadium, hat in der Sauna nichts verloren!

Zum Schluss noch ein bemerkenswerter Aspekt regelmäßigen Schwitzens, dessen Entdeckung in der Fachwelt erst vor wenigen Jahren für beträchtliches Aufsehen sorgte: Saunieren beugt Demenzerkrankungen und speziell Alzheimer vor. Herausgefunden haben das Wissenschaftler unter Leitung der bereits erwähnten finnischen Professorin Tanjanina Laukkanen. Auch wenn die Forscher Risikofaktoren wie Alter, Zigaretten- und Alkoholkonsum, sportliche Aktivitäten, den sozioökonomischen Status sowie andere gesundheitlich relevante Lebensstilfaktoren berücksichtigten, ergab sich ein signifikanter Zusammenhang zwischen Saunieren und Demenzvorbeugung. Das allerdings nur bei wirklich häufiger Saunabenutzung: Diejenigen Studienteilnehmer, die mindestens fünfmal pro Woche schwitzten – für viele Finnen nichts Besonderes –, hatten ein um etwa 60 Prozent geringeres Erkrankungsrisiko. Als Ursache vermuten die Forscher eine durch das

Saunieren verbesserte Funktion der Blutgefäße mit einer daraus resultierenden verminderten Entzündungsneigung sowie eine dauerhafte Stabilisierung des Blutdrucks, also allesamt Faktoren, die auch für die Herz-Kreislauf-Gesundheit eine entscheidende Rolle spielen.

Fazit meiner Studien: Für gesunde Menschen ist regelmäßiges Saunieren absolut zu empfehlen, und zwar je häufiger und länger, desto besser. Mit intensiver sportlicher Betätigung vergleichbar verbessert es vor allem die körperliche Ausdauer. Daneben stärkt es das Immunsystem und wirkt so vor allem Erkältungskrankheiten entgegen. Allerdings ist unbedingt davon abzuraten, bei einer bereits bestehenden Erkrankung auf die heilende Wirkung der Sauna zu hoffen. Damit erreicht man eher das Gegenteil. Schließlich hat häufiges (!) Saunabaden auch einen positiven Einfluss auf die geistige Gesundheit, indem es nachweislich Demenzerkrankungen, speziell Alzheimer, vorbeugt. Also: rein in die Sauna, und das möglichst mehrmals pro Woche!

Zähne putzen – vor oder nach dem Frühstück?

Doch damit war für mich die Recherche zu den bei der Geburtstagsfeier geäußerten Fakten und Behauptungen noch immer nicht zu Ende. Denn eine Frage zu den allmorgendlichen Gewohnheiten des Berufsschullehrers ging mir nicht aus dem Kopf. Der hatte doch erklärt, seine Zähne grundsätzlich erst nach dem Frühstück zu putzen. Ich selbst halte es zwar genauso, weil es mir unlogisch erscheint, die Zähne gleich nach dem Aufstehen zu reinigen und die dazwischen festhängenden Frühstücksreste einfach an Ort und Stelle zu belassen. Schließlich duscht man ja auch nach dem Sport und nicht davor. Doch in letzter Zeit hatte ich immer wieder gehört und gelesen, die Morgenmahlzeit – speziell, wenn dabei Orangen- oder andere Fruchtsäfte konsumiert würden – senke den pH-Wert im Mund. Und das saure Milieu erweiche dann die Oberfläche der Zähne, sodass sie beim anschließenden Bürsten geschädigt werden könnten. Deshalb solle man sie frühestens eine halbe Stunde nach der Morgenmahlzeit putzen. Wenn dafür keine Zeit sei, dann sei das Vor-dem-Frühstück-Putzen die bessere Wahl. Zu empfehlen sei allerdings, folgenden Ratschlag aus einer Broschüre der Bundeszahnärztekammer zu befolgen: »Spülen Sie nach dem Obstverzehr erst mit Wasser, um die Fruchtsäuren im Mund zu verdünnen, warten Sie dann 30 Minuten, damit sich der Zahnschmelz wieder erholen kann. In dieser Zeit sorgt der Speichel durch die in ihm enthaltenen Enzyme und Mineralstoffe für die Remineralisation des Zahnschmelzes.«

Remineralisation – das ist offenbar der entscheidende Vorgang. Man versteht darunter die Wiedereinlagerung der aus dem Zahnschmelz gelösten Mineralstoffe durch den Speichel und damit gewissermaßen dessen »Heilung« von den Säureschäden. Also stürzte ich mich wieder in die Recherche, sprach mit mehreren Zahnärzten und führte ein aufschlussreiches Telefonat mit einem Fachmann der Landeszahnärztekammer. Thema: Soll man die Zähne vor oder nach dem Frühstück putzen?

Eine Umfrage der Splendid-Research-Marktforschung unter 1058 Deutschen zwischen 18 und 70 Jahren aus dem Jahr 2016 belegt, dass beide Varianten etwa gleich viele Anhänger haben: 42 Prozent putzen vor, 45 Prozent nach der Morgenmahlzeit. Der Rest putzt morgens gar nicht, wobei etwa 9 Prozent der Befragten angeben, das nicht zu tun, weil sie grundsätzlich nicht frühstücken.

Erstaunlich viele Studien befassen sich mit dem Thema des optimalen Putzzeitpunkts. Eine derjenigen, die die halbstündige Wartezeit empfehlen, wurde im Jahr 2004 von einer Forschergruppe um den Zahnmedizinprofessor Thomas Attin von der Universität Zürich erstellt. Die Wissenschaftler hatten den Einfluss von Zitronenlimonade auf extrahierte Zähne untersucht, die nach dem 90 Sekunden währenden Säureangriff unterschiedlich lang im Mund einer Versuchsperson verblieben, bevor sie mit einer elektrischen Zahnbürste bearbeitet wurden. Dabei zeigte sich, dass der Verlust an Zahnhartsubstanz nach einer Wartezeit von einer halben Stunde nur noch halb so groß war wie beim Putzen unmittelbar nach dem Kontakt mit der Limonade. Danach hatte weiteres Warten kaum noch einen messbaren Effekt.

Zwar gibt es eine Studie des Kariesforschers Adrian Lussi von der Universität Bern, wonach die Remineralisation der Zähne Stunden bis Tage dauert, sodass es grundsätzlich egal ist, ob man nach dem Essen mit dem Putzen wartet oder nicht. Aber diese Schlussfolgerung scheint mir im Hinblick auf die anderen Studien doch recht fragwürdig. Einig sind sich die Wissenschaftler immerhin darin, dass die Zahnreinigung nach der Mahlzeit unbedingt derjenigen im Rahmen der Morgentoilette gleich nach dem Aufstehen vorzuziehen ist.

Fazit meiner Studien: Putzen Sie Ihre Zähne morgens nach (!) dem Frühstück. Verzichten Sie bei der ersten Mahlzeit am Tag auf stark säurehaltige Getränke wie Softdrinks und Fruchtsäfte, und warten Sie vor der Zahnreinigung vorsichtshalber etwa eine halbe Stunde ab. Sollten Sie dafür keine Zeit haben, ist es trotzdem besser, nach der Morgenmahlzeit zu putzen als vorher. Spülen Sie in diesem Fall Ihren Mund vor der Zahnreinigung gründlich mit Wasser aus. Benutzen Sie keine harte Zahnbürste und üben Sie beim Putzen keinen starken Druck aus. Und vielleicht am wichtigsten: Achten Sie darauf, mit Ihren Putzwerkzeugen sämtliche Zahnflächen – außen, innen, Kauflächen und idealerweise auch die Zahnzwischenräume – zu erreichen. Das heißt: Putzen Sie nicht wild drauflos, sondern systematisch nach einem bestimmten Schema. Und schließlich: Erneuern Sie Ihre Zahnbürste etwa alle drei Monate!

Wie sinnvoll sind Vorsorgeuntersuchungen und Impfungen?

Lohnen sich Vorsorgeuntersuchungen?

Weil wir gerade beim Zähneputzen sind: Warum tut man das eigentlich? Ist doch klar, werden Sie sagen, weil man schädliche Zahnbeläge entfernen und so seine Beißwerkzeuge gesund halten will. Das heißt, man möchte verhindern, dass sie infolge von Karies und Parodontitis frühzeitig verloren gehen. Demnach ist das Zähneputzen wie vieles andere, was wir hoffentlich tagtäglich tun – uns reichlich bewegen, gesund essen, nicht rauchen, zu viel Alkohol meiden etc. –, keine heilende (kurative), sondern vielmehr eine vorbeugende (prophylaktische oder präventive) Maßnahme. Das gilt auch und in besonderem Maße für zwei spezielle Angebote unseres Gesundheitssystems, die wir annehmen, aber natürlich auch ablehnen können: Früherkennungsuntersuchungen und Impfungen. Mit beiden wollen wir uns in diesem Kapitel näher beschäftigen und uns ansehen, was die Wissenschaft dazu sagt.

Zu Sinn und Unsinn von Vorsorgeuntersuchungen gibt es eine große Anzahl wissenschaftlicher Studien, von denen ich im Literaturverzeichnis nur diejenigen aufgeführt habe, mit denen ich mich intensiv beschäftigt oder deren Autoren ich kontaktiert habe. So gut wie einmütig kommen sie zu dem Resultat, dass Kosten und Aufwand in keinem Verhältnis zum Nutzen stehen und nur einer einzigen Gruppe von Beteiligten einen sicheren, nämlich monetären Vorteil bringen: den Ärzten. Ganz besonders gilt dies für die groß angelegten Reihenuntersuchungen, die man als »Screening« bezeichnet und an denen zum größten Teil Menschen teilnehmen, die keinerlei Symptome aufweisen, welche den Verdacht nahelegen würden, sie könnten in absehbarer Zeit erkranken.

Der bekannte Satz »Vorbeugen ist besser als heilen«, mit dem derartige Untersuchungen oft beworben werden, suggeriert, die regelmäßige Inanspruchnahme könne die Teilnehmer vor einer Erkrankung schützen. Das aber ist nicht der Fall. Früherkennung kann den Ausbruch von Krankheiten nicht verhindern. Der finanzielle und organisatorische Aufwand steht in keinem Verhältnis zum Nutzen. Das gilt umso mehr, als dabei doch eine ganze Menge nicht unerheblicher Schäden angerichtet wird. Eine Ausnahme macht allenfalls die Darmspiegelung zur Entdeckung von Darmkrebs. Denn dabei lassen sich mit minimalem Mehraufwand Schleimhautwucherungen, sogenannte Polypen, entfernen, die sich zu bösartigen Tumoren weiterentwickeln könnten – nicht müssen. An drei bekannten Arten von Früherkennungsuntersuchungen möchte ich die grundsätzlichen Einwände näher erläutern: am Brustkrebs-Screening für Frauen, am Hautkrebs-Screening zur frühzeitigen Entdeckung maligner Melanome (schwarzer Hautkrebs) und an besagter Darmspiegelung.

Schützt regelmäßige Mammografie vor Brustkrebs?

Beginnen wir mit der Brustkrebs-Vorsorgeuntersuchung mittels Mammografie. Diese wird Frauen zwischen 50 und 69 Jahren – für diese Altersgruppe übernimmt die gesetzliche Krankenversicherung die Kosten – auf zahlreichen Internetportalen mit großspurigen Versprechungen ans Herz gelegt, die jedoch einer näheren Überprüfung nicht standhalten. So behaupten auch durchaus seriöse Informationsangebote, das Sterblichkeitsrisiko würde durch das Screening um 20 Prozent reduziert. Das ist, mathematisch gesehen, sogar richtig, und doch grob irreführend. Warum?

Zieht man zur Beurteilung die Zahlen heran, die in wirklich groß angelegten Studien angegeben werden, ergibt sich folgendes Bild: Von jeweils 1000 Frauen, die entweder regelmäßig alle zwei Jahre zum Screening gehen (Gruppe eins) oder nicht (Gruppe zwei), sterben innerhalb von zehn Jahren in Gruppe eins durchschnittlich vier und in Gruppe zwei fünf Frauen an Brustkrebs. Vier gegen fünf: Das sind tatsächlich 20 Prozent. Doch in Wirklichkeit ist es nur eine einzige Frau von 1000, die in den zehn Jahren als Folge des Screenings gerettet wird. Das ist gerade mal 1 Promille! Nach der größten und aktuellsten Studienübersicht, die sich auf die Daten von immerhin 600 000 teilnehmenden Frauen stützt, ist die Risikoreduktion sogar noch geringer. Demnach liegt sie gerade mal bei einem halben Promille. Das bedeutet, dass von 2000 Frauen, die zehn Jahre lang regelmäßig zur Mammografie gehen, nur eine einzige vor dem Tod gerettet wird. Schuld daran ist die Tatsache, dass aggressive Tumoren in der Regel auch dann tödlich enden, wenn sie frühzeitig entdeckt werden, während bei harmloseren Varianten vielleicht überhaupt keine oder zumindest keine dringende Behandlung erforderlich ist.

Aber selbst das könnte man ja noch als – wenn auch äußerst begrenzten und unter Aufwand-Nutzen-Aspekten höchst zweifelhaften – Erfolg werten, wären da nicht die vielen schädlichen Effekte des Screenings. Da ist neben der nicht zu vernachlässigenden Strahlenbelastung zum einen die nicht gerade kleine Zahl von übersehenen Tumoren – die Schätzungen schwanken zwischen 10 und 30 Prozent. In derartigen Fällen wiegt das Screening die Teilnehmerinnen in trügerischer Sicherheit, sodass sie in der Folgezeit möglicherweise verdächtige Symptome missachten und nicht abklären lassen. Zum anderen werden bei etlichen Frauen in der Brust Gewebeveränderungen entdeckt, die gar kein Krebs sind. Nicht nur, dass ein solcher falscher Alarm die armen Betroffenen unnötigerweise in höchste seelische Nöte bis hin zu regelrechter Panik stürzt, immer wieder erfolgen auch Behandlungen, schlimmstenfalls die komplette Entfernung der Brust, die überhaupt nicht notwendig gewesen wären.

Ganz besonders gilt dies für sehr langsam wachsende Tumore, die der Mediziner »Carcinoma in situ« nennt. Es ist unter Fachleuten unbestritten, dass sich ein Großteil solcher bei der Mammografie entdeckter »Pseudo-Krebse« auch ohne jegliche Behandlung spontan zurückbildet. Stattdessen werden die betroffenen Frauen, wenn man ihnen nicht gleich die komplette Brust abnimmt, unnötigerweise bestrahlt oder einer höchst belastenden Chemotherapie unterzogen.

Zusammenfassend kann man sagen, dass das Mammografie-Screening bei den teilnehmenden Frauen das Risiko, an Brustkrebs zu sterben, nicht senkt. Sie leben keinesfalls länger als ihre Geschlechtsgenossinnen, die auf die regelmäßige Röntgenuntersuchung verzichten. Das beweist unter anderem auch eine Übersichtsarbeit, die Studien aus sieben Ländern zusammenfasst und dabei zu dem Ergebnis kommt, dass die regelmäßige Brustkrebs-Früherkennungsuntersuchung die Rate an fortgeschrittenen Brustkrebsen nicht beeinflusst. Oder wie es der Autor der wohl umfangreichsten Studie zu diesem Thema, der dänische Wissenschaftler Peter Gøtzsche, formuliert: »Der wirksamste Weg für eine Frau, nicht zur Brustkrebs-Patientin zu werden, besteht darin, nicht zum Screening zu gehen.«

Zum selben Ergebnis kommt eine Studie von Wissenschaftlern der Universität Toronto unter Leitung des vielfach ausgezeichneten Onkologen Anthony B. Miller, an der knapp 90 000 Frauen im Alter von 40 bis 59 Jahren beteiligt waren. Ich möchte hier nicht näher auf die Einzelheiten eingehen und beschränke mich daher auf die zusammenfassende Wertung der Autoren: Ein über Jahre durchgeführtes jährliches Mammografie-Screening senkte die Brustkrebssterblichkeit bei 40- bis 59-jährigen Frauen im Vergleich zu herkömmlichen Tastuntersuchungen nicht. Dagegen gab es 22 Prozent Überdiagnosen, und einer von 424 Tumoren wurde vollkommen unnötig behandelt.

Fazit meiner Studien: Sparen Sie sich als Frau in der genannten Altersgruppe das Brustkrebs-Screening durch Mammografie. Ganz abgesehen davon, dass es schmerzhaft und mit einer nicht unbeträchtlichen Strahlenbelastung verbunden ist, sind die Chancen, dadurch einen Tumor zu entdecken und behandeln zu können, bevor Sie daran sterben, extrem gering. Dafür gehen Sie das erhebliche Risiko eines falschen Alarms ein, der Ihnen mit Sicherheit zumindest einen gewaltigen Schrecken einjagen wird. Außerdem vermeiden Sie, wenn Sie nicht teilnehmen, dass bei Ihnen möglicherweise Therapiemaßnahmen durchgeführt werden, unter denen Sie massiv leiden, ohne davon den geringsten Nutzen zu haben. Gewöhnen Sie sich stattdessen, falls Sie das nicht ohnehin schon tun, daran, Ihre Brüste regelmäßig auf Gewebsverdickungen im Sinne von Knoten abzutasten, und suchen Sie, wenn Sie fündig werden, einen Frauenarzt zur genaueren Abklärung auf.

Dunkle Flecken auf der Haut: Soll man sie regelmäßig kontrollieren lassen?

Womit wir zu einer weiteren Art von Früherkennungsuntersuchung kommen: dem Screening der Haut zur frühzeitigen Entdeckung eines malignen Melanoms (schwarzer Hautkrebs). Das wurde am 1. Juli 2008 für gesetzlich versicherte Deutsche über 35 Jahre eingeführt. Seither bezahlen die Krankenkassen für den genannten Personenkreis alle zwei Jahre die Kontrolle verdächtiger, sprich dunklerer Hautflecken durch einen speziell geschulten Haut- oder Allgemeinarzt. Rund 15 Millionen Anspruchsberechtigte nehmen das Angebot regelmäßig an. Haben sie davon einen erkennbaren Nutzen?

Eher nicht. Denn erstaunlicherweise ist Deutschland das einzige Land, das sich eine solche Früherkennungsuntersuchung – sie verschlingt mehrere Hundert Millionen Euro im Jahr – leistet. Selbst in Australien, wo der schwarze Hautkrebs infolge massiver Sonnenbestrahlung drei- bis viermal häufiger ist als bei uns, gibt es nichts Vergleichbares. Und das offensichtlich aus gutem Grund, denn wenn das Screening Erfolg hätte, müsste die Melanomsterblichkeit seit 2008 signifikant abgenommen haben. Das aber ist mitnichten der Fall. Obwohl seit Beginn des Massen-Screenings die Zahl der Melanomdiagnosen sprunghaft – immerhin um 25 Prozent – gestiegen ist, sterben an der Krankheit noch immer genauso viele Menschen wie früher.

Das Problem ist, dass es mit weitem Abstand die dicken, über 2 Millimeter messenden Melanome sind, die frühzeitig Tochtergeschwülste (Metastasen) in anderen Organen entstehen lassen und damit zum Tod führen. Nun ja, könnte man einwenden, gerade das sei ja schließlich der Zweck des Screenings: bösartige Hauttumoren im Anfangsstadium, das heißt bevor sie die kritische Ausdehnung erreicht haben, zu entdecken und zu entfernen. Doch dann müsste die Melanomdicke bei den untersuchten Personen Jahr für Jahr abnehmen. Aber das tut sie leider nicht.

Fakt ist, dass es bis heute nicht eine einzige randomisierte Studie gibt, die den Nutzen des Hautkrebs-Screenings eindeutig belegt. »Randomisiert« bedeutet, dass die Versuchsteilnehmer nach dem Zufallsprinzip in zwei Gruppen eingeteilt werden, ohne selbst zu wissen, welcher sie angehören. Dann wird bei einer Gruppe eine bestimmte Maßnahme – etwa das Verabreichen eines speziellen Medikaments – durchgeführt, während dies der Vergleichsgruppe vorenthalten bleibt. Zeigt sich nach einiger Zeit bei den behandelten Probanden eine deutliche Änderung der zur Debatte stehenden Kriterien, die bei der anderen Gruppe nicht zu beobachten ist, ist die Wirkung mit hoher Wahrscheinlichkeit auf die Behandlungsmethode zurückzuführen.

Im Hinblick auf die Melanomentdeckung kommt wie beim Brustkrebs-Screening die Gefahr von Überdiagnosen und darauf resultierenden Therapien bei verdächtigen Hautveränderungen – speziell den sehr dünnen Melanomen – hinzu, die niemals bösartig geworden wären. Das ist neben der dürftigen Datenlage zu einem eventuellen Nutzen einer der Hauptgründe, warum ein Fachgremium der US-amerikanischen Gesundheitsbehörde von einer solchen Reihenuntersuchung im eigenen Land abgeraten hat. Schließlich fördert das Screening ja noch eine andere Gefahr: dass die Teilnehmer zu sehr auf das Ergebnis vertrauen und selbst nicht mehr auf verdächtige Hautveränderungen achten.

Dazu abschließend ein Kommentar von Prof. Hans-Werner Hense von der Universitätsklinik Münster: »Ich glaube, dass das Hautkrebs-Screening eine Maßnahme ist, die überflüssig ist. Ich glaube, dass es potenziell schädlich ist, und ich sehe keinen Grund, dieses Programm fortzuführen. Man sollte es deshalb einstellen.«

Fazit meiner Studien: Sollten Sie zwischen 50 und 69 Jahre alt und gesetzlich versichert sein, verzichten Sie getrost auf die Ihnen alle zwei Jahre zustehende Früherkennungsuntersuchung zur Entdeckung von schwarzem Hautkrebs. Die Chance, dass der Arzt ein dickes Melanom findet, das noch nicht metastasiert hat, ist sehr gering. Dafür schneidet er Ihnen vielleicht einen dunklen Flecken heraus, der niemals bösartig geworden wäre. Achten Sie lieber darauf, sich so wenig wie möglich starker Sonnenbestrahlung auszusetzen, und vermeiden Sie unter allen Umständen einen Sonnenbrand. Dieser ist nämlich bekanntermaßen einer der Hauptrisikofaktoren für die Entstehung eines Melanoms.

Und wie sieht es mit Darmspiegelungen aus?

Zum Schluss noch ein paar Anmerkungen zur Vorsorgeuntersuchung auf Darmkrebs mittels Darmspiegelung (Koloskopie). Hier sieht die Datenlage ganz anders aus. Und zwar vor allem deshalb, weil bei diesem Eingriff üblicherweise verdächtige Schleimhautverdickungen, besagte Polypen, sowie drüsenbildende Geschwülste (kolorektale Adenome) gleich mit entfernt werden. Derlei Wucherungen finden sich statistisch etwa bei einem von fünf untersuchten Patienten. Zwar ist nicht gesagt, dass sich aus ihnen jemals echte Krebsgeschwülste entwickelt hätten, dennoch ist ihre vorbeugende Beseitigung zweifellos vorteilhaft, schaltet sie doch ohne großen Mehraufwand mögliche Risiken von vornherein aus. Es ist deshalb nicht verwunderlich, dass die Häufigkeit von Darmkrebs sowie die dadurch bedingte Sterblichkeit seit Einführung der Vorsorgeuntersuchung im Jahr 2002 – seither übernehmen die gesetzlichen Krankenkassen die Kosten – zurückgegangen sind. Um wie viel, darüber sind sich die diversen Untersuchungen nicht einig – was vor allem daran liegt, dass es verlässliche Zahlen schlichtweg nicht gibt. Im Mittel beziffern die Studien den Gesamtrückgang von Darmkrebs auf etwa 14 Prozent und die Reduktion der Sterblichkeit bei Männern auf 21 und bei Frauen sogar auf 27 Prozent. Das deckt sich weitgehend mit Daten aus den USA, wo bereits in den 1980er-Jahren eine breit angelegte Krebsvorsorge mittels Darmspiegelung angeboten wurde.

Laut einer viel beachteten Untersuchung des Deutschen Krebsforschungszentrums, bei der die Wissenschaftler die Befunde von nicht weniger als 4,4 Millionen Darmspiegelungen untersucht haben, wird statistisch gesehen nur bei jeder 121. Untersuchung, also bei nicht einmal 1 Prozent, ein bösartiger Tumor entdeckt. Die Angst vieler Menschen vor der Untersuchung – getreu dem Motto »Was ich nicht weiß, macht mich nicht heiß« – ist also vollkommen unbegründet. In etwa 20 Prozent zeigt sich ein nicht fortgeschrittenes, in 6 Prozent ein fortgeschrittenes Adenom und in etwa 11 Prozent ein harmloser Polyp. Darin, dass all diese möglichen Krebsvorstufen entfernt werden können, bevor sie für den Patienten bedrohlich werden, liegt der eigentliche Wert der Darmspiegelung. Die höchste Trefferquote erbringt sie um das 60. Lebensjahr herum. Mit höherem Alter steigt die Rate an Überdiagnosen, das heißt, es werden Schleimhautveränderungen entdeckt und möglicherweise unnötigerweise behandelt, die niemals auffällig geworden wären, hätte man nicht gezielt nach ihnen gesucht.

Dazu abschließend ein Statement von Prudence Carr, der Erstautorin der Studie: »Das wichtigste Ergebnis unserer Studie war, dass sich selbst bei Menschen mit erhöhtem genetischen Risiko die Gefahr, tatsächlich an Darmkrebs zu erkranken, durch die Darmspiegelung und einen gesunden Lebensstil drastisch verringerte.«

Fazit meiner Studien: Sind Sie über 50 Jahre alt und gesetzlich versichert, nehmen Sie unbedingt das Angebot Ihrer Krankenkasse wahr und lassen Sie eine Darmspiegelung durchführen. Das geschieht in der Regel in Kurznarkose, ist mithin nicht schmerzhaft. Werden dabei Polypen oder kolorektale Adenome entdeckt, lassen sich diese ohne großen Aufwand gleich mit entfernen, und Sie sind das Risiko los, dass sich aus ihnen bösartige Tumore entwickeln könnten. Nach einer befundlosen Darmspiegelung können Sie bis zur nächsten getrost zehn Jahre warten.

Impfungen: Sind skeptische Einwände berechtigt?

So weit zu den Früherkennungsuntersuchungen. Wenden wir uns nun einem Thema zu, das bisweilen auch kontrovers diskutiert wird, obwohl die Datenlage zahlreicher Studien eindeutig ist: den Impfungen. Mit dem Fachausdruck heißen sie »Immunisierung«, und es gibt davon grundsätzlich zwei Arten: die vorbeugende aktive sowie die passive Variante, die erst dann zum Einsatz kommt, wenn jemand schon mit Krankheitserregern infiziert ist oder Gefahr läuft, dass es in naher Zukunft dazu kommen könnte. Da es in diesem Kapitel um Vorbeugemaßnahmen geht, beschränken wir uns auf die aktive Variante, das heißt, auf die allgemein bekannte Schutzimpfung.

Dabei werden abgeschwächte oder tote Krankheitserreger, oft auch nur winzige Teile von ihnen, in den Körper eingespritzt. Diese erkennt das Immunsystem als körperfremd und produziert zu ihrer Abwehr exakt auf sie zugeschnittene Proteine, sogenannte Antikörper – was unter Umständen mehrere Wochen dauern kann. Das Entscheidende ist nun, dass sich spezielle Gedächtniszellen die charakteristischen Merkmale der Bakterien oder Viren gewissermaßen »merken« und für den Fall, dass es irgendwann erneut zu einem Kontakt mit denselben Erregern kommt, in kürzester Zeit Massen besagter Antikörper produzieren. Diese vernichten die eingedrungenen Keime in der Regel so schnell, dass der Betroffene allenfalls kurzzeitig ein leichtes allgemeines Krankheitsgefühl – Müdigkeit, Abgeschlagenheit, Appetitmangel, Konzentrationsschwierigkeiten – empfindet. Meistens bleibt selbst das aus: Die Krankheit verschwindet, bevor sie richtig begonnen hat. Das nennt man Immunität.

Obwohl die Schutzimpfung in Form der aktiven Immunisierung (aktiv deshalb, weil der Organismus die Antikörper selbst bilden muss) seit ihrer Entdeckung durch den englischen Arzt Edward Jenner im Jahr 1796 unbestritten Millionen Leben gerettet hat – die Weltgesundheitsorganisation WHO geht davon aus, dass Impfungen jährlich etwa 2 bis 3 Millionen Todesfälle aufgrund von Diphtherie, Tetanus, Keuchhusten und Masern verhindern –, gibt es noch immer zahlreiche Eltern, die Impfungen bei ihren Kindern aus Gründen, auf die ich gleich näher eingehen werde, ablehnen. Eine groß angelegte Studie, bei der 66 000 Menschen in 67 Ländern befragt wurden, hat ergeben, dass in Europa die meisten Impfskeptiker – immerhin 41 Prozent der Bevölkerung – in Frankreich leben. In Deutschland sind es mit 10,5 Prozent zwar deutlich weniger, aber auch bei uns lehnt demnach jeder Zehnte vorbeugende Impfungen ab. Dabei kommen die zahlreichen wissenschaftlichen Studien, die es zu diesem Thema gibt, quasi einhellig zu derselben Ansicht: Der Nutzen der Immunisierung – besonders häufig geht es dabei um die Masernimpfung – überwiegt die Risiken bei Weitem. Dazu ein Beispiel: Anfang der 1960er-Jahre wurde in Deutschland die Impfung gegen Kinderlähmung (Polio) eingeführt. Das führte zu einem dramatischen Rückgang der schlimmen Krankheit. Waren 1961 noch rund 4700 Kinder davon betroffen, wurden nur vier Jahre später weniger als 50 Krankheitsfälle gemeldet. Und seit 1990 ist Deutschland gänzlich kinderlähmungsfrei.

Dabei muss man zwischen dem Schutz des Geimpften, der nur diesem selbst nützt, und dem der gesamten Bevölkerung unterscheiden. Denn nur dann, wenn genügend Menschen – bei Masern etwa 95 Prozent – geimpft sind, entsteht eine sogenannte Herdenimmuni-

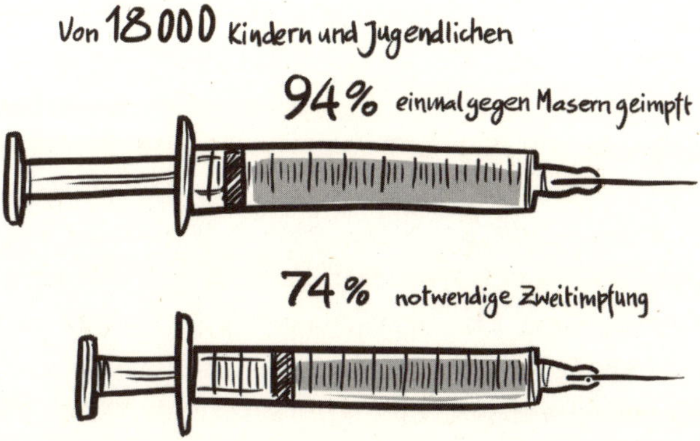

tät, das heißt, die Krankheit kann sich nicht mehr ungehemmt ausbreiten. Wer also die Impfung für sein Kind – aus welchem Grund auch immer – ablehnt, handelt egoistisch und der Gemeinschaft gegenüber verantwortungslos. Das ist der Grund, warum es etwa bei den Masern seit dem 1. März 2020 für Kita- und Schulkinder eine Impfpflicht gibt. Schließlich kann ein nicht geimpftes Kind nicht nur selbst erkranken, sondern die Erreger auch an andere ungeimpfte Kinder weitergeben.

Ein Problem besteht in der Tatsache, dass viele Schutzimpfungen erst dann zuverlässig wirken, wenn sie mehrfach durchgeführt werden. Doch selbst dann sind bei einigen Krankheiten zur Aufrechterhaltung der Schutzwirkung von Zeit zu Zeit sogenannte Auffrischungsimpfungen erforderlich. Und an deren Wahrnehmung hapert es oft. Denn nicht selten werden die zweite und jede weitere Impfung schlicht vergessen. So stellte das Robert Koch-Institut in einer Untersuchung bei 18 000 Kindern und Jugendlichen fest, dass in Deutschland fast 94 Prozent einmal gegen Masern geimpft worden sind, aber nur 74 Prozent auch die notwendige Zweitimpfung erhalten haben.

Im Folgenden möchte ich kurz auf die wichtigsten (!) Einwände der Impfskeptiker eingehen und darlegen, was Medizin und Wissenschaft dazu sagen.

Einwand 1: Das tatsächliche Durchmachen von Krankheiten macht ein Kind stärker als jede Impfung.

Bislang konnte keine einzige wissenschaftliche Studie beweisen, dass sich ungeimpfte Kinder in irgendeiner Hinsicht besser entwickeln als geimpfte. Das ist ja eigentlich auch kein Wunder, denn auch wer gegen eine bestimmte Krankheit geimpft ist, kommt jeden Tag mit zahlreichen anderen Erregern in Kontakt, gegen die sein Immunsystem vorgehen muss. Dagegen ist unbestritten, dass Infektionskrankheiten je nach Schweregrad Kinder massiv in ihrer Entwicklung behindern und schlimmstenfalls sogar tödlich enden können.

Fakt ist, dass das Immunsystem nicht erkennen kann, ob ein fremder Eindringling etwa ein »natürliches« Masernvirus ist oder ein abgeschwächtes Impfvirus. Es stürzt sich einfach auf den Fremdling, macht ihn nieder und speichert gleichzeitig seine typischen Merkmale, um bei einem möglichen späteren Neubefall sofort gegen den Feind vorgehen zu können. Deshalb schützt die Impfung nicht nur vor den Masern, sondern macht das ganze Immunsystem fitter. Geimpfte Kinder werden nicht nur mit der Krankheit, gegen die sie immunisiert worden sind, leichter fertig, sondern auch mit vielen anderen Infektionen. Aktuelle Studien deuten sogar darauf hin, dass die Immunität nach einer Impfung deutlich stärker ist und länger anhält als nach einer überstandenen Krankheit. Belegt ist beispielsweise, dass der Impfstoff gegen das humane Papillomavirus (HPV) eine stärkere Immunantwort auslöst als eine Infektion durch das Virus selbst. Ein Grund dafür ist, dass der Impfstoff höhere Konzentrationen eines viralen Hüllproteins enthält als das natürliche Virus. Daher reagiert das Immunsystem auf den Impfstoff deutlich stärker und produziert Mengen hochwirksamer Antikörper, die eine Infektion zuverlässig verhindern.

Einwand 2: Impfungen haben erhebliche, nicht kalkulierbare Nebenwirkungen.

Auch zu diesem Thema gibt es zahlreiche Studien, von denen keine einzige belegt, dass Impfungen etwa – wie immer wieder behauptet wird – Autismus, Diabetes oder Multiple Sklerose auslösen können. Da aber mit Sicherheit auch Kinder geimpft werden, die momentan nicht in bester gesundheitlicher Verfassung sind, besteht die Gefahr, dass man ihre Krankheitssymptome fälschlicherweise der Impfung anlastet, obwohl es sich lediglich um ein zufälliges Zusammentreffen handelt. So kam vor einigen Jahren, nachdem einige Kinder kurz nach einer Impfung gestorben waren, der Verdacht auf, zwischen beiden Ereignissen bestünde ein ursächlicher Zusammenhang. Inzwischen weisen Studien aber eher in die entgegengesetzte Richtung. So fanden Mediziner der Universität Magdeburg bei der Analyse von rund 300 frühkindlichen Todesfällen, dass die betroffenen Babys sogar einen geringeren Impfschutz aufwiesen als in dem betreffenden Alter üblich. In keinem einzigen Fall konnten sie einen Zusammenhang zwischen einer Impfung und dem Tod des Kindes feststellen.

Einwand 3: Impfstoffe enthalten gefährliche Chemikalien, die Kinder vergiften könnten.

Es stimmt, dass in einigen Impfstoffen potenziell gefährliche Substanzen wie Formaldehyd, Phenol und Aluminium enthalten sind. Sie dienen dazu, die zum Impfen verwendeten Viren abzutöten, die Immunreaktion zu verstärken oder den Impfstoff haltbar zu machen. Aber hier kommt das berühmte Zitat des im 15. Jahrhundert wirkenden Arztes Paracelsus ins Spiel: »Alle Ding' sind Gift und nichts ohn' Gift – allein die Dosis macht, dass ein Ding kein Gift ist.« Schließlich ist auch gewöhnliches Kochsalz in größeren Mengen schädlich. Dagegen liegen die Konzentrationen der genannten Substanzen im Impfstoff allesamt weit unterhalb der toxischen Grenze, sind also ganz und gar unbedenklich.

Einwand 4: Der Rückgang vieler Krankheiten beruht auf verbesserter Ernährung und Hygiene, nicht auf Impfungen.

Keine Frage: Eine ausgewogene Ernährung mit allen lebenswichtigen Bestandteilen sowie eine sorgfältige Hygiene tragen wesentlich zur Vermeidung von Infektionskrankheiten bei. Sauberes Wasser und regelmäßiges Händewaschen verhindern das Eindringen zahlreicher krank machender Erreger in den Körper. Deshalb spielen bei uns auch etliche Leiden, die in anderen Ländern sehr präsent sind, kaum noch eine Rolle. Dennoch gibt es auch in Deutschland noch immer eine Reihe von Infektionskrankheiten, gegen deren Auftreten nichts so zuverlässig hilft wie eine Schutzimpfung. Und wenn irgendwann die überwiegende Mehrheit der Bevölkerung einen Impfschutz aufweist (die besagte Herdenimmunität), kann sich das Leiden kaum noch ausbreiten und wird – siehe Polio-Impfung – im besten Fall komplett ausgerottet. Das ist auch mit einer noch so guten Ernährung und Hygiene nicht zu schaffen.

Einwand 5: Impfungen lösen die Krankheiten aus, gegen die sie schützen sollen.

Um das Immunsystem zur Produktion und Speicherung von Antikörpern anzuregen, müssen Impfstoffe zwangsläufig Bestandteile der jeweiligen Erreger enthalten, die die Abwehrreaktion in Gang setzen. Aber nur in sehr wenigen Impfstoffen finden sich heute noch lebende Mikroorganismen. Die sind dann zwar durchaus in der Lage, krankheitsähnliche Symptome hervorzurufen, aber, da sie künstlich abgeschwächt sind, niemals in dem Ausmaß wie eine ausgeprägte Erkrankung. So zeigt sich etwa nach einer Masernimpfung, bei der unschädlich gemachte Viren verwendet werden, bei rund 5 Prozent der Geimpften der für die Krankheit charakteristische Hautausschlag, der manchmal sogar von leichtem Fieber begleitet wird. Doch das ist vollkommen ungefährlich und beweist im Grunde nur, dass das Immunsystem aktiv geworden ist.

Die Angst vor der durch eine Impfung ausgelösten Vollerkrankung ist weitgehend auf die Zeit der Schluckimpfung gegen Kinderlähmung zurückzuführen. Der dabei verwendete und sehr gut wirkende Lebendimpfstoff verursachte tatsächlich jedes Jahr einige wenige Infektionen. Deshalb ging man ab 1998 zur Injektion von Totimpfstoff über, der die Krankheit nicht mehr auslösen kann. Grundsätzlich ist zu sagen, dass es bei bestimmten Impfungen hin und wieder für den Patienten unangenehme Reaktionen gibt, dass diese aber bald wieder nachlassen und niemals auch nur annähernd so schlimm und riskant sind wie die eigentliche Krankheit.

Einwand 6: Impfungen müssen ständig wiederholt werden.

Wie bereits erwähnt, ist es tatsächlich so, dass manche Impfungen erst nach mehrfacher Anwendung richtig wirken, und bei anderen lässt der Schutz nach einer gewissen Zeit wieder nach. Das ist etwa bei den Impfungen gegen Tetanus, Diphtherie und Keuchhusten der Fall. Sie schützen den Geimpften nur fünf bis zehn Jahre, danach müssen sie wiederholt werden. Anders sieht es etwa bei der Masernimpfung aus. Wer die hinter sich hat, kann davon ausgehen, ein Leben lang nicht mehr an der durchaus gefährlichen Virusinfektion zu erkranken.

Einwand 7: Auch ein Geimpfter kann krank werden.

Das kommt auf die Art der Krankheit und auf die Sorgfalt bei der Impfung an. So kann auch die sicherste Impfung keinen vollständigen Schutz bilden, wenn Wiederholungs- oder Auffrischungsimpfungen unterbleiben. Werden diese jedoch zuverlässig wahrgenommen, wirkt die Immunisierung zuverlässig. Eine hundertprozentig sichere Krankheitsvermeidung lässt sich dennoch tatsächlich nicht bei allen Infektionen erreichen. Bekannt ist in diesem Zusammenhang die Grippe (Influenza), deren Erreger sich durch ständige Mutationen im Erbgut immer wieder so verändern, dass ein bestimmter Impfstoff nicht mehr wirkt. Deshalb schützt sie von den Geimpften – je nach Alter und Gesundheitszustand – nur etwa 50 bis 75 Prozent und muss jedes Jahr mit einem den aktuellen Erregern angepassten Impfstoff wiederholt werden.

Einwand 8: Den Pharmaunternehmen, die Impfstoffe produzieren, geht es nur ums Geld.

Natürlich wollen die Hersteller von Impfstoffen (Vakzinen) mit ihren Erzeugnissen Geld verdienen – das ist vollkommen legitim. Allerdings erbringt das Geschäft mit Impfstoffen nur einen Bruchteil dessen, was sich mit Arzneimitteln verdienen lässt. So entfielen von den knapp 200 Milliarden Euro, die die gesetzlichen Krankenkassen im Jahr 2014 ausgegeben haben, rund 34 Milliarden und damit 17 Prozent auf Medikamente und lediglich etwas mehr als 1 Milliarde, also gerade mal 0,5 Prozent, auf Vakzine. Das liegt unter anderem daran, dass viele Menschen bestimmte Arzneimittel ein Leben lang einnehmen müssen, während Impfstoffe nur wenige Male verabreicht werden. Dabei ist deren Herstellung in der Regel erheblich aufwendiger und kostenintensiver.

Fazit meiner Studien: Lassen Sie bei Ihren Kindern unbedingt die in bestimmten Entwicklungsstadien vorgesehenen Impfungen durchführen. Sie schützen damit nicht nur Ihr Kind selbst vor dem Leiden und möglichen schlimmen Folgen, sondern sorgen auch dafür, dass sich die Krankheiten nicht ungehindert ausbreiten können, tun also nicht nur Ihrem Kind, sondern auch der Allgemeinheit einen großen Gefallen.

Was bringt die professionelle Zahnreinigung?

Zum Schluss dieses Kapitels noch ein paar Anmerkungen zu einer Behandlungsmaßnahme, deren Nutzen seit einiger Zeit zunehmend kontrovers diskutiert, ja vielfach sogar rundum bestritten wird. Es geht um die in einer Zahnarztpraxis in regelmäßigen Abständen durchgeführte sogenannte professionelle Zahnreinigung (PZR). Dabei handelt es sich zwar nicht um eine Früherkennungsuntersuchung im engeren Sinne (obwohl sie oft mit einer allgemeinen Gebisskontrolle kombiniert wird), aber doch immerhin um eine gesundheitliche Vorsorgemaßnahme, die von sehr vielen Menschen – laut Erhebung der Bundeszahnärztekammer fast zwei Drittel der erwachsenen Deutschen – mehr oder minder regelmäßig in Anspruch genommen wird.

Anlass für die Diskussionen war die Studie einer internationalen Forschergruppe der Cochrane Oral Health Collaboration aus dem Jahr 2018, die anhand der an 1711 englischen Probanden erhobenen Daten den Nutzen der Maßnahme bezweifelte. Dazu stellte die Bundeszahnärztekammer in einer ausführlichen Stellungnahme fest, die in der Publikation genannten Maßnahmen blieben weit hinter den in deutschen Zahnarztpraxen üblichen zurück. Außerdem lasse sich der Nutzen der PZR anhand von selbst erhobenen Daten (mit denen ich Sie hier im Einzelnen nicht langweilen will) bezüglich Karies und Zahnbetterkrankungen bei Patienten mit und ohne regelmäßige professionelle Zahnreinigung klar beweisen. Sieht man sich diese Zahlen jedoch näher an, so scheint dieser Nutzen eher bescheiden zu sein. Zudem verweist die Zahnärztekammer auf eine Studie aus dem Jahr 1981 (!), die die Vorteile der Maßnahme belegen soll, schränkt aber gleichzeitig deren Relevanz ein.

Fakt ist, dass es zur PZR bis heute keine einzige wissenschaftliche Publikation gibt, die ihren Nutzen stichhaltig belegt. Und Fakt ist auch, dass sie niemandem so sehr nützt wie den Zahnärzten, die damit eine Menge Geld verdienen. Zumal die Leistung in der Regel gar nicht von den Ärzten selbst erbracht wird, sondern in das Aufgabenfeld speziell ausgebildeter Mitarbeiterinnen fällt. Zwar führen einige Onlineartikel, die sich ausführlich mit dem Thema beschäftigen, sogar Nachteile der PZR auf – wie die Freisetzung von Bakterien aus Zahnfleischtaschen, die mögliche Schädigung von Zahnoberflächen sowie die mit der Behandlung verbundenen Schmerzen –, doch diese scheinen allesamt eher unbedeutend zu sein.

Fazit meiner Studien: Während die meisten Zahnärzte behaupten, die PZR sei eine der wirkungsvollsten Vorbeugemaßnahmen zur Verhinderung von Karies und Zahnbetterkrankungen (Parodontopathien), lässt sich dies durch keinerlei wissenschaftliche Studien belegen. Das Problem liegt allein schon im großen zeitlichen Abstand – üblicherweise ein halbes Jahr – zwischen den einzelnen Behandlungssitzungen. Betreibt der Patient in der Zwischenzeit keine exzellente Mundhygiene, bleibt der Nutzen der PZR zwangsläufig eher bescheiden. Andererseits liegt im Thema Mundhygiene meines Erachtens der größte Nutzen. Denn zu einer korrekt und vollständig durchgeführten professionellen Zahnreinigung gehört unbedingt auch, dass der Patient umfassend über eine optimale Mundhygiene aufgeklärt und dass ihm das Vorgehen dabei demonstriert wird. Befolgt der Patient die entsprechenden Empfehlungen konsequent, war die PZR allein schon deswegen erfolgreich.

Gesund durch Bewegung?

Jeder Schritt zählt

Auch wenn man wissenschaftliche Studien zur Begründung heranzieht, ist es im Einzelfall nicht immer einfach zu beurteilen, was gesund ist und was nicht. Denn die Untersuchungen beleuchten ja oft nur einen Teilaspekt einer Angelegenheit und lassen andere Faktoren außen vor. Deshalb ist es keineswegs ungewöhnlich, dass sich die Meinung der Experten zu einer Sachlage von Zeit zu Zeit ändert und im Extremfall sogar ins Gegenteil umschlägt. Das vor allem dann, wenn neue wissenschaftliche Erkenntnisse bisher gültige Auffassungen eindeutig widerlegen. So galt früher die Entfernung der Gaumenmandeln bei wiederholten Hals- und Rachenentzündungen als Standardtherapie, heute hingegen versuchen die Ärzte aus verschiedenen Gründen, auf die ich hier nicht näher eingehen möchte, die Mandeln möglichst zu erhalten. Asthmatiker, denen früher von jeder sportlichen Betätigung abgeraten wurde, werden heute geradezu ermutigt, sich körperlich zu betätigen, und Frühgeborene werden nicht mehr gleich nach der Geburt von ihrer Mutter getrennt, sondern so bald wie möglich in engen Kontakt zu ihr gebracht. Denn es hat sich herausgestellt, dass die Babys dann ruhiger und tiefer atmen. Sie verdauen besser, nehmen rascher zu und ihr Puls schlägt seltener Kapriolen.

Aber nicht nur im Bereich der medizinischen Therapie gelten heute zahlreiche Auffassungen und Verfahrensweisen als überholt, deren routinemäßige Anwendung früher durchaus auf wissenschaftlichen Studien beruhte, auch auf zahlreichen anderen Gebieten ändert sich die herrschende Meinung immer wieder einmal. Besonders ausgeprägt ist das im Bereich der Ernährung (die natürlich im weiteren Sinne auch zur Medizin gehört). Deshalb beschäftige ich mich erst ganz am Ende des Buches mit ihr. Ich möchte das Risiko, etwas zu empfehlen, was ich gleich wieder revidieren muss, so gering wie möglich halten. Ein geradezu klassisches Beispiel: Galt noch bis vor Kurzem Fett als Dickmacher Nummer eins und damit als größter Feind einer gesunden Ernährung, so sieht man das heute ganz anders: Die Fette sind weitgehend rehabilitiert, ja man weiß sogar, dass etliche von ihnen ausgesprochen gesund sind; dagegen hält man heute Zucker für den Hauptübeltäter, der deshalb so weit wie nur irgend möglich zu vermeiden ist.

Beschäftigt man sich, wie ich das schon seit Jahrzehnten tue, intensiv mit der aktuellen medizinischen Forschung, so gibt es eigentlich nur zwei Konstanten, die sämtliche Meinungsverschiedenheiten überstanden haben und bis heute überstehen. Oder anders gesagt: In Bezug auf eine gesunde Lebensführung gibt es etwas, das immer und unter allen Umständen schlecht, und etwas, das ausschließlich gut ist. Schlecht ist – Sie ahnen es – Rauchen! Und gut und daher uneingeschränkt zu empfehlen ist Bewegung in jeder Form – mit der einzigen und für 99 Prozent von uns irrelevanten Einschränkung, dass man es auch damit übertreiben kann. Aber wer auf das Durchschwimmen des Ärmelkanals in Rekordzeit oder auf 100-Kilometer-Bergläufe verzichtet, kann in dieser Hinsicht eigentlich wenig falsch machen. Sofern – und damit doch noch eine weitere Einschränkung – man den gewählten Sport korrekt und unter Beachtung der dazu existierenden Empfehlungen ausübt.

In der Studie eines Forscherteams der Harvard-Universität unter Leitung der Ernährungswissenschaftlerin Yanping Li gehört regelmäßige sportliche Betätigung – neben gesunder Ernährung, Rauchverzicht, Einschränkung des Alkoholkonsums und Vermeidung von Übergewicht – zu den fünf Faktoren, mit denen das Leben nicht nur weniger von Krankheiten bedroht ist, sondern auch deutlich länger dauert. Für ihre Untersuchung werteten die Wissenschaftler die Gesundheitsdaten von mehr als 70 000 Frauen und knapp 40 000 Männern mittleren Alters aus und beobachteten sie über 20 Jahre hinweg. Dabei stellte sich heraus, dass die Teilnehmer deutlich seltener von Krankheiten wie Diabetes, Herz-Kreislauf-Leiden und Krebs heimgesucht wurden. Und was das Beste ist: Dieser Effekt trat auch ein, wenn die Probanden ihren bislang ungesunden Lebensstil erst im Alter von etwa 50 Jahren änderten. Männern verschaffte die späte Umstellung auf eine gesündere Lebensweise im Schnitt 7,6 zusätzliche und vor allem krankheitsfreie Lebensjahre, bei den Frauen waren es sogar zehn. Fazit: Es ist nie zu spät, mit einem gesünderen Lebensstil zu beginnen. Das schützt nicht nur vor vielen Krankheiten, sondern erhöht auch die Lebensdauer ganz beträchtlich.

Kommen wir nun also zu einem der fünf genannten Lebensstilfaktoren: der regelmäßigen körperlichen Aktivität. Denn daran hapert es gewaltig: Von ganz wenigen Ausnahmen abgesehen bewegen wir uns alle viel zu wenig. Eine breit angelegte Studie in den USA hat gezeigt, dass sich die allermeisten Menschen zu 87 Prozent ihrer Zeit in Büros, Läden und sonstigen Gebäuden aufhalten und dort einer Tätigkeit nachgehen, bei der sie vor allem eines tun: sitzen. Und beides – der dauerhafte Aufenthalt in ummauerten Räumen ebenso wie die sitzende Tätigkeit – ist nachgewiesenermaßen unserer Gesundheit abträglich. Nach Schätzungen der Weltgesundheitsorganisation WHO könnten jedes Jahr weltweit 5 Millionen vorzeitige Todesfälle verhindert werden, wenn sich die Menschen mehr bewegen würden. Unser Körper ist von seiner Konstruktion her auf regelmäßige Aktivität ausgelegt und profitiert von ihr. Und wenn ich geschrieben habe, das Schädlichste für unseren Organismus sei Rauchen, so steht körperliche Trägheit dem nicht viel nach. Der Spruch »Sitzen ist das neue Rauchen« hat durchaus seine Berechtigung. Denn eine weitgehend oder ausschließlich sitzende Lebensweise ist absolut ungesund und führt unweigerlich zu einem Abbau von Muskelvolumen und -kraft.

Französische Forscher unter Leitung des Sportwissenschaftlers Yannick Stephan von der Universität Montpellier haben in einer 20-jährigen Langzeitstudie mit 8723 Teilnehmern sogar herausgefunden, dass Bewegungsmangel auf Dauer nicht nur körperliche, sondern auch massive seelische Auswirkungen hat, und zwar keinesfalls erfreuliche. Demnach bewirkt physische Inaktivität mit der Zeit negative Veränderungen der in der Psychologie als »Big-Five-Faktoren« bekannten Persönlichkeitsstrukturen: Offenheit, Gewissenhaftigkeit, Geselligkeit, Verträglichkeit sowie Verletzlichkeit. Dabei besteht nach Auffassung der Wissenschaftler ein direkter Zusammenhang zwischen dem Ausmaß der körperlichen Aktivität und der Persönlichkeitsveränderung. Je weniger sich eine Versuchsperson bewegt, desto ausgeprägter ist die. Das bedeutet im Umkehrschluss, dass sich das seelische Wohlbefinden deutlich verbessern lässt, indem man die körperliche Aktivität steigert.

Und diese Steigerung sollte idealerweise im Grünen, sprich draußen in der Natur, erfolgen. Sicher haben auch Übungen im Fitnesscenter einen positiven Effekt auf Körper und Seele, aber dieser ist – auch das beweisen zahlreiche Untersuchungen – im Grünen unter freiem Himmel deutlich ausgeprägter. Die Japaner haben aus dieser Erkenntnis sogar ein eigenes Therapiekonzept entwickelt: das Waldbaden oder auf Japanisch »Shinrin Yoku«. Man geht langsam durch dichten Wald und achtet dabei auf sämtliche Sinneseindrücke: wie es um einen herum aussieht, wie es sich anhört, wie es riecht und vor allem, wie man sich dabei fühlt. Zahlreiche Studien belegen einen positiven Effekt dieser Methode auf Stressabbau, Immunsystem und seelisches Wohlbefinden. So zum Beispiel diejenige von Bum-Yin Park und Kollegen, die nachgewiesen haben, dass das Grün der Bäume die Konzentration des Stresshormons Cortisol im Blut herabsetzt und dass Duftstoffe, mit denen Pflanzen kommunizieren, sogenannte Terpene, die natürlichen Killerzellen anregen und so das Immunsystem stärken. Das Ganze, wohlgemerkt, ohne große körperliche Anstrengung, also ohne Joggen oder gymnastische Einlagen. Allenfalls Meditations- und Atemübungen sind vorgesehen. Untersuchungen zeigen, dass auch noch Tage nach dem Aufenthalt im Wald der Stresshormonlevel niedriger und die Zahl der Immunzellen erhöht ist.

Bestätigt wird dieser Effekt durch eine Studie des vielleicht bedeutendsten Experten auf dem Gebiet des Waldbadens, Prof. Qing Li von der Nippon Medical School in Tokio, und seines Teams aus dem Jahr 2019. Darin kommen die Wissenschaftler ebenfalls zu dem Ergebnis, dass im Wald eingeatmete Terpene Immunzellen stimulieren und so das körperliche Abwehrsystem stärken. An der Untersuchung nahmen zwölf Personen teil, die alle im selben Hotel untergebracht waren. Doch nur die Hälfte der Probanden übernachtete in einem Zimmer, in dem die Atem- mit Waldluft angereichert war. Schon nach wenigen Tagen zeigte sich, dass die Blutproben dieser Teilnehmer eine signifikant höhere Anzahl und Aktivität sogenannter Killerzellen aufwiesen als die der Kontrollgruppe. Der Versuchsleiter hält es sogar für möglich, dass sich mit der Kraft des Waldes in Zukunft Krebserkrankungen positiv beeinflussen lassen.

Doch es muss natürlich kein ominöser fernöstlicher Ritus sein, wichtig ist lediglich, dass man sich möglichst nicht in geschlossenen Räumen, sondern in der Natur, sprich im Grünen, bewegt. Dass das unserer Gesundheit guttut, ist im Grunde ja schon lange bekannt. So achte ich persönlich seit vielen Jahren darauf, möglichst jeden Tag »rauszukommen«, und das auch bei schlechtem Wetter, bei Regen und Wind. Sicher, dazu muss man schon mal den berühmten inneren Schweinehund überwinden, aber wenn man erst einmal im Freien ist, ist fast immer alles längst nicht so schlimm, wie es von zu Hause aus ausgesehen hat. Und wenn man nach einer möglichst ausgedehnten Runde zurückkommt, wird man von einem derart wohltuenden Gefühl der Ruhe und Zufriedenheit und speziell bei widrigen Wetterverhältnissen durchaus auch des Stolzes belohnt. Allerdings habe ich, was Wald und Natur angeht, leicht reden, da ich leidenschaftlich gern zur Jagd gehe. Wenn ich durch mein Revier streife oder auf einem Hochsitz am Waldrand sitze, den sanften Wind spüre und meinen

Blick schweifen lasse, bin ich total mit mir im Reinen. Ob ich dabei auch noch jagdlichen Erfolg habe, ist zweitrangig. In der Natur fühle ich mich rundum wohl, mehr brauche ich an Freizeitaktivitäten nicht.

Wie sehr uns körperliche Aktivität guttut, belegt unter anderem eine Langzeitstudie namens »Gesundheit zum Mitmachen«, die Sportwissenschaftler der Universität Karlsruhe vor fast 30 Jahren ins Leben gerufen haben und die bis heute andauert. Dabei begleiten die Forscher rund 500 Einwohner des nahe gelegenen Ortes Bad Schönborn, die entweder regelmäßig Sport treiben – oder eben nicht. Alle paar Jahre werden die Teilnehmer gründlich untersucht. »So können wir Aktivitäts- und Gesundheitsdaten über einen sehr langen Zeitraum miteinander vergleichen«, erklärt Prof. Alexander Woll, einer der Projektkoordinatoren. »Das ist in dieser Form deutschlandweit einmalig.«

Kurz zusammengefasst und etwas plakativ formuliert, kommt die Studie zu dem bemerkenswerten Ergebnis: Sport macht zehn Jahre jünger. Schon bei zwei Stunden körperlicher Anstrengung pro Woche sinkt das Risiko für das »metabolische Syndrom« um das Fünffache. Darunter versteht man eine Kombination aus mehreren Faktoren – unter anderem Übergewicht, Bluthochdruck und erhöhte Blutfettwerte –, die allesamt zur Entstehung von Arteriosklerose und anderen gefährlichen Folgekrankheiten beitragen können. Mit anderen Worten: Wer sich nur zwei Stunden pro Woche sportlich betätigt, dessen Risiko, eine schwere Herz-Kreislauf-Erkrankung zu bekommen, ist fünfmal geringer als bei einem Bewegungsmuffel. Im Grunde ist das ja schon lange bekannt. Bereits 1953 veröffentlichte das renommierte medizinische Fachblatt *The Lancet* eine Studie, derzufolge die Fahrer der Londoner Stadtbusse wesentlich häufiger einen Herzinfarkt erleiden als die Schaffner, die im selben Bus beim Kontrollieren der Fahrscheine von früh bis spät auf den Beinen sind.

Allerdings wirkt sich sportliche Aktivität – auch das hat die Studie ergeben – auf die teilnehmenden Probanden unterschiedlich positiv aus. Offensichtlich spielt neben der muskulären Stimulation auch die genetische Disposition eine entscheidende Rolle. »Es ist vermessen anzunehmen, dass wir durch unser Verhalten allein unser Leben bestimmen können«, sagt dazu Prof. Klaus Bös, der die Studie seinerzeit initiierte. »Es ist aber sehr wohl möglich, genetische Risikofaktoren – etwa die Neigung zu Übergewicht oder die Veranlagung, an Demenz zu erkranken – mithilfe von Bewegung drastisch abzumildern.«

Bewusst vernachlässigt wurde in der Studie die Ernährung, die im Hinblick auf die Vermeidung von Herz-Kreislauf-Leiden nachweislich ebenfalls eine sehr große Rolle spielt. Doch dazu fehlt den Karlsruher Forschern nach eigenen Angaben der Sachverstand. So stellen sie nur pauschal fest, dass derjenige, der gesünder leben wolle, unter allen Umständen auf eine ausgewogene und den wissenschaftlichen Erkenntnissen entsprechende Ernährung achten müsse. Zu diesem Thema sei die Gießener Ernährungswissenschaftlerin Alexandra Schek zitiert: »Ich würde sagen, dass die Gene vielleicht 20 Prozent ausmachen, vernünftige Ernährung 40 Prozent und ein aktiver Lebensstil ebenfalls 40 Prozent.« Wie bereits gesagt, werde ich auf das Thema »gesunde Ernährung« noch ausführlich eingehen.

Zum Schluss noch etwas Tröstliches für die Sportmuffel unter Ihnen, die das, was Sie gerade gelesen haben, zwar gerne glauben, aber selbst einfach nicht den Dreh finden, mit körperlicher Betätigung anzufangen und – noch weitaus schwieriger – sie auch über längere Zeit durchzuhalten: Es muss gar keine stundenlange, schweißtreibende Schinderei sein, schon kleine Bewegungseinheiten zwischendurch haben nachweislich einen positiven Effekt auf Körper und Geist. Dabei muss man nur die eine oder andere Gewohnheit ändern: Aufzüge und Rolltreppen gar nicht mehr oder zumindest nur noch für einen Teil der Strecke benutzen, eine Haltestelle früher aussteigen und den Rest zu Fuß gehen, öfter mal das Fahrrad benutzen, von Zeit zu Zeit vom Schreibtischstuhl aufstehen und den Körper ein, zwei Minuten biegen und strecken, den Drucker so platzieren, dass man für seine Betätigung aufstehen und zu ihm hingehen muss, in der Mittagspause einen zehnminütigen Spaziergang machen und und und … Dem Einfallsreichtum sind keine Grenzen gesetzt. Glaubt man einer aktuellen Langzeitstudie aus Japan, so tragen bei älteren Menschen auf Dauer sogar minimale körperliche Aktivitäten dazu bei, körperlicher Gebrechlichkeit vorzubeugen. Selbst ein fünfminütiger Spaziergang um den Häuserblock, ein wenig Gartenarbeit oder das morgendliche Blumengießen haben demnach schon einen positiven Effekt.

»Jeden Tag soll man 10 000 Schritte gehen« ist eine Faustregel, von der niemand weiß, warum es ausgerechnet 10 000 sein sollen. Je nach Schrittlänge ist das immerhin eine Strecke von 6 bis 7 Kilometern und damit eine Distanz, die man nur zusammenbekommt, wenn man sich bewusst darum bemüht, sprich sich anstrengt. Doch das Gute ist, dass es gar nicht so weit sein muss. Auch 2000 Schritte haben nachweislich eine positive Wirkung. Sicher sind 3000 besser als 2000, und 4000 bringen mehr als 3000, aber einen gesundheitlichen Effekt haben sie alle. Und darin sind sich die Wissenschaftler einig: Sich öfter, aber regelmäßig wenige Minuten zu bewegen, ist für den Körper besser als ein ein- oder zweimaliges intensives Training pro Woche. »Viel Bewegung auf einmal ist nicht automatisch besser«, meint dazu Dr. Ellen Freiberger vom Institut für Biomedizin des Alterns der Universität Erlangen. »Wichtig ist vor allem, nicht zu lange am Stück zu sitzen.«

Erlauben Sie mir dazu eine kurze persönliche Anmerkung und einen konkreten Tipp: Denken Sie, ich schreibe dieses Buch im Umhergehen, beim Joggen oder im Fitnesszentrum? Nein, wie so viele Schreibtischtäter erledige ich das im Sitzen vor dem Computer. Allerdings stehe ich spätestens jede halbe Stunde auf und gehe ein wenig umher, strecke mich oder mache ein paar Rumpfbeugen. Und ich habe mir auf mein Smartphone eine App mit einem Schrittzähler geladen. Solange ich das Gerät in der Hosentasche mit mir herumtrage, registriert die App jeden Schritt, und es macht mir Spaß, von Zeit zu Zeit nachzusehen, wie viele inzwischen zusammengekommen sind. Und weil ich mich über eine möglichst hohe Zahl freue, bin ich versucht, nein, besser gesagt: motiviert, wo immer möglich, ein paar Schritte mehr zu machen, als unbedingt nötig wären. Und wenn dann am Abend tatsächlich 10 000 Schritte zusammengekommen sind –

was ich durchaus nicht immer schaffe –, erfüllt mich das mit Stolz und Befriedigung. Versuchen Sie's doch auch mal.

Aber es gibt noch eine Möglichkeit, sich ohne großen zeitlichen Aufwand fit zu halten. Eine Möglichkeit, die Sie vielleicht nicht auf Anhieb mit körperlicher Ertüchtigung verbinden: Treppensteigen. Das bestätigen übereinstimmend gleich mehrere Studien. So unter anderem die viel beachtete Untersuchung, die eine Forschergruppe der Universität Dublin unter Leitung des Sportwissenschaftlers Colin Boreham im *British Journal of Medicine* veröffentlicht hat. Daran nahmen Frauen teil, die in der ersten Woche einmal pro Tag eine Treppe hinaufsteigen mussten, was etwa zwei Minuten dauerte. In der folgenden Woche sollten sie den Aufstieg täglich zweimal bewältigen, in der nächsten dreimal und so weiter, das Ganze acht Wochen lang. Am Ende hatte sich die Herz-Kreislauf-Fitness der fleißigen Damen um durchschnittlich 17 Prozent verbessert.

In einer anderen Studie verglichen Wissenschaftler die körperliche Leistungsfähigkeit von Menschen, die im vierten Obergeschoss oder höher von Häusern ohne Aufzug lebten, mit derjenigen von Altersgenossen, deren Wohnungen sich im Erdgeschoss oder maximal im ersten Stock befanden. Die Treppensteiger waren nicht nur wesentlich belastbarer, sondern hatten im Durchschnitt auch einen signifikant niedrigeren Body-Mass-Index (Verhältnis Körpergewicht zur Körpergröße). Kurz: Sie waren im Mittel deutlich fitter und schlanker.

Treppen sind ideale, fast überall verfügbare »Trainingsgeräte«, um sich in zeitlich überschaubaren Einheiten körperlich fit zu machen oder in gutem Zustand zu halten. Der Energiebedarf bei ihrer Benutzung ist dreimal höher als beim Gehen in der Ebene und gut achtmal höher als beim Stehen im Fahrstuhl oder auf der Rolltreppe. Und billiger als der Besuch eines Fitnessstudios ist Treppensteigen allemal.

Fazit meiner Studien: Nichts hat auf unsere Gesundheit einen derart günstigen und nachhaltigen Einfluss wie Bewegung. Das alte Sprichwort »Wer rastet, der rostet« drückt das treffend aus. Dabei kommt es gar nicht so sehr darauf an, worin die sportliche Aktivität besteht, viel wichtiger ist, dass sie regelmäßig ausgeübt wird. Jeden Tag eine Viertelstunde bringt deutlich mehr als eine zweistündige Schinderei einmal am Wochenende. Sogar minimale körperliche Betätigungen haben schon einen positiven Effekt, vor allem für ältere Menschen. Sollten Sie sich aber gar nicht zu ein wenig Sport durchringen können, so versuchen Sie wenigstens, in Ihren Alltag ein bisschen mehr Bewegung hineinzubringen. Gelegenheiten dazu bieten sich zuhauf. Und wenn es nur häufigeres Treppensteigen ist.

Hilft Sport beim Abnehmen?

Dabei stellt sich für viele, die sich vornehmen, künftig mehr Sport zu treiben oder die gar schon damit angefangen haben, eine wichtige und vor allem hoffnungsfrohe Frage: Nimmt man durch regelmäßige sportliche Betätigung ab?

Diese Frage lässt sich mit einem klaren »Jein« beantworten. Bevor ich das näher erläutere, mal wieder eine Studie, diesmal von Wissenschaftlern des Instituts für Ernährung und Gesundheitsförderung der Arizona State University unter Leitung des Psychologen Corby C. Martin. Dabei mussten 81 übergewichtige Frauen zwischen 25 und 40 Jahren, die bisher keinen Sport getrieben hatten, dreimal pro Woche jeweils eine halbe Stunde auf einem Laufband schwitzen. Bezüglich ihrer Ernährung gab es keinerlei Vorschriften. Die Forscher gingen davon aus, dass die Probanden infolge der sportlichen Betätigung Körperfett verlieren würden, und zwar umso ausgeprägter, je mehr sie davon bislang mit sich herumgeschleppt hatten. Doch dann die große Überraschung: Nach zwölf Wochen, am Ende der Studie, war der Fettverlust bei den Frauen enttäuschend gering, ja, 51 von ihnen und damit deutlich mehr als die Hälfte hatten sogar einen höheren Körperfettanteil als vorher. Woran das lag, darüber konnten die Wissenschaftler nur Vermutungen anstellen. Möglicherweise hatten etliche Teilnehmerinnen nach der ungewohnten körperlichen Anstrengung schlicht mehr Appetit als sonst, denkbar auch, dass sie glaubten, sich nun größere Portionen gönnen zu dürfen.

Was lernen wir daraus? Sich nur mehr zu bewegen führt nicht automatisch zu einem merklichen Gewichtsverlust. Will man den erreichen, führt nichts an einer mehr oder weniger ausgeprägten Ernährungsumstellung vorbei – wir kommen, wie gesagt, noch ausführlich darauf zu sprechen. Und wissen Sie, warum? Weil der Kalorienverbrauch durch Sport in der Regel maßlos überschätzt wird. So verbrennen 30 Minuten zügiges Laufen auf dem Band gerade mal rund 350 Kilokalorien. Das ist der Energiegehalt eines einzigen Schokoriegels. Nicht mehr. Die Deutsche Gesellschaft für Sportmedizin hat errechnet, dass ein Untrainierter einen zügigen Spaziergang von 55 Kilometern, also etwa eine ausgedehnte zweitägige Wanderung, absolvieren müsste, um gerade mal ein halbes Kilo Fett abzubauen.

Bestätigt wurde das Resultat der 2015 veröffentlichten Arizona-State-University-Untersuchung vier Jahre später von Forschern des Pennington Biomedical Research Centers in Baton Rouge, Louisiana, in der sogenannten E-MECHANIC-Studie, an der 171 untrainierte Erwachsene mit einem durchschnittlichen Body-Mass-Index von 31,5 teilnahmen (ab einem BMI von 30 spricht man von Adipositas oder zu Deutsch: Fettsucht). Diese wurden per Los auf drei Gruppen verteilt. Die Probanden der ersten Gruppe mussten drei- bis viermal pro Woche ein anstrengendes Ausdauertraining absolvieren, während diejenigen der Gruppe zwei an einem intensiven Aerobic-Training mit wöchentlich vier bis fünf Übungseinheiten von jeweils 50 bis 70 Minuten Dauer teilnahmen. Dagegen durften die Teilnehmer der dritten Gruppe weiterhin so träge bleiben, wie sie es gewohnt waren. Während der Testphase führten sämtliche Versuchspersonen ein Tagebuch, in dem sie regelmäßig Angaben zu ihrem Wohlbefinden, ihrem Appetit und ihren gesundheitlichen Überzeugungen machten. Dabei stellte sich heraus, dass vor allem eine Auffassung sehr verbreitet war: Wer regelmäßig Sport treibt, darf auch ab und zu »sündigen«, also sich etwa Süßigkeiten oder Fast Food genehmigen – was umso verlockender zu sein schien, als rund 80 Prozent der Teilnehmer über einen durch den Sport ausgelösten gesteigerten Appetit berichteten. Genauere Messungen ergaben, dass die Probanden der Niedrigdosis-Gruppe als Folge der Appetitzunahme und der sich immer wieder mal »gegönnten« Leckereien im Schnitt täglich etwas mehr als 90 Kilokalorien zusätzlich zu sich genommen hatten, während es in der Hochdosis-Gruppe sogar 125 Kilokalorien waren. Dagegen hatte sich an der Energiezufuhr der Kontrollgruppe praktisch nichts geändert. Kein Wunder daher, dass nur ganz wenige Probanden am Ende der Studie ein paar Gramm weniger wogen, während andere sogar trotz Sport an Körpermasse zugelegt hatten.

Aus beiden Studien zogen die Wissenschaftler folgende Schlussfolgerung: Mehr körperliche Aktivität allein hilft nicht bei Fettleibigkeit. Denn offensichtlich haben wir uns im Lauf der Evolution Verhaltensstrategien und physiologische Mechanismen zugelegt, die die Bewegungsintensität kompensieren, indem sie nach einer Anstrengung ganz automatisch das Aktivitätsniveau und damit den Kalorienverbrauch drosseln, dabei aber gleichzeitig den Appetit erhöhen. Schließlich sind wir seit Urzeiten darauf programmiert, uns auf alles Essbare zu stürzen, was wir links und rechts des Weges sehen – auch wenn eine solche Gier angesichts des herrschenden Nahrungsmittelüberflusses längst überflüssig geworden ist.

Aber warum nehmen manche Menschen schon zu, wenn sie Essbares nur »sehen«, während andere sich fröhlich den Bauch vollschlagen und dabei mühelos ihre Figur behalten? Daran sind, so leid es mir tut, schlicht die Gene schuld. Untersuchungen haben ergeben, dass etwa 44 Prozent der Europäer eine erbliche Neigung zum Dickwerden aufweisen. Zwar ist die individuelle genetische Ausstattung so gut wie nie der einzige Grund für die Fettleibigkeit, doch es steht außer Frage, dass eine bestimmte Genvariation, auf die ich hier nicht näher eingehen will, das Abnehmen und Schlankbleiben erheblich unterstützt.

So viel Energie verbraucht eine 70kg schwere Person bei verschiedenen Sportarten

Sportart	Kalorien/Stunde in Kilokalorien
Rodeln/Schlitten fahren (reine Abfahrt)	240
Radfahren, 8–12 Kilometer pro Stunde	260
Snowboarden	300
Wandern auf ebenem bis hügeligem Gelände	320
Eislaufen/Schlittschuh laufen	330
Krafttraining	380
Radfahren, 15–18 Kilometer pro Stunde	400
Skiabfahrt	420
Tennis	440
Brust- oder Kraulschwimmen in mittlerem Tempo	480
Skilanglauf in der Ebene in mittlerem Tempo	550
Ballspiele wie Fußball oder Handball	560
Walking	560
Brust- oder Kraulschwimmen in hohem Tempo	640
Jogging, 12 Kilometer pro Stunde	840

Fazit meiner Studien: Wenn Sie abnehmen wollen, kommen Sie nicht umhin, zuallererst Ihre Ernährung umzustellen. Wenn Sie daneben durch mehr Bewegung auch noch Ihren Kalorienverbrauch ankurbeln, umso besser. Das gilt allerdings nur so lange, wie Sie nach der körperlichen Betätigung nicht mehr essen als sonst und sich vor allem nicht mit süßen Köstlichkeiten belohnen. Der zusätzliche Kalorienverbrauch durch Sport wird nämlich in der Regel maßlos überschätzt. Sofern Sie Ihre Ernährung nicht in Richtung geringere Energiezufuhr umstellen, werden Sie zwangsläufig mit dem Abnehmen Schiffbruch erleiden. Das Geheimnis des Erfolges lautet demnach: beim – nach wissenschaftlichen Kriterien zusammengestellten – Essen Kalorien sparen, gleichzeitig durch sportliche Betätigung mehr Kalorien verbrennen. Das funktioniert nachweislich auch dann, wenn Sie nicht mehr der oder die Jüngste sind, erfordert aber umso mehr Disziplin, je mehr Sie genetisch auf korpulent programmiert sind. In jedem Fall werden Sie auf Dauer nur erfolgreich sein, wenn Sie viel, viel Geduld haben und nach anfänglichen Erfolgen auf gar keinen Fall in alte Essgewohnheiten zurückfallen. Ich komme noch näher darauf zu sprechen.

Macht Sport schlau?

»Mens sana in corpore sano« lautet ein bekanntes lateinisches Sprichwort, zu Deutsch: »Ein gesunder Geist wohnt nur in einem gesunden Körper.« Aber so war der Spruch des römischen Dichters Juvenal sicher nicht gemeint. Denn das würde ja im Umkehrschluss bedeuten, dass ein Mensch mit einem körperlichen Mangel nicht intelligent sein kann. Was für ein Blödsinn das ist, beweisen Berühmtheiten wie Ludwig von Beethoven, der nicht nur taub, sondern auch anderweitig schwer krank war, sowie der praktisch bewegungsunfähige, dabei aber überaus geniale Physiker Stephen Hawking. Nein, es ist unstrittig, dass auch körperlich benachteiligte Menschen zu großen geistigen Leistungen imstande sind. Andererseits steht aber auch seit Längerem fest, dass sportliche Aktivität nicht nur dem Körper, sondern auch dem Geist ausgesprochen guttut. Auf Dauer verbessert sie die Konzentrations- und Merkfähigkeit, das belegen zahlreiche Studien übereinstimmend. Ja, manches deutet sogar darauf hin, dass reichlich Bewegung erste Anzeichen einer Demenz positiv beeinflusst.

Offenbar sind dafür zwei Effekte verantwortlich: Zum einen produzieren stärker beanspruchte Muskeln Laktat. Und das kann vom Gehirn als Energieträger benutzt werden, wobei es sogar schneller verstoffwechselt wird als der Hauptenergielieferant Glukose. Zum anderen wird – darauf deuten mehrere Untersuchungen hin – im Gehirn der motorische Kortex, unsere Steuerzentrale für Bewegung und Konzentration, aktiviert. Da unser zentrales Denkorgan aber nur bedingt multitaskingfähig ist und mit seinen begrenzten Energiereserven haushalten muss, fährt es solange den präfrontalen Kortex, zuständig für logisches Denken und Planen, zurück. Endet die Bewegung, kann dieser wieder frisch und erholt loslegen. Das ist mit dem Neustart eines Computers vergleichbar und hat zur Folge, dass wir uns, nachdem wir uns ausgepowert haben, wieder besser konzentrieren und unsere Aufmerksamkeit auf wichtige Dinge fokussieren können.

Doch körperliche Aktivität hat auf unser Gehirn sogar noch einen dritten überaus positiven Effekt: Sie fördert die Neubildung von Nervenzellen im Gehirn, die sogenannte Neuroneogenese. Dass diese nicht, wie früher angenommen, schon in sehr frühen Jahren zum Erliegen kommt, sondern speziell in einer Gehirnstruktur namens Hippocampus zeitlebens stattfindet, haben schwedische Forscher bereits 1998 bewiesen. Und dieser Hippocampus ist es, der maßgeblich an Lernen und Gedächtnisbildung beteiligt ist. Hirnscans mittels funktioneller Magnetresonanztomografie (fMRT) zeigen, dass er sofort aktiv wird, sobald wir etwas lernen oder uns an etwas erinnern wollen. Leider schrumpft er im Verlauf des Erwachsenenlebens, was erklärt, warum sich Senioren Dinge deutlich schlechter einprägen können als jüngere Menschen.

Doch damit müssen wir uns nicht abfinden. Denn seit einigen Jahren ist bekannt, dass sich dieser Abbauprozess aufhalten, ja sogar in gewissem Maße rückgängig machen lässt. Womit? Sie ahnen es: mit Bewegung. Bewiesen hat das unter anderem der dänische Psychologe Kirk Erickson im Jahr 2011 in einer Studie mit älteren Menschen. Die teilte er in eine Sportler- und eine Kontrollgruppe ein. Während die Sportler ein Jahr lang dreimal pro Woche 40 Minuten stramm spazieren gehen mussten, begnügten sich die anderen mit einem leichten Dehntraining. Als Erickson seinen Probanden nach Ablauf des Jahres mithilfe der fMRT ins Gehirn blickte, zeigte sich, dass das Volumen des Hippocampus bei den trägen Teilnehmern um etwa 1 Prozent geschrumpft war. Dagegen war es bei den sportlich Aktiven nicht nur nicht kleiner, sondern sogar größer geworden: immerhin um rund 2 Prozent. Das erscheint wenig, aber wenn man bedenkt, dass das Seniorendasein unter Umständen viele Jahre andauert, summiert sich die Volumenzunahme. Fazit: Das Gehirn kann bis ins hohe Alter durch Produktion neuer Zellen wachsen oder muss zumindest nicht schrumpfen. Als »Dünger« braucht es nur eines: möglichst viel Bewegung.

Bestätigt wird dieser erfreuliche Effekt durch eine aktuelle Studie, über die amerikanische Forscher der Universität von Kalifornien im Juli 2020 im Fachblatt *Science* berichtet haben. Dabei spielt offenbar ein in der Leber gebildetes Protein eine entscheidende Rolle, das nach körperlicher Aktivität verstärkt ins Blut freigesetzt wird. Bei Mäusen hatte ein künstlich erhöhter Blutspiegel dieses Proteins einen ähnlich positiven Effekt auf bestimmte Hirnfunktionen wie ein mehrwöchiges Training im Laufrad: Zum einen bildeten sich im Hippocampus vermehrt neue Nervenzellen, zum anderen verbesserten sich die Lern- und Gedächtnisleistungen der Tiere signifikant. Da körperlich aktive ältere Personen größere Mengen dieses Leberproteins produzieren als weniger sportliche Altersgenossen, spricht viel dafür, dass die Wirkung bei uns Menschen dieselbe ist. »Durch dieses Protein reagiert die Leber auf körperliche Aktivität und lässt ein altes Gehirn jünger werden«, fasst Alana M. Horowitz, die Leiterin der Studie, die Ergebnisse ihrer Untersuchungen zusammen. Oder etwas plakativer: »Sport macht das Gehirn jünger«.

Wenn da nur nicht der berühmte innere Schweinehund wäre, der nur zu gerne laut und anhaltend bellt! Schmerzen nicht die Knie oder eine Blase am linken Fuß? Hat nicht das Lauftrikot ein Loch? Ist nicht die Steuererklärung längst überfällig? Regnet es vielleicht oder hat man nicht nach einem anstrengenden Arbeitstag seine Ruhe verdient? All das liefert dem Schweinehund Futter, das er nur zu gerne annimmt. Kurz: Argumente, keinen Sport zu treiben, finden sich immer. Und die sind erfahrungsgemäß stärker als der Neujahrsnervenbahn-Vorsatz, sich mehr zu bewegen. Schuld daran ist vermutlich unser urzeitliches genetisches Erbe, das noch immer in uns wirkt. Denn unsere Vorfahren konnten leider nicht, wann immer ihnen danach war, einfach im Supermarkt Lebensmittel kaufen, sondern mussten stets mit längeren Hungerphasen rechnen. Da war es schon sehr sinnvoll, mit den Energiereserven sparsam umzugehen und sie nicht durch unnötige Aktivitäten zu verschleudern.

Hier kommt zudem ein Mechanismus ins Spiel, den Psychologen »Delay Discounting« nennen. Das kann man sehr frei mit »zeitliche Verstärkerabwertung« übersetzen und man versteht darunter, dass wir sofortige Belohnungen für unser Handeln solchen vorziehen, mit denen wir erst in Zukunft rechnen können. Wenn wir uns vor dem Fernseher gemütlich aufs Sofa kuscheln, verschafft uns das sofort ein wohltuendes Gefühl von Gemütlichkeit und Entspannung. Klar, wir wissen, dass es für unser Gesundheit besser wäre, stattdessen im Fitnesscenter oder in der freien Natur zu schwitzen, aber uns ist auch bewusst, dass wir einen durch den Sport ausgelösten positiven Effekt, wenn überhaupt, erst viel später erleben werden. Der innere Schweinehund sorgt mit Macht dafür, dass wir sofortige und kurzfristige Genüsse instinktiv der langfristig besseren Alternative vorziehen – auch wenn uns vollkommen klar ist, dass uns dieses Verhalten auf Dauer eher Nachteile verschafft.

Aufschlussreich ist in diesem Zusammenhang das Experiment eines Wissenschaftlerteams unter Leitung des Psychologen Samuel McClure von der Princeton University in New Jersey. Die Forscher stellten Studenten vor die Wahl, entweder sofort einen Einkaufsgutschein über 15 Dollar oder einige Wochen später einen über 20 Dollar geschenkt zu bekommen. Obwohl alle Teilnehmer übereinstimmend aussagten, keinen akuten Geldbedarf zu haben, entschied sich etwa die Hälfte für die kurzfristige Belohnung gemäß dem bekannten Sprichwort »Besser den Spatz in der Hand als die Taube auf dem Dach«. Da das sogenannte limbische System im Gehirn unsere gefühlsmäßigen, impulsiven Handlungen steuert, während der präfrontale Kortex für unser abstraktes Denken und das Abwägen langfristiger Zukunftspläne zuständig ist, zeigt sich hier, dass das limbische System häufig über den präfrontalen Kortex siegt. Wir kennen das alle mehr oder weniger von den sogenannten Bauchentscheidungen her. Das Dumme ist nur, dass sich derartige Denkmuster in unserem Gehirn mit der Zeit immer mehr verfestigen. Je öfter wir unserem Schweinehund nachgeben, desto mächtiger werden die beteiligten Nervenbahn-Verknüpfungen – bis sie sich schließlich zu breiten Nerven-Autobahnen entwickelt haben.

Doch das muss nicht sein. Ja, aus den Autobahnen lassen sich mit ausreichend Selbstdisziplin sogar wieder unbedeutende Feldwege machen. Konkret: Je öfter und regelmäßiger wir Sport treiben, desto weniger Überwindung kostet es uns – bis wir uns ein Leben ohne körperliche Aktivität schließlich gar nicht mehr vorstellen können. Es muss ja nicht gleich das berühmte »Runners' High« sein, der fast euphorische Glückszustand, der sich angeblich bei langen Läufen irgendwann einstellt – ich selbst habe ihn, offen gestanden, noch nie erlebt. Es reicht schon, wenn uns das Wissen, dass wir uns nach dem Sport großartig fühlen werden, aus dem heimischen Wohnzimmer treibt. Von entscheidender Bedeutung ist dabei nach übereinstimmender Auffassung namhafter Sportpsychologen, dass wir uns für eine Art der Bewegung entscheiden, die unseren Neigungen möglichst weit entgegenkommt, kurz: die uns Spaß macht. Das ist in der Regel diejenige, von der wir wissen, dass wir darin gut sind oder die uns mit Gleichgesinnten verbindet. Bei dem einen ist das vielleicht Fußball in einer Gruppe von Freunden, bei dem anderen Tanzen mit einem geliebten Partner und beim Dritten der wöchentliche Lauftreff. Sport in der Gemeinschaft ist in der Regel nicht nur vergnüglicher als einsames Training, sondern hat zudem den Vorteil, dass man sich dazu verabreden muss und daher nicht so leicht einen Rückzieher machen kann.

Fazit meiner Studien: Bewegung tut nicht nur unseren Muskeln, Gelenken und Bändern, sondern auch unserem Gehirn ausgesprochen gut. Wer regelmäßig Sport treibt, hat gute Chancen, bis ins hohe Alter körperlich fit und geistig leistungsfähig zu bleiben. Doch obwohl das ja nicht gerade neu ist, können sich viele von uns einfach nicht dazu überwinden, in bestimmten Abständen Schweiß zu vergießen. Lieber machen wir es uns bequem und verzichten auf die wohltuenden Wirkungen des Sports zugunsten eines flüchtigen, aber unmittelbar eintretenden Wohlgefühls. Doch den inneren Schweinehund, der auf der Vorherrschaft des stammesgeschichtlich uralten limbischen Systems über den wesentlich jüngeren präfrontalen Kortex beruht, können wir überlisten. Dazu sollten wir uns für die Art der körperlichen Aktivität entscheiden, die uns am meisten Spaß macht, und diese möglichst im Kreise Gleichgesinnter ausüben. Dann haben wir gute Chancen, dass wir irgendwann nicht mehr auf die regelmäßige Bewegung verzichten wollen. Ein robuster und widerstandsfähiger Körper sowie ein bis ins Alter leistungsfähiges Gehirn sollten doch eigentlich Ansporn genug sein.

Welcher Sport soll es denn sein?

Bei Freizeitsportlern beliebt: Jogging

Jogging, also gleichmäßiges Vor-sich-hin-Traben, ist hierzulande die mit Abstand beliebteste und meistbetriebene Art der körperlichen Ertüchtigung. Überall, von Sonnenauf- bis -untergang, sieht man Männer und Frauen durch die Gegend laufen, manche mit entspanntem, andere mit eher schmerzhaft verkrampftem Gesichtsausdruck. Was ist aus wissenschaftlicher Sicht davon zu halten?

Intensiv mit dieser Frage befasst haben sich der australische Professor für öffentliche Gesundheit Zeljko Pedisic und sein Forscherteam vom Institut für Gesundheit und Sport der Universität Melbourne. In einer umfangreichen Metastudie, die 2020 im Fachblatt *British Journal of Sports Medicine* veröffentlicht wurde, überprüften sie systematisch 14 wissenschaftliche Arbeiten zu dem Thema und speziell zum Einfluss des Joggens auf das Mortalitätsrisiko, das heißt auf die Sterbehäufigkeit in einem definierten Zeitraum. Insgesamt nahmen an den ausgewerteten Studien 232 149 Jogger teil, deren Gesundheit zwischen 5 und 35 Jahre lang beobachtet wurde. Dabei kamen die Wissenschaftler zu dem Ergebnis, dass Menschen, die regelmäßig durch die Gegend traben, gegenüber Nichtläufern ein um 30 Prozent geringeres Risiko aufweisen, an einer Herz-Kreislauf-Erkrankung zu sterben. Bei Krebs beträgt die Verringerung immerhin noch 23 Prozent. Und was für Gelegenheitsläufer besonders erfreulich ist: Selbst Menschen, die pro Woche insgesamt nur eine knappe Stunde joggen, haben – auch das belegen Studien – gegenüber Laufmuffeln in Bezug auf die genannten Krankheiten ein deutlich verringertes Risiko, daran zu sterben.

Außerdem stellen die Wissenschaftler in ihrer Metastudie fest, dass regelmäßiges Joggen nicht nur beim Stressabbau hilft, sondern auch die Knochen stärkt, sodass Dauerläufer gegenüber Nichtsportlern deutlich weniger Gefahr laufen, an Knochenschwund (Osteoporose) zu erkranken. Schließlich hilft das Laufen, selbst wenn es nicht allzu intensiv betrieben wird, noch dabei, Diabetes Typ 2 zu verhindern oder zumindest den Langzeit-Blutzuckerwert (HbA1c) zu senken. Demnach scheint eines festzustehen: Regelmäßiges Joggen trägt – auch wenn es nicht allzu intensiv betrieben wird – zu einer wesentlichen Verbesserung der Gesundheit bei und verlängert sogar mit hoher Wahrscheinlichkeit das Leben.

Das allerdings nur, wenn man sich beim Laufen nicht überfordert. Doch genau das tun gemäß einer AOK-Laufstudie vom Oktober 2003 mehr als die Hälfte aller Hobbyjogger. Besonders Anfänger neigen dazu, es mit dem Training zu übertreiben. Für ihre Studie haben Wissenschaftler der Deutschen Sporthochschule Köln 320 Freizeitläuferinnen und -läufer im Alter zwischen 11 und 85 Jahren bei ihrem Sport begleitet und diverse medizinische Daten analysiert. Daneben untersuchten sie auch individuelle Trainingskonzepte, die persönliche Laufmotivation der Teilnehmer sowie deren Körperwahrnehmung. Dabei stellte sich heraus, dass die meisten Läufer zwar theoretisch gut über Warnsignale wie Seitenstechen, Herzrasen oder Muskelkrämpfe Bescheid wussten, darauf in der Praxis aber viel zu oft keine Rücksicht nahmen.

Zu einem ähnlichen Ergebnis kam eine ebenfalls von der AOK initiierte, im Jahr 2011 veröffentliche Onlinestudie. Demnach scheinen fast zwei Drittel der Jogger ihrer Gesundheit beim Laufen eher zu schaden als zu nützen. Insgesamt beteiligten sich an der Befragung von Dezember 2006 bis November 2010 rund 10 500 Hobbysportler, davon 69 Prozent Frauen und 31 Prozent Männer. 78 Prozent, also vier von fünf Teilnehmern, gaben an, allein zu laufen, während jeder Fünfte lieber in der Gruppe trabte. Das erschreckende Fazit der Studie: Nur jeder Dritte läuft so, dass es für seine Gesundheit zuträglich ist, die anderen zwei Drittel übertreiben mehr oder weniger stark. Dabei sind es wieder die Einzelkämpfer, von denen sich besonders viele derart überfordern, dass sie auf Dauer mit gesundheitlichen Schäden rechnen müssen. Offenbar fehlt ihnen die regulative Kraft der Gruppe, die übertriebenen Ehrgeiz bremst – wobei ich persönlich es eigentlich eher umgekehrt erwartet hätte, dass nämlich der Leistungs- und Konkurrenzdruck bei mehreren Mitläufern eher steigen als sinken würde.

Und wer nun gedacht hat, es seien vor allem die Männer, die beim Joggen nicht Maß halten könnten, der liegt falsch. Denn mehr als jede dritte Läuferin fällt in diese Gruppe, während es bei den Herren der Schöpfung »nur« 29 Prozent sind. Dazu einer der Studienleiter, Prof. Henning Allmer vom Kölner Institut für angewandte Gesundheitswissenschaften: »Wer sich beim Laufen regelmäßig überfordert und nicht auf die Signale seines Körpers hört, der muss auf Dauer mit permanenten Erschöpfungszuständen, Müdigkeit und ständiger Abgeschlagenheit rechnen. Am Ende können sogar gravierende muskuläre Beschwerden und Herz-Kreislauf-Probleme auftreten.«

Der alte Ratschlag »Laufen, ohne zu schnaufen!« scheint also nach wie vor seine Berechtigung zu haben – das gilt ganz besonders für Jogging-Anfänger. Wer derlei Risiken vermeiden will oder gar mit dem herkömmlichen Joggen schlechte Erfahrungen gemacht hat, sollte es vielleicht mal mit einer relativ neuen Art des Dauerlaufs probieren, die aus Japan zu uns herübergekommen ist und immer mehr Anhänger findet: Slow-Jogging. Entwickelt und über Jahrzehnte gründlich erforscht wurde diese auf den ersten Blick höchst merkwürdig anmutende Art der Fortbewegung von dem renommierten japanischen Sportphysiologen Hiroaki Tanaka von der Universität Fukuoka. Der gilt in seinem Land als eine Art Laufguru und hat slow-joggend über 60 Marathonläufe absolviert – zwar weit hinter den anderen Läufern ins Ziel kommend, dafür aber ganz ohne Fuß- oder Knieprobleme.

Der Trick ist dabei, sehr kleine, schnelle Schritte zu machen. Mindestens 180 pro Minute, also drei pro Sekunde, sollten es sein. Das erfordert zunächst eine Menge Übung, belohnt denjenigen, der die Technik beherrscht, jedoch mit einem Lauftempo stets im Wohlfühlbereich und messbar guter Laune. Dadurch, dass die Slow-Jogger den Boden zuerst mit dem Mittelfuß und nicht – wie beim gewöhnlichen Joggen – mit der Ferse berühren, belasten sie Hüfte, Knie und Wirbelsäule nur sehr gering. Dabei verbrennen sie jedoch genauso viele Kalorien wie beim schnelleren Laufen. Außerdem trainiert Slow-Jogging ganz besonders die Gesäß- und vorderen Oberschenkelmuskeln und wirkt so sehr effektiv dem altersbedingten Muskelschwund (Sarkopenie) entgegen.

In zahlreichen Studien, unter anderem einer sehr aufschlussreichen eines Forscherteams unter Leitung des japanischen Sportphysiologen Masahiro Ikenaga von der Universität Fukuoka, konnten die positiven gesundheitlichen Effekte des Slow-Joggings eindrucksvoll belegt werden. Diese betreffen nicht nur den Körper, sondern auch den Geist, sprich das Gehirn. So konnte der – ebenfalls japanische – Wissenschaftler Taeko Harada nachweisen, dass 20- bis 30-jährige Probanden, die drei Monate lang dreimal pro Woche eine halbe Stunde Slow-Jogging betrieben, die Hirnleistung ihres Stirnlappens um mehr als 40 Prozent (!) steigerten, was verständlicherweise ihrer Denkleistung, ihrem Gedächtnis und ihrer Planungsfähigkeit ausgesprochen zugutekam. Und ein Forscherteam unter Leitung von Peter Schnohr von der Universität in Kopenhagen fand sogar heraus, dass Slow-Jogger unter allen Läufern die höchste Lebenserwartung haben. Wenn das nichts ist! Falls Sie sich das Ganze einmal näher ansehen möchten, geben Sie bei YouTube einfach »Slow-Jogging« ein. Sie werden staunen.

Und weil wir gerade bei wissenschaftlichen Studien sind, noch eine zum Schluss. Sie stammt von der US-amerikanischen Army Baylor University und belegt, dass sich Läufer mit festem Schuhwerk mehr als dreimal so oft an Hüfte, Knie, Unterschenkel oder Fuß verletzen wie ihre Kollegen, die beim Joggen extrem leichte Minimalschuhe tragen oder gar barfuß unterwegs sind. Die Forscher führen das auf das unterschiedliche Abrollverhalten der Füße beim Laufen zurück. Während Barfuß- und Minimalschuh-Läufer eher den Vorfuß nutzen, rollen Athleten in traditionellen Schuhen weiter hinten ab. Auf Details möchte ich hier nicht eingehen, fest steht jedoch: Barfuß-Joggen ist gesünder als Laufen in festen Schuhen. Da dabei natürlich ein relativ hohes Risiko besteht, sich Steinchen oder sonstige Fremdkörper einzutreten, ist vermutlich die Verwendung leichter Minimalschuhe das Optimum.

Fazit meiner Studien: Joggen ist gesund. Es stärkt Herz und Kreislauf und verringert nachweislich das Sterberisiko. Allerdings darf man dabei nicht übertreiben. Sportlicher Ehrgeiz wirkt eher kontraproduktiv. Eine risikolose, dabei aber mindestens genauso gesunde Alternative ist das aus Japan stammende Slow-Jogging. Das sieht zwar etwas merkwürdig aus, hat aber eine Menge positiver Effekte. Vor allem ist das Verletzungsrisiko minimal. Das lässt sich aber auch beim normalen Dauerlauf reduzieren, und zwar durch die Wahl der Laufschuhe. Für die untere Extremität ideal ist Barfußlaufen. Wo das aber wegen des Untergrundes riskant ist, sind leichte Minimalschuhe die bestmögliche Alternative.

Doch nicht so gelenkschonend: Nordic Walking

Wer es etwas gemütlicher angehen lassen oder bewusst seine Gelenke schonen will, der sollte sich anstelle des Joggens für das Walken entscheiden. Das ist eine Art flottes Spazierengehen mit leicht vorgebeugter Körperhaltung, bei dem immer ein Fuß den Boden berührt und der Puls 120 Schläge pro Minuten idealerweise nicht überschreitet. Während die Bein- und Fußgelenke beim Joggen etwa mit dem Dreifachen des Körpergewichts belastet werden, ist der beim Walken auf sie wirkende Druck nur halb so groß. Ober- und Unterarme sollten einen rechten Winkel bilden und gegenläufig zur Beinbewegung locker mitschwingen. Stöcke werden nicht benötigt.

Womit ich schon den Hauptunterschied zum Nordic Walking genannt habe, bei dem Stöcke unentbehrlich sind. Bei korrekter Verwendung – mit weit nach hinten schwingenden Armen und am Ende der Rückwärtsbewegung geöffneter Hand – bewirken diese angeblich, dass auch der Oberkörper mittrainiert wird und der Kalorienverbrauch um etwa 30 bis 40 Prozent steigt. Erfunden wurde die etwas merkwürdig anmutende Fortbewegungsart von dem finnischen Sportstudenten Marko Kantaneva, der ein Thema für seine Diplomarbeit suchte. Als er Skilangläufer beobachtete, die im Sommer zwar ohne Ski, aber mit Stöcken lange Strecken zurücklegten, hatte er es gefunden. Zusammen mit mehreren Kommilitonen probierte er die Sache aus, testete unterschiedliche Bewegungsabläufe und Stöcke, und bald waren sich die Beteiligten einig, dass die neue Fortbewegungsart vor allem eines machte: eine Menge Spaß. Und auch ein einprägsamer Name war bald gefunden: Nordic Walking.

Das hat sich seither rasch über ganz Europa ausgebreitet. Allein hierzulande sind nach Angaben des Deutschen Nordic Walking und Präventionsverbandes derzeit rund 2 Millionen Menschen regelmäßig auf diese – anfangs zweifellos trainingsbedürftige – Art unterwegs. Tatsächlich bescheinigen zahlreiche Studien dem Nordic Walking – nicht zuletzt aufgrund des erforderlichen Armeinsatzes – eine positive Wirkung auf das Herz-Kreislauf-System und die Sauerstoffversorgung des Körpers. Daneben wird auch immer wieder betont, es entlaste durch den Stockeinsatz massiv die Gelenke. Doch dafür gibt es bis heute keine stichhaltigen Belege. Nach neueren Untersuchungen scheint dieser Effekt sogar eher zweifelhaft zu sein.

Um die Sachlage zu klären, führten Wissenschaftler des Instituts für Biomechanik in Bad Sassendorf unter Leitung von Prof. Thomas Jöllenbeck eine Feldstudie durch, an der 20 Probanden mit Nordic-Walking-Erfahrung, darunter sechs Trainer dieser Sportart, teilnahmen – also allesamt Athleten, die die Technik beherrschten. Diese mussten eine etwa eineinhalb Kilometer lange Strecke mit abwechselnder Bodenbeschaffenheit und mehreren Steigungen zurücklegen – und das einmal mit und einmal ohne Stöcke. Dabei wurden mittels aufwendiger Technik zahlreiche Parameter – unter anderem der Druck der Füße auf den Boden, die Stockneigung und -kraftentfaltung sowie die jeweilige Position der Knie und Oberschenkel – erfasst. Am Ende zeigte sich, dass der Druck des Fußes auf den Untergrund bei den Stockbenutzern weder in der Aufsetz- noch in der Abdruckphase im Vergleich zum normalen Walking geringer war, ja zum Teil erwies er sich sogar als leicht erhöht, was allerdings möglicherweise der um etwa 5 Prozent höheren Geschwindigkeit geschuldet war.

Das eigentlich bemerkenswerte Resultat der Studie war aber, dass die angebliche Gelenkentlastung durch den Stockeinsatz erheblich überschätzt wird. Nach Ansicht der Forscher sind dazu die von den Stöcken ausgeübten Kräfte auf den Untergrund viel zu gering. Zudem reduziere der Aufsetzwinkel der Stöcke die Entlastung noch weiter. Zwar leiste der Stockeinsatz vermutlich einen wesentlichen Beitrag zu Gangsicherheit und Gleichgewicht, die Fuß-, Knie- und Hüftgelenke entlaste er jedoch nicht.

Fazit meiner Studien: Nordic Walking macht dem, der es beherrscht, deutlich mehr Spaß als gewöhnliches Walking. Besonders geeignet ist es für Menschen, die noch nie oder seit Längerem nicht mehr sportlich aktiv waren. Nordic Walking stärkt Herz und Kreislauf, verbessert die Sauerstoffversorgung der Organe und kräftigt möglichweise durch den Stockeinsatz auch die Oberarm-Schulter-Rumpf-Muskulatur – wobei einige Studien diesen Effekt allerdings für eher gering erachten. Dagegen scheint die Behauptung, Nordic Walking schone maßgeblich die Gelenke, durch neuere Untersuchungen eindeutig widerlegt zu sein.

Wenn es weiter gehen soll: Wandern

Womit wir zu meinem absoluten Lieblingssport kommen, dem Wandern. Dass man das tatsächlich als Sport bezeichnen kann, belegt der Physiker und Gründer des Deutschen Wanderinstituts Rainer Brämer von der Universität Marburg in einem Aufsatz aus dem Jahr 1998 anhand der Kalorienbilanz. Er bezeichnet Wandern als »sanftes Ausdauertraining«, und das trifft die Sache meines Erachtens genau. Denn auf diesem Gebiet kann ich mir durchaus ein Urteil erlauben. Schließlich war ich mehrere Tausend Kilometer zu Fuß unterwegs, manchmal mit einer Gruppe Gleichgesinnter, meist aber allein auf ausgeschilderten Premiumwegen oder verwinkelten Routen, die ich am Computer selbst entworfen und auf ein mobiles GPS-Gerät überspielt hatte. Zu jeder Jahreszeit und bei jedem Wetter. Ich gebe durchaus zu, dass es dabei ziemlich öde, aber auch besonders anstrengende Etappen gegeben hat, bei denen ich froh, ja geradezu erleichtert war, am Abend das Ziel zu erreichen. Aber ich kann mich an keine einzige Mehrtageswanderung erinnern, bei der ich mich nicht am Morgen auf das Weitermarschieren gefreut hätte.

Entsprechend gespannt war ich, was meine Recherchen zum Thema Wandern zutage fördern würden. Und das war durchaus erfreulich: In keiner einzigen der zahlreichen Untersuchungen, die ich dazu studiert habe, habe ich nämlich auch nur ein einziges Wort über mögliche nachteilige Folgen gefunden. Klar, man kann sich beim Wandern Blasen an den Füßen holen und es ist auch möglich, dass man sich den Fuß verstaucht (was mir persönlich allerdings noch nie passiert ist), aber beides lässt sich mit geeigneten Schuhen und etwas Übung ziemlich sicher vermeiden.

Übereinstimmend berichten die diversen Studien – und von denen gibt es wirklich eine Menge –, dass Wandern nicht nur ein besonders intensives Naturerleben ermöglicht, sondern auch sehr gesund für Herz und Kreislauf ist und zudem nachweislich das Immunsystem stärkt. Besonders geeignet ist es in Verbindung mit veränderten

Essgewohnheiten zur Gewichtsreduktion, daneben kräftigt es den Bewegungsapparat, wodurch auf Dauer Knie- und Hüftgelenke entlastet werden. Das gilt vor allem für ältere Menschen, die so das mit den Jahren zunehmende Sturzrisiko senken und dadurch länger selbstständig bleiben können. Doch nicht nur dem Körper, sondern auch der Psyche kommt das sportliche Gehen in der freien Natur zugute. Es trägt – ganz besonders in der Gruppe – dazu bei, negative Stimmungen zu reduzieren, verbessert den Nachtschlaf und beugt Depressionen vor. Auch persönliche Stresssituationen verlieren beim Wandern erfahrungsgemäß viel von ihrer Bedrohung.

Besonders viele und ausgeprägt positive Wirkungen hat offensichtlich das sogenannte Gesundheitswandern. Dabei wird das Gehen in landschaftlich reizvollen Gegenden immer wieder durch Gymnastik und physiotherapeutische Übungen unterbrochen. Dass diese die erwähnten gesundheitlichen Effekte bereits nach relativ kurzer Zeit in Erscheinung treten lassen, belegt eine umfangreiche Studie zum Gesundheitswandern unter der Leitung von Kuno Hottenrott vom Institut für Leistungsdiagnostik und Gesundheitsförderung (ILUG) der Martin-Luther-Universität Halle-Wittenberg. Dabei wurden die Teilnehmer wieder in zwei Gruppen eingeteilt, von denen die Probanden der aktiven Gruppe sieben Wochen lang zweimal wöchentlich ein anspruchsvolles Gesundheitswanderprogramm absolvierten, während ihre Kollegen der Kontrollgruppe nichts dergleichen taten. Anspruchsvoll war das Programm weniger wegen der Streckenlänge – nur jeweils 2 Kilometer –, sondern wegen des verlangten Gehtempos. Das betrug bei den Männern 7 und bei den Frauen 6 Kilometer pro Stunde. Wer schon einmal versucht hat, derart schnell zu gehen, weiß, wovon ich rede – immerhin beträgt die mittlere Spaziergangsgeschwindigkeit nur 3,5 bis 4 Stundenkilometer.

Die Versuchspersonen der aktiven Gruppe verbesserten im Untersuchungszeitraum nicht nur ihre körperliche Ausdauer, sondern auch signifikant ihre Bewegungskoordination. Sie verloren im Durchschnitt knapp eineinhalb Kilo Gewicht, Blutdruck und Puls sanken signifikant. Und besonders bemerkenswert: Auch das persönliche Anstrengungsempfinden hatte sich deutlich zum Positiven verändert. All diese Effekte konnten bei der inaktiven Gruppe nicht festgestellt werden.

Doch Wandern wirkt sich, das belegen mehrere Untersuchungen übereinstimmend, nicht nur auf unseren Körper, sondern auch auf unseren Geist höchst erfreulich aus. So fand ein Wissenschaftlerteam um Gregory N. Bratman von der amerikanischen Stanford-Universität heraus, dass bereits ein 90-minütiger Spaziergang durch die Natur das Risiko psychischer Erkrankungen drastisch senken kann. Die Probanden neigten nach ihrer Wanderung deutlich weniger zum Grübeln – einem möglichen ersten Anzeichen für Depression oder Burn-out. Bemerkenswert ist dabei, dass die Forscher diese positive Wirkung nur nach einer Wanderung im Grünen, nicht hingegen nach einem Spaziergang durch städtisches Gebiet feststellen konnten. Angesichts stetig steigender Krankenzahlen in der deutschen Gesellschaft sollten daher besonders Großstädter so oft wie möglich bei Wanderungen durch Wald und Feld die Ruhe und frische Luft genießen.

In einer weiteren Studie kommen die Psychologin Ruth Ann Atchley von der Universität in Kansas und ihr Forscherteam zu einem weiteren, höchst bemerkenswerten Resultat, das ebenfalls Lust aufs Wandern machen sollte: Schon nach einer dreitägigen Tour waren die Probanden in diversen Konzentrationstests deutlich kreativer und lösten Probleme schneller und besser als vor dem Start. Die Forscher schließen daraus, dass die Ruhe in der Natur fernab von Verkehrs- und Industrielärm im Gehirn Stress abbaut, wodurch Kapazitäten für geistige Beanspruchungen frei werden. Dafür spricht, dass Gehirnscans der Testpersonen im Vergleich zu den Probanden einer Kontrollgruppe bereits nach 20 Minuten flotten Wanderns eine deutlich verstärkte Aktivität zeigten. Dass sich dieser erfreuliche Effekt sogar über längere Zeit konservieren lässt, belegt eine weitere Studie von Forschern der Universität Pittsburgh unter Leitung des Psychologen Kirk Erickson. Demnach schrumpft die graue Materie im Gehirn bei Menschen signifikant langsamer und später, wenn sie jede Woche durchschnittlich 10 bis 16 Kilometer zu Fuß zurücklegen.

Wenn man das alles hört, möchte man doch am liebsten sofort losmarschieren, nicht wahr?

Dazu noch zwei häufig gestellte Fragen beziehungsweise die Antworten darauf: Welche Schuhe soll man beim Wandern tragen, und sind Stöcke vorteilhaft? Zu den Schuhen: Sieht man Bilder von Wanderern, so tragen diese fast immer knöchelhohe Stiefel. Angeblich verhindern diese ein Umknicken im Knöchelbereich. Ob das tatsächlich der Fall ist, wage ich zu bezweifeln, Fakt ist jedoch, dass derlei Schuhe auf Dauer unbequem sind. Ich persönlich trage daher bei meinen Wanderungen leichte Lauf-Halbschuhe, die man auch als »Trailrunning-Schuhe« bezeichnet. Mehrfach wurde ich gefragt, ob ich das nicht für riskant halte, was ich jeweils aus voller Überzeugung verneint habe. Rückendeckung habe ich mittlerweile von höchst kompetenter Stelle erhalten, nämlich von keiner Geringeren als der extremen Weitwanderin Christine Thürmer, die mehr als 45 000 Kilometer zu Fuß zurückgelegt hat. In ihrem speziell für ambitionierte Wanderer sehr lesenswerten Buch *Weite Wege wandern* schreibt sie zum Thema Schuhe: »Bergstiefel sind für Weitwanderer völlig ungeeignet und leichte Trailrunning-Schuhe eindeutig die bessere Wahl.« Zur Begründung führt sie das höhere Gewicht der Stiefel an, das für unnötige Ermüdung der Füße sorge. Außerdem sind nach ihrer Meinung leichte Schuhe weniger starr und zwingen den Fuß daher nicht bei jedem Schritt zu immer exakt derselben Bewegung. Denn das führt auf Dauer ebenfalls zur schnellen Ermüdung von Muskeln und Sehnen sowie zur Belastung bestimmter Hautpartien und damit zu unangenehmen Blasen. Dazu die Autorin: »In meiner gesamten Wanderlaufbahn habe ich mir kein einziges Mal den Knöchel verstaucht, obwohl ich ausschließlich in Trailrunning-Schuhen unterwegs war. Selbst im Hochgebirge wechsle ich nicht zu Wanderstiefeln, weil ich ja auch in den Pyrenäen oder den Rocky Mountains auf Wegen unterwegs bin und nicht als Bergsteigerin. Blasen an den Füßen habe ich daher so gut wie nie.«

Abschließend ein Wort zu den Stöcken. Auch hierzu gibt es diverse Untersuchungen. Doch wenn man diese gelesen hat, ist man so schlau wie vorher. Während einige Studien Wanderstöcke unbedingt empfehlen, halten andere sie für entbehrlich, und wieder andere lehnen sie rundweg ab. Was nichts anderes bedeutet, als dass jeder Wanderer für sich selbst entscheiden muss, ob er Stöcke verwenden will oder nicht. Was mich persönlich angeht, empfinde ich sie eher als störend und sehe in ihrer Verwendung nur beim Bergabwärtsgehen auf rutschigem Untergrund einen Sinn. Aber das ist, wie gesagt, meine ganz und gar subjektive Meinung.

Fazit meiner Studien: Es gibt wohl keine andere Form der körperlichen Betätigung, die Körper und Geist derart guttut wie Wandern über längere Strecken. Besonders gilt das für das Gesundheitswandern mit regelmäßig eingestreuten gymnastischen Übungen. Mit dem Wandern kann man in jedem Lebensalter und selbst dann anfangen, wenn man zu viele Kilos mit sich herumträgt. Der Lohn für die Anstrengung stellt sich schon bald ein. Vor allem die Kondition verbessert sich verblüffend schnell. Wer dabei unbedingt knöchelhohe Stiefel tragen will, mag das tun – nötig ist es mit Sicherheit nicht. Und bei der Abwägung »Stöcke oder nicht?« lässt sich leider keine wissenschaftlich begründete Entscheidungshilfe geben.

Wohl der gesündeste Sport überhaupt: Radfahren

Glaubt man einer Umfrage des Forsa-Instituts im Auftrag des Hamburger Magazins *Stern*, so rangiert auf der Skala der beliebtesten Freizeitsportarten Radfahren unangefochten auf Platz eins. 35 Prozent der Befragten und damit mehr als jeder Dritte gaben an, zum Zweck der körperlichen Ertüchtigung, aber auch aus purer Lust an der Bewegung am liebsten aufs Rad zu steigen. Das sind immerhin 9 Prozent mehr als beim Joggen, das mit 26 Prozent auf Rang zwei landet. Schauen wir uns also mal an, was die Wissenschaft zum Radeln sagt, wobei ich mich auf Studien beschränke, die sich nicht allgemein mit den wohltuenden Effekten physischer Aktivität auf Körper und Seele – davon war ja schon ausführlich die Rede –, sondern ganz explizit mit dem körperlichen und geistigen Nutzen des Radfahrens befassen. Oder konkret: Was kann das In-die-Pedale-Treten, was Joggen nicht kann?

Da ist zum ersten die Schonung der Gelenke. Während Läufer speziell die Fuß- und Kniegelenke bei jedem Auftreffen des Körpers auf den Boden, abhängig von Technik und Geschwindigkeit, mehr oder minder stark belasten, ist das bei der Pedal-Kurbelei nicht der Fall. Besonders die Knie werden beim Radeln erheblich weniger beansprucht als beim Laufen. Deshalb ist der Radsport sogar für Menschen mit bereits vorgeschädigten Kniegelenken geeignet.

Zudem werden beim Radfahren erheblich mehr Muskeln betätigt und damit gekräftigt als beim Joggen. Die Beinmuskulatur sorgt für die Tretbewegung, die Rumpfmuskulatur stabilisiert den Körper auf dem Rad und federt äußere Einflüsse ab, und die Schulter-Arm-Muskulatur stützt den Körper am Lenker ab. Dies alles trainiert die Muskeln und strafft sie, macht sie kräftiger und erhält ihre Funktion, die dann im Alltag genutzt werden kann. Das gilt nicht zuletzt auch für die tief liegenden kleinen Muskeln zwischen den Wirbeln. Da deren unzureichende Ausbildung oft Ursache oder zumindest Teilursache chronischer Rückenschmerzen ist, ist Radfahren eine ideale Bewegungsform, um diese zu mildern oder idealerweise ganz loszuwerden. Zudem kräftigen die gleichmäßigen Beinbewegungen vor allem die Lendenwirbelsäule, die besonders anfällig für Bandscheibenvorfälle ist. Von entscheidender Bedeutung ist dabei die richtige Sitzhaltung: Der Oberkörper sollte etwas nach vorn geneigt sein, damit der Schwerpunkt möglichst über den Pedalen liegt. Und natürlich muss das Rad optimal an den Fahrer angepasst sein. Allerdings hängt die wohltuende Wirkung des Pedalierens auf den Rücken von dessen individuellem Zustand ab. Es gibt nämlich auch seltene Schmerzformen, die durch das Radfahren nicht gebessert, sondern im Gegenteil sogar verstärkt werden. Im Zweifel einfach ausprobieren!

Einen messbar positiven Effekt hat das Radfahren – das wird von mehreren Studien übereinstimmend bestätigt – zudem auf die Koordinationsfähigkeit. Speziell im Straßenverkehr, wenn zum Lenken und Pedalieren und vor allem dem permanenten Gleichgewicht-Halten auch noch das Achten auf die anderen Teilnehmer, auf Ampeln und Vorfahrtsregeln kommt, gilt es, eine Menge unterschiedlicher Wahrnehmungen zu einem stimmigen Bild zusammenzufügen – das dann wiederum ein spezielles, der jeweiligen Situation angepasstes Handeln erfordert. Das gilt ganz besonders für ältere Radfahrer, deren geistige Flexibilität auf diese Weise in hohem Maße gefördert wird.

Schließlich ist Radfahren die ideale Sportart, um langfristig Fett abzubauen und Gewicht zu verlieren. Das funktioniert nämlich am besten, wenn man nicht allzu intensiv, dafür aber über einen längeren Zeitraum körperlich aktiv ist. Sportphysiologen sprechen hier von »moderatem Ausdauertraining im aeroben Bereich«, wobei »aerob« bedeutet, so zu trainieren, dass man immer ausreichend Luft bekommt. Entscheidend ist dabei der Wortteil »Ausdauer«. Denn einen deutlich erkennbaren Effekt auf den Fettabbau erreicht man erst, wenn eine Trainingseinheit mindestens eine Dreiviertelstunde, besser länger, andauert. Und das ist vielen Joggern schlicht zu anstrengend.

Und wie sieht die Sache aus, wenn man eines der modernen E-Bikes benutzt, bei dem ein Elektromotor das Pedaltreten, speziell wenn es bergauf geht, unterstützt? Nun, eine Antwort auf diese Frage gibt eine belgische Untersuchung an über 1000 älteren EBike-Nutzern aus dem Jahr 2018. Die belegt klar, dass auch elektromotorisch unterstützte Fahrräder – hier speziell Pedelecs – die körperliche Aktivität älterer Menschen deutlich steigern. Demnach benutzen E-Biker ihr Fahrgerät pro Woche 35 Prozent länger als Besitzer eines herkömmlichen Fahrrads.

Dass Radfahren die bekannten Alterungsprozesse wirksam aufhält, zeigt eine englische Studie der Universität Birmingham aus dem Jahr 2017. Als die Forscher die Leistungsfähigkeit von 125 Radfahrern im Alter von 55 bis 79 Jahren mit der Fitness einer weniger aktiven Kontrollgruppe (75 Probanden von 57 bis 80 Jahren) verglichen, zeigte sich bei den Radfahrern so gut wie kein Verlust von Muskelmasse und Kraft. Auch bei anderen Parametern wiesen sie weitaus geringere Alterserscheinungen auf als ihre eher trägen Kollegen und Kolleginnen.

Zum Schluss noch ein überaus erstaunlicher Effekt des Radfahrens, der allerdings nur eine kleine Bevölkerungsgruppe – in Deutschland rund 400 000 Menschen – betrifft: Radfahren hilft Parkinson-Kranken. Das beweisen mehrere Studien, unter anderem eine koreanische aus dem Jahr 2017. Dabei versuchten 13 Parkinson-Patienten acht Wochen lang zweimal wöchentlich, mit dem Fahrrad eine kurvenreiche Strecke zurückzulegen. Danach zeigten sie in verschiedenen Tests gegenüber ihren untrainierten Leidensgenossen eine deutlich verbesserte motorische Leistungsfähigkeit. Mit entsprechender Übung werden sogar Kranke, die kaum noch laufen können, in die Lage versetzt, sich auf dem Fahrrad problemlos und sicher fortzubewegen. Eindrucksvoll belegt dies das YouTube-Video* eines 58-jährigen Niederländers. Woran genau der positive und für die Betroffenen höchst erfreuliche Effekt liegt, ist bislang nicht eindeutig geklärt. Prof. Bastian Bloem von der Radboud-Universität in Nijmwegen, einer der führenden Parkinsonspezialisten weltweit, vermutet, dass das Radfahren möglicherweise von einem anderen Teil des Gehirns gesteuert wird als das Laufen. Denkbar ist auch, dass der rhythmische Druck, den die Pedale ausüben, dem Gehirn den nötigen Anreiz liefert, eine harmonische, störungsfreie Bewegung hinzubekommen. Wie dem auch sei, fest steht, dass Radfahren Parkinson-Patienten guttut. Einen Versuch ist es allemal wert.

Fazit meiner Studien: Radfahren tut der Gesundheit dermaßen gut, dass einige Sportwissenschaftler es für den gesündesten Sport überhaupt halten. Voraussetzungen sind allerdings die optimale Einstellung des Rads auf den Benutzer und vor allem die richtige Sitzposition. Daran hapert es laut

* https://www.youtube.com/watch?v=aaY3gz5tJSk

Experten aber sehr oft. Sich von einem Fachmann zeigen zu lassen, wie es richtig geht, ist daher auf alle Fälle ratsam.

Stimmt in dieser Beziehung alles, bietet das Radfahren nicht nur all die positiven gesundheitlichen Effekte, die Bewegung ganz allgemein mit sich bringt, sondern hat daneben noch einige spezielle Vorteile: Es schont die Bein- und Fußgelenke, kann bei chronischen Rückenbeschwerden helfen, unterstützt wirkungsvoll die Fettverdauung und schult die Koordinationsfähigkeit. Und last, but not least: Es macht jede Menge Spaß! Welcher Radtyp – Trekking-, City- oder Rennrad, aber gerne auch E-Bike – es sein soll, ist von Fall zu Fall verschieden und hängt maßgeblich einerseits vom Alter des Radlers und andererseits von der geplanten Nutzung ab.

Auf Platz 3 der Favoritenliste: Schwimmen

Vieles, was ich zum Radfahren und zu seinen positiven Effekten auf die Gesundheit gesagt habe, gilt im Wesentlichen auch für das Schwimmen – wobei es einen entscheidenden Unterschied gibt: Bei allen Bewegungen im Wasser müssen die Muskeln einen erheblich höheren Widerstand überwinden als an der Luft. Und da das Wasser von allen Seiten auf den Brustkorb drückt und diesen zusammenpresst, müssen auch die Lungen beim Einatmen mehr Leistung bringen als an Land. Im Zusammenhang mit der Tatsache, dass der Kopf beim Schwimmen – zumindest, wenn es dabei flott vorangehen soll – die meiste Zeit unter Wasser ist, zwingt das den Sportler zu besonders tiefen Atemzügen, was wiederum die Pumpleistung des Herzens verbessert und den Blutkreislauf in Schwung bringt. Noch mehr als Radfahren schont Schwimmen die Gelenke. Es ist daher der ideale Sport, um etwa Kniebeschwerden schonend, aber wirkungsvoll auszukurieren.

In einer Langzeitstudie kommen Forscher der Universität von Indiana zu dem Ergebnis, dass ältere Menschen, die drei- bis fünfmal pro Woche zwischen 3 und 4 Kilometer schwimmen (was immerhin 60 bis 80 50-Meter-Bahnen entspricht), ihren Alterungsprozess um bis zu zehn Jahre verlangsamen. Zu einem ähnlichen Resultat kommt eine Gruppe von Wissenschaftlern der Universität von South Carolina unter Leitung des Sportwissenschaftlers Steven Blair. In ihrer Studie haben sie im 32-Jahres-Zeitraum von 1971 bis 2003 40 000 Männer im Alter zwischen 20 und 90 Jahren, die mit unterschiedlichem Eifer und Kraftaufwand wanderten, joggten und schwammen, medizinisch begleitet. Dabei zeigte sich, dass die Schwimmer ein um die Hälfte geringeres Sterberisiko als die Teilnehmer der anderen Gruppen hatten.

Und noch einen überaus positiven Effekt hat häufiges und ausdauerndes Schwimmen: Es macht klug. Laut einer Untersuchung von Forschern unter Leitung von Prof. Howard Carter von der University of Western Australia, die 2014 im renommierten Fachblatt *American Journal of Physiology* veröffentlicht wurde, erhöht der Wasserdruck auf Brusthöhe den Blutzufluss zum Gehirn um immerhin 14 Prozent. Und dass ein optimal mit Sauer- und Nährstoff versorgtes Denkorgan besonders effektiv arbeiten kann, leuchtet ein.

Fazit meiner Studien: Ob Radfahren oder Schwimmen der bessere Sport ist, mag dahingestellt bleiben. Der Gesundheit tut man mit beiden Sportarten einen großen Gefallen. Während beim Radeln die gleichmäßige, gelenkschonende Drehbewegung der Pedale, die sich sowohl hinsichtlich des Widerstandes als auch der Trittfrequenz den persönlichen Vorlieben anpassen lässt, den besonderen Reiz ausmacht, ist es beim Schwimmen der Widerstand gegen das umgebende Wasser. Dazu kommt der Auftrieb, der den Körper scheinbar leichter macht. Fest scheint jedenfalls zu stehen, dass sich sowohl regelmäßiges und ausdauerndes Schwimmen als auch intensives Radfahren positiv auf das Sterblichkeitsrisiko auswirkt, wobei das Verletzungsrisiko beim Radfahren allein schon durch die höhere Geschwindigkeit wie auch durch die Anwesenheit anderer Verkehrsteilnehmer erheblich höher als beim Schwimmen ist.

Für welche der beiden Sportarten man sich letztlich entscheidet, ist im Endeffekt belanglos, wobei es ja nicht nur ein Entweder-oder, sondern natürlich auch ein Sowohl-als-auch gibt. Was mich persönlich angeht, so kann ich mich weder für das eine noch für das andere sonderlich begeistern. Früher war ich mal ein eifriger Radfahrer, aber seit vielen Jahren bevorzuge ich ganz klar das Wandern. Mehrtägige Touren durch hügeliges Gelände sind eindeutig das, was mir am meisten Freude bereitet. Und das ist doch allemal besser als gar keine Bewegung.

Weit mehr als komplizierte Verrenkungen: Yoga

Wurden Yogaanhänger in meiner Jugend noch als esoterische Spinner belächelt, sieht das heutzutage ganz anders aus. Das liegt allein schon an der immensen Zahl von Yogaenthusiasten weltweit. Allein in den USA üben diesen Zweig der Naturheilkunde mehr als 20 Millionen Menschen aus, wobei die Frauen deutlich in der Mehrheit sind. Bei uns waren es 2018 gemäß einer Untersuchung der Deutschen Gesellschaft für Konsumforschung (GfK) im Auftrag des Berufsverbandes der Yogalehrenden in Deutschland (BDY) rund 5 Millionen – Tendenz steigend. Kein Wunder daher, dass sich auch die Wissenschaft intensiv mit diesem alternativmedizinischen Verfahren beschäftigt hat und noch beschäftigt. Nicht weniger als 4000 seriöse Studien, in denen es sowohl um die körperlichen Effekte regelmäßigen Yogatrainings als auch um die psychischen Auswirkungen wie Gelassenheit, Entspannung, Glück und Wohlbefinden geht, gibt es mittlerweile zu dem Thema. Wollte ich über all diese – zu einem großen Teil wirklich überaus aufschlussreichen – Untersuchungen auch nur halbwegs umfassend berichten, würde dieses Buch ab hier nur noch von Yoga handeln. Erlauben Sie mir daher bitte, dass ich das, was die Wissenschaft zu dem Thema herausgefunden und zu sagen hat, nur in groben Zügen skizziere. Sollten Sie sich näher mit Yoga und seinen diversen Stilen beschäftigen wollen, empfehle ich Ihnen die mehr als umfangreiche Fachliteratur. Wenn Sie bei Amazon das Stichwort »Yoga« eingeben, erhalten Sie mehr als 50 000 Treffer.

Praktisch alle Studien bescheinigen dem Yoga in seinen unterschiedlichen Ausprägungen umfangreiche positive Wirkungen auf Körper und Seele. Allerdings wird auch – im Gegensatz zum Wandern – von negativen Auswirkungen, sprich Verletzungsrisiken wie gefährlicher Nackendehnung und -drehung berichtet. Besonders ausführlich geht darauf der New Yorker Wissenschaftsjournalist William Broad in seinem Buch *The Science of Yoga: Was es verspricht – und was es kann* ein. Bestimmte Yogastellungen, schreibt er, wird er vorsichthalber nicht mehr praktizieren, weil sie ihm zu gefährlich scheinen. Doch bei aller Kritik stellt er fest, dass beim Yoga die Vorteile die Nachteile deutlich überwiegen.

Schauen wir uns also die vielfältigen positiven Wirkungen an, von denen in den diversen Studien die Rede ist. Dabei gehe ich bewusst nicht auf die unterschiedlichen Yogastile ein, weil das die Sache nur unnötig verkomplizieren würde. Wer sich ernsthaft mit der Materie beschäftigen will, kommt ohnehin nicht darum herum, sich entsprechend zu informieren oder instruieren zu lassen. Entscheidend – darin stimmen so gut wie sämtliche Studien überein – ist, dass man sich beim Yoga nicht nur auf die zahlreichen und zum Teil komplizierten Körperstellungen, die sogenannten Asanas, konzentriert. Vielmehr muss man lernen, dabei auch immer auf die Atmung und darauf zu achten, dass die Gedanken nicht abschweifen, sondern auf das momentane Geschehen fokussiert bleiben. Zudem spielt mit fortschreitender Übung auch die Meditation eine bedeutende Rolle. Im Folgenden gehe ich ziemlich willkürlich auf einige der Krankheiten und Beschwerden ein, bei denen Yoga gemäß wissenschaftlichen Studien einen lindernden, wenn nicht gar heilenden Effekt hat.

Beginnen wir mit den chronischen Rückenschmerzen, unter denen bei uns in Deutschland nach Zahlen der Krankenkassen rund jeder Fünfte leidet und die immerhin für ein knappes Viertel aller Krankschreibungen verantwortlich sind. Im Jahr 2017 konnte ein Forscherteam des Boston Medical Centers unter Leitung des Professors für Familienmedizin Robert B. Saper nachweisen, dass Yoga zur Behandlung der Schmerzen genauso wirksam ist wie Physiotherapie. Dazu teilten die Wissenschaftler 320 Patienten zufällig in drei Gruppen, von denen die erste zwölf Wochen lang an einer wöchentlichen Yogastunde teilnahm, während die zweite jede Woche eine Stunde Physiotherapie erhielt und die dritte sich mit einem Lehrbuch und Newslettern zur Selbsthilfe begnügen musste. Zwischendurch hatten die Teilnehmer in regelmäßigen Abständen einen Fragebogen zu ihren Beschwerden und den daraus resultierenden Beeinträchtigungen sowie zu ihrem Schmerzmittelkonsum auszufüllen. Bei Abschluss der Studie zeigte sich, dass es den Probanden der Yoga- und der Physiotherapie-Gruppe erheblich besser ging und dass sie deutlich weniger Schmerzmedikamente eingenommen hatten als die Versuchspersonen der Kontrollgruppe. Laut Prof. Saper stellt sich dieser Effekt sogar schon ein, wenn man nur ein einziges Mal pro Woche Yoga betreibt.

Auch bei chronischen Nackenschmerzen kann die fernöstliche Heilmethode helfen. Das ist zumindest das Ergebnis einer Studie unter Leitung der bekannten Yogaexperten Andreas Michalsen und Hermann Traitteur. Dabei nahm eine von Nackenschmerzen geplagte Teilnehmergruppe neun Wochen lang an wöchentlichen Yogastunden teil, während eine Vergleichsgruppe im gleichen Zeitraum andere Nackenübungen absolvierte. Auch dabei mussten die Probanden Fragebögen ausfüllen, in denen sie Angaben zu Schmerzen, Lebensqualität, körperlichen Beeinträchtigungen und eventuellen Angstzuständen machen sollten. Dabei zeigte sich, dass sich mithilfe von regelmäßigem Yoga Schmerzen und Angst erheblich senken lassen, wodurch sich die Lebensqualität naturgemäß deutlich verbessert. Bestätigt wurde das Ergebnis der Studie in einem Review, das heißt, einer wissenschaftlichen Arbeit, in der die Ergebnisse mehrerer Untersuchungen von dem Spezialisten für Naturheilkunde und Integrative Medizin Holger Cramer ausgewertet, verglichen und zusammengefasst wurden. Es scheint also durchaus sinnvoll zu sein, es bei ständigen Nackenschmerzen nicht immer nur mit Physiotherapie, sondern auch einmal mit Yoga zu versuchen. Die Chancen auf Besserung sind offenbar groß – zumal einige Studien davon berichten, dass die Schmerzlinderung auch nach Ende des Yogakurses bis zu zwölf Monate lang anhält.

Ähnliche Untersuchungen gibt es auch zu Arthritis, Arthrose, Kopfschmerzen und anderen körperlichen Leiden. Die jeweiligen Studien hier alle explizit aufzuführen, würde den Rahmen des Buches erheblich sprengen. Fest steht jedoch, dass sich alle derartigen Beschwerden durch Yoga wenn schon nicht abstellen, so doch maßgeblich reduzieren lassen. Mehrere Studien, unter anderem eine bekannte der amerikanischen Medizinprofessorin Debbie L. Cohen von der University of Pennsylvania, befassen sich überdies mit dem Einfluss von Yoga auf zu hohen Blutdruck. Übereinstimmend kommen sie zu dem Resultat, dass regelmäßig betriebene Yogaübungen den Blutdruck, wenn auch nicht in großem Umfang, herabsetzen. Im Durchschnitt sank der systolische (obere) Wert um 6 und der diastolische (untere) um 5 mmHg. Das ist zwar nicht sehr viel, hat aber durchaus einen positiven Effekt auf Herz und Kreislauf und kann eine medikamentöse Behandlung auf jeden Fall wirksam unterstützen.

Auch als präventive Maßnahme gegen Herz- und Kreislauf-Erkrankungen ist Yoga geeignet. Eine Metastudie aus dem Jahr 2014, durchgeführt von Forschern der Erasmus-Universität in den Niederlanden in Zusammenarbeit mit Kollegen von der amerikanischen Harvard Medical School, belegt, dass Yoga dazu beiträgt, Risikofaktoren wie den schon erwähnten Blutdruck, aber auch den Cholesterinspiegel und nicht zuletzt ein zu hohes Körpergewicht zu reduzieren. Die Wissenschaftler kommen sogar zu dem Schluss, dass Yoga in dieser Hinsicht durchaus mit Ausdauersportarten wie Joggen oder Radfahren mithalten kann.

Bei Krebspatienten gelang es mittels Yoga, die Nachwirkungen von Operationen und Strahlentherapie, vor allem das Fatigue-Syndrom (ein Gefühl anhaltender Müdigkeit, Erschöpfung und Antriebslosigkeit) sowie depressive Zustände und Schlafstörungen, maßgeblich zu lindern. Andere Studien belegen den positiven Einfluss auf Herzrhythmusstörungen und diverse Entzündungsprozesse. Und schließlich lassen sich offensichtlich auch die Symptome der Volkskrankheit Diabetes Typ 2 durch regelmäßiges Yoga günstig beeinflussen. So belegt unter anderem eine Untersuchung der West Virginia University School of Public Health aus dem Jahr 2014, dass Yoga den Nüchternblutzucker um bis zu 30 Prozent reduzieren kann.

Zu den vielfachen positiven Effekten, insbesondere auch bei der Therapie psychischer Störungen, gäbe es noch viel zu sagen, doch lassen wir es bei dem Erwähnten bewenden.

Fazit meiner Studien: Yoga mit seinen unterschiedlichen Stilen und Ausführungsformen ist zwar kein Allheilmittel, aber allemal eine höchst sinnvolle Ergänzung bei der Behandlung zahlreicher körperlicher Störungen. Nicht selten ist es herkömmlichen Therapieformen gleichwertig, wenn nicht gar überlegen, und wirkt vielfach genauso gut wie die üblichen Medikamente. Nicht vergessen darf man daneben auch die Verbesserung von körperlicher Beweglichkeit und Ausdauer. Ich selbst habe – das gebe ich unumwunden zu – Yoga bisher immer für eine Art spirituellen Heckmeck gehalten, doch das sehe ich jetzt, nachdem ich mich intensiv mit den zahlreichen Studien zu dem Thema beschäftigt habe, ganz anders. Mein Entschluss steht fest: Ich werde mich zu einem Kurs anmelden und damit nicht nur etwas für meine Gesundheit und Beweglichkeit tun, sondern auch – was dringend notwendig zu sein scheint – die Männerquote anheben.

Entspannung und Erholung

Dolcefarniente – ist süßes Nichtstun erstrebenswert?

Zwischen zwei Telefonaten schnell noch eine E-Mail beantworten, drei WhatsApp-Nachrichten checken und ein wichtiges Rundschreiben überfliegen – wem käme da nicht der Gedanke, wie schön es wäre, einmal einfach alles stehen und liegen zu lassen? Eine Weile einfach nichts zu tun?

Doch das ist leichter gesagt als getan. Denn Untätigkeit schlägt sehr schnell in Langeweile um. Und die empfinden wir fast alle keinesfalls als angenehm oder erstrebenswert. Dabei gibt es etliche Studien, die belegen, dass Langeweile durchaus produktiv sein kann, weil dabei Hirnregionen hochgefahren werden, die speziell beim Entwickeln neuer, origineller Ideen eine zentrale Rolle spielen. Nach einer im Jahr 2020 veröffentlichten Untersuchung von Wissenschaftlern des Max-Planck-Instituts für Kognitions- und Neurowissenschaften in Leipzig ist es dem Gehirn völlig unmöglich, nichts zu tun. Als Workaholic höchsten Grades ist es ständig mit irgendetwas beschäftigt. Daher fängt es, wenn es von außen keine Reize erhält, sofort an, die fehlende Stimulation durch selbst generierten Input zu ersetzen. Und das kann über komplexe neurophysiologische Prozesse tatsächlich den Einfallsreichtum fördern und vielleicht sogar geniale Geistesblitze auslösen. Dabei spielt laut der Studie die momentane intellektuelle Leistungsbereitschaft eine ganz entscheidende Rolle. Ob wir gerade besonders glücklich oder wütend sind, ist unbedeutend, Hauptsache, wir sind geistig aktiv. In beiden Fällen ist die Chance auf originelle Einfälle nämlich wesentlich höher, als wenn wir melancholisch oder einfach nur völlig entspannt dasitzen oder liegen.

Doch diese »produktive Langeweile« ist die Ausnahme. Fakt ist im Gegenteil, dass wir Nichtstun in der Regel keinesfalls als süß empfinden, ja dass Müßiggang uns sogar ausgesprochen schwerfällt. Sehen Sie sich doch einmal die Menschen an, die morgens per Bus oder Bahn zur Arbeit fahren. Das wäre eigentlich eine gute Gelegenheit zum entspannten Tagträumen. Doch was tun so gut wie alle? Sie sind mit ihren Smartphones beschäftigt: Sie lesen oder schreiben E-Mails, chatten auf WhatsApp oder spielen irgendwelche Spiele – alles durchaus anspruchsvolle Tätigkeiten, die den Geist fordern und das Gehirn ermüden, mit dem Ergebnis, dass sie beim Erreichen des Arbeitsplatzes schon erste Zeichen von Erschöpfung aufweisen. Doch wären sie besser drauf, wenn sie sich bei der Fahrt zur Arbeit mit aller Kraft bemüht hätten, nichts zu tun?

Nein, das wären sie nicht, behauptet die Mathematikerin und Neurowissenschaftlern Daniela Calvetti von der Case Western Reserve University in Cleveland, Ohio. Mit ihrem Team hat sie nämlich in einer viel beachteten Studie mittels einer aufwendigen Computersimulation bewiesen, dass derjenige, der versucht, an nichts zu denken, dazu ebenso viel Energie verbraucht wie bei angestrengter Kopfarbeit. Das hängt, ohne auf die neurophysiologischen Einzelheiten eingehen zu wollen, damit zusammen, dass beim Nichtstun im Gehirn hemmende Neuronen aktiv sind, die für ihren Betrieb eine Menge Energie verbrauchen – mehr sogar als die erregenden Nervenzellen, die über komplexe synaptische Verschaltungen Gedanken weiterleiten. Das ist in etwa mit einer Mutter zu vergleichen, die ihrem Kind etwas verbietet. Die muss zur Durchsetzung ihres Verbotes auch weitaus mehr Kraft und Einsatz aufwenden als für das Erlauben.

Nein, es führt kein Weg daran vorbei: Nichtstun ist derart anstrengend, dass wir es normalerweise unbedingt vermeiden wollen. Zwar begehren wir gefühlsmäßig den Müßiggang, sind aber wesentlich glücklicher, wenn wir etwas zu tun haben. Dazu zwei aufschlussreiche Studien: Die erste stammt von Wissenschaftlern der Universität Chicago unter Leitung des Verhaltensforschers und Marketingexperten Christopher K. Hsee. Dabei wurden knapp 100 Studenten vor die Wahl gestellt, einen Gegenstand entweder an einen 15 Minuten entfernten Ort zu bringen oder ihn gleich neben dem Versuchslabor abzuliefern und die nächsten 15 Minuten untätig herumzustehen. Wie zu erwarten war, entschied sich die große Mehrheit der Probanden für die zweite Alternative. Daran änderte sich auch nichts, als es an jedem der beiden Orte denselben Schokoriegel zur Belohnung gab. Als jedoch an der 15 Minuten entfernten Abgabestelle ein wesentlich größerer und wohlschmeckenderer Riegel wartete, wählten fast zwei Drittel der Teilnehmer den weiteren Weg. Oder abstrakt ausgedrückt: Wenn der Anreiz nur ausreichend groß ist, raffen sich auch Bewegungsmuffel auf und strengen sich an. Das entscheidende Ergebnis der Studie war jedoch, dass sich die Studenten, die den Spaziergang auf sich genommen hatten, hinterher wesentlich glücklicher und zufriedener fühlten als diejenigen, die 15 Minuten lang nur tatenlos herumgestanden waren.

Das erstaunt nicht, denn im Grunde sind uns allen ödes Nichtstun und Langeweile zutiefst zuwider. Wie sehr, haben Forscher der Universität Virginia unter Leitung des Sozialpsychologen Timothy Wilson eindrucksvoll demonstriert: Sie forderten 42 Versuchspersonen auf, 15 Minuten ganz allein in einem leeren Raum zu verbringen. Das Einzige, was es darin zu tun gab, war, einen Knopf zu drücken, mit dem sie sich selbst einen Elektroschock verpassen konnten. Dass dieser ziemlich schmerzhaft sein würde, hatte man ihnen vorher gesagt. Und obwohl sie dies also wussten, konnten sich zwei Drittel der Männer und immerhin ein Viertel der Frauen nicht verkneifen, den Knopf zu betätigen – manche sogar mehrfach. Das Verlangen, die quälende Langeweile durch einen neuen Reiz zu unterbrechen, war offensichtlich stärker als die Angst vor dem Schmerz.

Aber im Grunde ist das ja nichts Neues. Schon die alten Philosophen wussten um den fatalen Einfluss des Müßiggangs auf einen Menschen. Arthur Schopenhauer bezeichnete ihn – neben dem Schmerz – als »zweiten Feind des menschlichen Glücks«. Blaise Pascal vertrat die Auffassung, nichts sei dem Menschen so unerträglich, wie »in einer völligen Ruhe zu sein, ohne Leidenschaft, ohne Tätigkeit, ohne Zerstreuung, ohne die Möglichkeit, sich einzusetzen«. Immanuel Kant beschrieb die Langeweile als »Vorgefühl des langsamen Todes«, und Søren Kierkegaard ging sogar so weit, sie als »Wurzel allen Übels« zu verdammen. Wenn Sie sich einmal intensiv in die Gedankenwelt eines zur Untätigkeit verdammten Menschen versetzen und mit ihm mitfühlen wollen, lege ich Ihnen Stefan Zweigs *Schachnovelle* ans Herz. Darin geht es um einen adeligen Gefangenen der Nazis, den diese zu einem Geständnis zwingen wollen, indem sie ihm jegliche geistige Nahrung verwehren. Er lebt in einem kleinen Zimmer – natürlich mit tropfendem Wasserhahn – und hat weder etwas zu lesen noch zu hören, er kann noch nicht einmal zum Fenster hinaussehen. Kurz: Er ist zu absolutem Nichtstun gezwungen. Ich möchte hier nicht verraten, wie die Sache ausgeht, kann Ihnen jedoch versprechen, dass Sie die Geschichte nicht nur fesseln, sondern, so wie mich, zutiefst aufwühlen wird.

Doch Nichtstun hat auch eine positive Seite. Das behauptet jedenfalls der Verhaltensforscher Benjamin Baird als Leiter einer Gruppe von Wissenschaftlern der Universität Wisconsin in einer bemerkenswerten Studie. Dabei forderten die Forscher die Teilnehmer auf, sich für verschiedene Gebrauchsgegenstände – etwa einen gewöhnlichen Ziegelstein – möglichst viele originelle Verwendungsmöglichkeiten auszudenken. Anschließend musste die eine Hälfte der Probanden anspruchsvolle Denkaufgaben lösen, während der Rest sich mit einer langweiligen, monotonen Aufgabe im wahrsten Sinne des Wortes die Zeit vertrieb. Danach sollten sich wieder alle Probanden neue Verwendungsmöglichkeiten für die diversen Gegenstände ausdenken. Und dabei schnitten nun diejenigen, die bei ihrer öden Tätigkeit jede Menge Gelegenheit zum Nachdenken gehabt hatten, um 40 Prozent besser ab als ihre geistig beanspruchten Kollegen. Langeweile kann man also offensichtlich auch zum eigenen Vorteil nutzen. Und das ist nach Ansicht der Forscher nichts weiter als eine Frage der Übung. Meditatives Nichtstun kann man also offenbar lernen. Die Frage ist nur, ob man das unbedingt will.

Fazit meiner Studien: Nichtstun kann man lernen und dann sogar kreativ nutzen. Doch das erfordert viel Übung und Durchhaltewillen. Denn von Haus aus sind wir nun einmal auf Action gepolt. Einige Forscher führen das auf die Reizüberflutung unseres technischen Zeitalters zurück, während andere im fast schon suchthaften Verlangen vieler Menschen nach Smartphones und Displays eher die aktuelle Ausprägung einer schon immer da gewesenen Charaktereigenschaft als Ursache sehen. Wie dem auch sei, es bringt nichts, sich mit Gewalt zum Müßiggang zu zwingen. Die geistige Energie, die wir für dafür aufbringen müssen, ist allemal größer als diejenige, die wir bei der Beschäftigung mit den Errungenschaften der heutigen Technik aufbringen müssen. Ich selbst bin, das gebe ich offen zu, auch ein Smartphone-Freak und kann mir kaum noch vorstellen, wie ich früher ohne ein solches Tausendsassa-Gerät ausgekommen bin. Aber ich finde, dass es mein Dasein keineswegs belastet, sondern eher bereichert. Deshalb sehe ich für mich auch keinen Sinn darin, mich für einen Kurs in Meditation anzumelden. Lieber bleibe ich so unstet wie bisher und genieße immer wieder neue Eindrücke und Erfahrungen.

Kann man Entspannung trainieren?

Eines gleich vorweg: Entspannung und Müßiggang sind keinesfalls ein und dasselbe. Im Gegenteil, denn bei der Entspannung geht es ja gerade darum, Stress nicht einfach passiv auszuhalten, sondern aktiv dagegen vorzugehen. Zu diesem Zweck gibt es eine Reihe unterschiedlicher Verfahren, die alle eines gemeinsam haben: Eine ganz entscheidende Rolle spielt bei ihnen die Atmung. Nur wer richtig und bewusst ein- und ausatmet, kann von einer Entspannungstechnik positive Effekte erwarten. Intensiv untersucht haben das israelische Forscher von der Icahn School of Medicine at Mount Sinai unter Leitung von Ofer Perl. In einem Versuch mussten die Probanden entscheiden, ob sich mit bestimmten Buchstabengruppen vernünftige Wörter bilden ließen und ob 3-D-Figuren perspektivisch korrekt abgebildet waren. Dabei maß ein Gerät ihre Atemtätigkeit und ein EEG zeichnete auf, welche Gehirnbereiche bei ihnen gerade aktiv waren.

Erste Erkenntnis: Durften die Probanden selbst entscheiden, wann sie mit einer Aufgabe beginnen wollten, starteten sie allesamt etwa ein bis zwei Sekunden nach dem Einatmen. Das ist offenbar eine allgemein übliche Verhaltensweise: Wir alle holen vor einer anstrengenden geistigen Tätigkeit erst einmal tief Luft.

In einem zweiten Test gab ein Computer den Teilnehmern vor, wann sie mit einer Aufgabe beginnen mussten – einmal nach dem Ein- und einmal nach dem Ausatmen. Dabei zeigte sich, dass sie die 3-D-Aufgabe deutlich besser bewältigten, wenn sie ihre Lungen vorher mit Luft gefüllt hatten. Und ihr Gehirn zeigte nur nach dem Ein-, nicht jedoch nach dem Ausatmen Anzeichen erhöhter Aufmerksamkeit. Der Rat »Erst mal tief Luft holen« hat also einen durchaus realen Hintergrund. Und wie steht es mit dem »Dampf ablassen«? Ist das in stressigen Situationen ebenfalls empfehlenswert? Die Antwort auf diese Frage finden Sie am Ende dieses Abschnitts.

Noch eine weitere Gemeinsamkeit haben sämtliche Entspannungstechniken: Man muss sie erst einmal lernen und fleißig üben, bevor sie die gewünschten Wirkungen zeigen. Dass sich die Mühe lohnt, beweist eine Studie der Techniker Krankenkasse: Mehr als die Hälfte der befragten über 18-jährigen Deutschen gab an, sich praktisch ständig gestresst zu fühlen, und zwar sowohl durch die Arbeit als auch – man höre und staune – durch die ständige Erreichbarkeit über Handy und soziale Medien. Es ist also nicht nur eine gut gemeinte Empfehlung, sondern im Sinne der Gesundheit geradezu ein Muss, sich zwischendurch immer mal wieder Zeit zu nehmen, um bewusst »herunterzukommen«. Auf Dauer – auch darin sind sich die Studien zu den einzelnen Techniken einig – macht das nicht nur allgemein gelassener, sondern erlaubt auch, im Chaos einen klaren Kopf zu bewahren und Leistung dann abzurufen, wenn es erforderlich ist.

Denn grundsätzlich sind körperliche und geistige Anspannung ja nichts Schlechtes. Die dabei ausgeschütteten Stresshormone Cortisol und Adrenalin stacheln den Körper zu Höchstleistungen an und machen ihn schmerzunempfindlich. Für unsere steinzeitlichen Vorfahren war das auf der Jagd, im Kampf oder auf der Flucht überlebensnotwendig. War die stressige Situation dann überstanden, konnte sich der Körper wieder entspannen. Doch gerade das gelingt vielen Menschen heutzutage nur sehr unzureichend. Die Folgen sind langfristiger Bluthochdruck, Kopfschmerzen, Stoffwechselstörungen, Schlafprobleme und eine Schwächung des Immunsystems.

Doch nun zu den einzelnen Entspannungstechniken, zu denen ich im Literaturverzeichnis etliche meines Erachtens besonders aussagekräftige Studien aufgelistet habe: Da ist zum Ersten das allgemein bekannte autogene Training. Dabei lernt der Trainierende nach und nach, durch formelhafte Vorsätze wie »Arme und Beine ganz schwer« oder »Herz schlägt ruhig und regelmäßig« unmittelbaren Einfluss auf seine Organe und inneren Körpervorgänge zu nehmen. Erstaunlicherweise gelingt das bei entsprechender Übung fast mühelos.

Bei der progressiven Muskelrelaxation nach Jacobson spannt man, beginnend mit den Händen und endend bei den Zehen, nach und nach die verschiedenen Muskeln im Körper, auch die im Gesicht, möglichst fest an, um sie nach ein paar Sekunden gezielt wieder zu lockern. Eine Studie der Freien Universität Berlin, in der der Effekt eines sechswöchigen Entspannungstrainings nach der Jacobson-Methode auf das Stressempfinden untersucht wurde, kam zu dem Ergebnis, dass die Teilnehmer in dieser Zeit wesentlich belastbarer geworden waren.

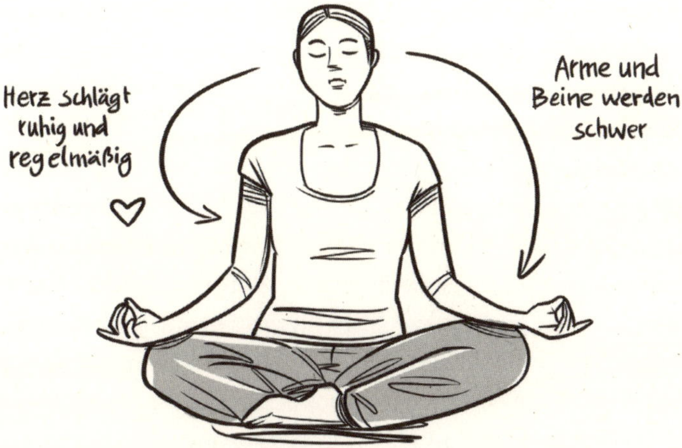
Herz schlägt
ruhig und
regelmäßig
Arme und
Beine werden
schwer

Autogenes Training erfordert viel Übung, ist dann aber sehr effektiv.

Mit Yoga habe ich mich ja schon ausführlich im Rahmen der gesundheitlichen Vorteile körperlicher Aktivität befasst und bin dabei auch auf die seelischen Auswirkungen im Sinne von Gelassenheit und Stressbewältigung eingegangen. Den dort aufgeführten Studien möchte ich noch die einer englischen Forschergruppe unter Leitung von Prof. Ned Hartfiel von der Londoner School of Health Sciences hinzufügen. Eindrucksvoll belegt sie den positiven Effekt von Yoga auf die Reduktion von Stressempfinden, aber auch von Rückenschmerzen am Arbeitsplatz.

Dann sind da noch die fernöstlichen Entspannungstechniken wie Qigong und Tai-Chi, die mit sanften, fließenden Bewegungen sowie Atemübungen und meditativen Elementen arbeiten, bei denen ebenfalls der Wechsel von Muskelan- und -entspannung eine entscheidende Rolle spielt. Eine Metaanalyse, in der englische Forscher 18 Einzelstudien auswerteten, kam zu dem Ergebnis, dass regelmäßiges Üben dieser Techniken im Körper genau das Gegenteil dessen bewirkt, was chronischer Stress anrichtet.

Weil gerade von meditativen Elementen die Rede ist, möchte ich am Ende noch kurz auf Meditation und Achtsamkeitstraining zu sprechen kommen, zwei Verfahren, sich zu entspannen und gelassener zu werden, die in den vergangenen Jahren einen gewaltigen Aufschwung erlebt haben. Umfragen belegen, dass bei uns in Deutschland mehr als 15 Millionen Menschen meditieren oder sich mit dem Gedanken tragen, mit der Meditation zu beginnen. Ich gebe ehrlich zu, dass ich die beiden Begriffe »Achtsamkeit« und »Meditation« bis zur Recherche für dieses Buch für Synonyme, sprich für ein und dasselbe gehalten habe. Da es Ihnen möglicherweise genauso geht, möchte ich – ohne auf komplizierte Details einzugehen – kurz den Unterschied erläutern. Achtsamkeit bedeutet, den Augenblick, also das, was gerade geschieht, bewusst wahrzunehmen, es zu beobachten, ohne es zu bewerten. Mit dem einverstanden sein, was gerade passiert, unabhängig davon, ob die Situation angenehm oder unangenehm ist. Das kann während aller möglichen Tätigkeiten geschehen, etwa beim Spazierengehen, aber auch beim Kochen, beim Essen oder jeder anderen Alltagstätigkeit. Das Ziel ist, die Gedanken und Emotionen, aber auch die körperlichen Reaktionen zu beobachten und ein Gefühl für deren Mechanismus, aber auch deren Vergänglichkeit zu entwickeln.

Dagegen geht es bei der Meditation um konzentriert-beschauliches Nachdenken und geistiges Sich-Versenken, ohne die Gedanken- und Gefühlswelt zu beachten. Ziel ist, die Dynamik der Außenwelt zum Stillstand zu bringen und so Raum für Impulse aus dem Inneren zuzulassen. Dabei spielen spirituelle Gesichtspunkte zwar primär keine Rolle, doch der Psychologe Ulrich Ott vom Bender Institute of Neuroimaging der Justus-Liebig-Universität Gießen schreibt in seinem Buch *Meditation für Skeptiker*, dass sich viele Menschen, die sich intensiv mit der Meditation befassen, mit der Zeit immer mehr für derlei geistige Dinge interessieren. Etwas plakativ formuliert kann man sagen: Meditation ohne Achtsamkeit ist nicht möglich, Achtsamkeit ohne Meditation dagegen sehr wohl.

Zu beiden Methoden gibt es unzählige Studien, die ihnen bei entsprechender Übung eine Vielzahl positiver Effekte, vor allem im Hinblick auf eine verbesserte Stressbewältigung, bescheinigen. So zeigt eine Untersuchung von Wissenschaftlern des General Massachusetts Hospital aus dem Jahr 2011, dass bereits acht Wochen täglicher Meditation ein besseres Erinnerungsvermögen, eine intensivere Selbstwahrnehmung, eine geringere Stressanfälligkeit und eine höhere Empathie gegenüber Mitmenschen zur Folge hat.

Allerdings empfinden keinesfalls alle Menschen Meditation als derart positiv, nicht wenige klagen über unangenehme Begleiterscheinungen wie Angstzustände und quälendes Grübeln, die vor allem im Anschluss an die Übungseinheiten auftreten. Näher mit diesen negativen Erfahrungen beschäftigt sich eine internationale Untersuchung unter Leitung des Psychiaters Marco Schlosser von University College London aus dem Jahr 2019. Dabei stellte sich heraus, dass fast ein Viertel der rund 1000 meditationserfahrenen Studienteilnehmer die Übungen immer wieder einmal als unangenehm, ja geradezu belastend empfand.

Zum Schluss noch ein paar Bemerkungen zu einer Stressreduktions- und Entspannungsmethode, die in letzter Zeit immer mehr von sich reden macht: die (oder der oder das) ASMR. Die Abkürzung steht für »Autonomous Sensory Meridian Response«, was sich zwar einigermaßen mit »unabhängige sensorische Meridianantwort« ins Deutsche übersetzen lässt, dadurch aber kein bisschen verständlicher wird. Wenn Sie wissen wollen, was sich dahinter verbirgt, geben Sie die vier Buchstaben doch einmal bei YouTube ein. Sie werden staunen, wie viele Videos Ihnen angeboten werden. Ich habe gelesen, es seien über 10 Millionen! Und was sieht man da? Eigentlich nicht viel. Menschen, die in einem von warmem, gedämpftem Licht durchfluteten Raum mit monotoner Stimme flüstern, man solle sich entspannen, aber auch andere, die lediglich immer und immer wieder über die Borsten einer Bürste streichen, wortlos mit einem Pinsel auf der Kameralinse hin- und herfahren oder mit zerknülltem Papier raschelnde Geräusche erzeugen. Das Ganze soll im Kopf des Betrachters ein angenehmes Prickeln erzeugen, das sich von der Kopfhaut ausgehend die Wirbelsäule entlangzieht und hochtrabend als »Gehirn-Orgasmus« bezeichnet wird. Und der soll einen höchst entspannenden Effekt haben. Das klappt allerdings nicht bei jedem, aber diejenigen, die dafür empfänglich sind, schwärmen in den höchsten Tönen davon. Am besten, Sie probieren es selbst einmal aus.

Ich habe das wiederholt getan, ohne dabei viel zu empfinden. Das Einzige, was die Videos bei mir auslösen, ist eine durchaus wohltuende Müdigkeit – die ja auch entspannend wirkt. Fakt ist, dass die ASMR-Community derart boomt, dass inzwischen sogar Firmen die monotonen Geräusche in ihrer Werbung verwenden. So hat zum Beispiel IKEA in den USA einen Clip herausgebracht, in dem mit raschelnder Bettwäsche und Lichtschalter-Klicken für die Produkte geworben wird.

Wissenschaftler vermuten, dass ASMR mit der sogenannten Synästhesie, der Verschmelzung verschiedener Sinneseindrücke, verwandt ist. So hören manche Menschen Farben, riechen Zahlen oder schmecken Töne. Und andere spüren Berührungen schon dann, wenn sie sie nur bei anderen sehen. Wenn sich also jemand in einem ASMR-Video sanft die Kopfhaut massiert, haben sie das Gefühl, der Kopf sei ihrer. Inzwischen gibt es auch schon mehrere wissenschaftliche Studien zu dem Thema, etwa die einer Forschergruppe vom Psychologischen Institut der Universität Sheffield. Dazu die Studienleiterin Giulia Poerio: »Bei Menschen, die ASMR wahrnehmen können, zeigt sich eine wesentliche Senkung der Herzfrequenz. Die Betroffenen berichten, dass sie sich ruhig und entspannt fühlen und mit anderen verbunden sind. Das Ganze ist vergleichbar mit Techniken zur Stressreduktion wie Musikhören und Achtsamkeitstraining.« Was die Musik angeht, kann ich dem durchaus zustimmen. Auch bei mir lösen bestimmte Musikstücke – etwa Ravels *Bolero* oder der Schlusssatz von Beethovens erstem Klavierkonzert – regelrechte Schauer aus, die mir über den ganzen Körper laufen.

Doch genug der Erklärungen. Am besten, Sie machen selbst einmal die Probe aufs Exempel.

Zum Ende dieses Abschnitts, wie versprochen, noch ein paar Anmerkungen zum »Dampf-Ablassen«. Das wird ja gemeinhin auch als wirksame Entspannungsmethode bei Stress, Frust und Ärger empfohlen. Aber ist das wirklich hilfreich?

»Eindeutig nein«, sagt dazu der Aggressionsforscher Brad Bushman von der University of Michigan in Ann Arbor. Mithilfe umfangreicher Metaanalysen überprüften er und seine Mitarbeiter die Theorie der reinigenden Wirkung des »Dampf-Ablassens«, indem sie die Ergebnisse von 165 Studien mit insgesamt 11 362 Teilnehmerinnen und Teilnehmern auswerteten. Ihre Befunde sind eindeutig: Für die Gültigkeit der Theorie konnten keinerlei Belege gefunden werden, wonach »die Wut rauslassen« für den Betroffenen hilfreich wäre. Tatsächlich zeigte sich sogar ein deutlicher die Aggression verstärkender Effekt, der das Feuer des Zorns erst recht entfachte. Derselben Auffassung ist die Psychologieprofessorin Hannelore Weber, die sich zusammen mit Forscherkollegen von der Universität Greifswald in zahlreichen Studien mit der menschlichen Ärgerregulation beschäftigt hat. Ihr zufolge bringen aggressive Reaktionen nur weitere feindselige Gedanken hervor. Dass man Ärger und Wut wie aus einem Dampfkessel ablassen kann, erklärt sie, ist ein Irrglaube, der sich wissenschaftlich nicht belegen lässt.

Tatsächlich stammt die Auffassung, dass derjenige, der sich in stressigen Situationen zur Ruhe zwinge, obwohl es in ihm koche und brodle, seinen Zustand durch sein Verhalten nur unnötig verschlimmere, aus einer Zeit, in der man dachte, heftige Wut würde sich im Körper, vor allem im Gehirn, gleichsam aufstauen, sodass die Gefahr bestünde, »vor Zorn zu platzen«. Und das ist nach neueren wissenschaftlichen Untersuchungen schlicht falsch. Es gibt keine einzige psychologische Studie, die einen positiven Effekt eines derartigen »Sicherheitsventils« belegt. Vielmehr ist es so, dass jähzornige Menschen sich vor allem selbst, genauer gesagt ihrem Herzen, schaden. Nach Erkenntnissen von Wissenschaftlern der amerikanischen Johns-Hopkins-Universität, die über viele Jahre hinweg die Zusammenhänge zwischen Ärger, Stress und Herzerkrankungen erforscht haben, gehen Menschen, die sich bei jeder Gelegenheit maßlos aufregen, ein dreimal höheres Risiko ein, eine Herzattacke zu erleiden, als gelassenere Zeitgenossen. Und in der Lebensmitte, also um die 50 herum, werden Hitzköpfe sogar fünfmal so oft von Herzerkrankungen heimgesucht wie ruhigere Menschen.

Bestätigt wird diese Auffassung von Forschern des Zentrums für Krankheitsvorsorge in Atlanta, die im amerikanischen Fachblatt *Stroke* berichteten, dass vor allem Menschen unter 60, die über reichlich »gutes« – Schlaganfällen vorbeugendes – HDL-Cholesterin verfügen, durch heftige Zornausbrüche ihre körperliche Verfassung ruinieren und das Risiko, einen Gehirnschlag zu erleiden, um das Dreifache erhöhen. Die Wissenschaftler vermuten, dass der hohe Blutdruck leicht aufbrausender Menschen möglicherweise den Kreislauf belastet und dass bei ihnen das Blut unter der Einwirkung stressbedingter Signalstoffe eher verklumpt.

Hinzu kommt, dass sich bestimmte Verhaltensmuster nach aktuellen neurobiologischen Erkenntnissen gewissermaßen im Gehirn »eingraben«, indem sie dazu führen, dass Schaltbahnen zwischen Gehirnzellen oder -bereichen dichter und damit intensiver werden. Das führt letztlich dazu, dass ähnliche Anlässe in Zukunft gleichsam vollautomatisch ähnliche Reaktionen bedingen. Derjenige, der dazu neigt, sich unnötig aufzuregen, nach einem unerfreulichen Telefongespräch den Hörer auf die Gabel zu knallen oder bei einer Auseinandersetzung mit dem Partner die Türen zuzudonnern, tut sich damit nichts Gutes. Vielmehr treiben häufige Wutanfälle den Betroffenen nur noch tiefer in seinen Zorn hinein, und Tränen verstärken die Traurigkeit nur unnötig. Besser, als »in die Luft zu gehen«, ist es demnach, ruhig Blut zu bewahren und gegebenenfalls ein Anti-Stress-Programm zu absolvieren.

Fazit meiner Studien: Welche Entspannungstechnik am besten geeignet ist, muss jeder für sich entscheiden. Ich selbst bevorzuge, wenn ich mich ge-

stresst fühle, die Jacobson'sche Muskelrelaxation, die man eigentlich immer und überall anwenden kann – wobei ich sehr darauf achte, betont langsam ein- und auszuatmen. Damit gelingt es mir meistens ziemlich rasch, wieder »herunterzukommen«, und Dinge, die mich in Rage versetzt haben, objektiver und nüchterner zu betrachten. Früher habe ich mich auch intensiv mit autogenem Training befasst und damit ebenfalls erfreuliche Resultate erzielt. Doch die Methode erfordert nicht nur viel Zeit, sondern auch einen abgeschlossenen Raum, in dem man ungestört üben kann.

Mit anderen Techniken habe ich keinerlei Erfahrung, kenne jedoch in meinem Freundes- und Bekanntenkreis mehrere Personen, die zur Entspannung etwa auf Yoga oder Tai-Chi schwören. Wahrscheinlich muss man an das Verfahren, für das man sich letztlich entscheidet, glauben und von seiner Wirkung überzeugt sein. Wichtiger als diese oder jene Methode scheint mir jedoch zu sein, dass man sie möglichst oft und regelmäßig anwendet. Das gilt vermutlich auch für ASMR. Denn auch bei den Entspannungstechniken gilt: Übung macht den Meister.

Dringend warnen muss man davor, sich bei massivem Ärger Erleichterung zu erhoffen, indem man mal so richtig »Dampf ablässt«. Das mag zwar kurzfristig helfen, führt jedoch auf Dauer zu immer heftigeren Jähzornanfällen bei immer nichtigeren Anlässen – was für das Herz alles andere als gesund ist.

Schlaf: Nichts ist erholsamer

Eigentlich schade, dass man etwa ein Drittel des Lebens verschläft, denken viele. Was könnte man in dieser Zeit nicht alles anfangen und erledigen?! Doch das ist ein Trugschluss. Denn schlafen ist für unseren Körper keinesfalls bloßes Nichtstun, sondern absolut notwendig, und zwar in ausreichender Menge. Stellt man sich unseren Organismus als Fabrik vor, so beginnt für ihn mit dem Einschlafen die Nachtschicht. Defekte Zellen werden repariert, Nerven- und Immunsystem auf Vordermann gebracht und Herz und Kreislauf für den folgenden

Tag optimiert. Das Gehirn sortiert seine Zwischenspeicher, der Hormonhaushalt kommt in Schwung, Gelerntes wird vertieft. So ist zum Beispiel die Ausschüttung des Hormons Renin, das für die Nierenfunktion wichtig ist, während des Schlafes am höchsten. Auch die Produktion diverser Wachstumshormone läuft in der Nacht auf Hochtouren. Das alles erfordert eine Menge Energie, und so verwundert es nicht, dass der Körper während des Schlafes im Vergleich zu Ruhephasen am Tag kaum weniger Kalorien verbraucht. Und das, obwohl er nachts weniger wichtige Funktionen zwecks Energieeinsparung kurzerhand zurückfährt: Das Herz schlägt nicht so schnell, der Blutdruck sinkt, die Atmung wird langsamer und flacher, die Körpertemperatur fällt. Das Ganze passiert während der einzelnen Schlafphasen in unterschiedlichem Ausmaß und Tempo.

Fest steht, dass schlafen absolut lebensnotwendig ist. Hält man Ratten systematisch von der Nachtruhe ab, sterben sie. Vieles deutet darauf hin, dass das bei uns Menschen ganz genauso ist – wenn man das natürlich auch nicht ausprobieren kann. Wie lange der Nachtschlaf jeweils dauert, ist von Mensch zu Mensch verschieden und genetisch vorprogrammiert. Außerdem hängt die optimale Schlafdauer vom Alter ab. Pauschal kann man sagen, dass bei einem Erwachsenen Schlafzeiten zwischen sechs und neun – manche Forscher sprechen sogar von fünf bis zehn – Stunden normal sind. »Vier Stunden schläft der Mann, fünf die Frau, sechs ein Idiot«, soll Napoleon kategorisch festgestellt haben, wobei allerdings der Verdacht im Raum steht, dass er seinen extrem kurzen Nachtschlaf mit mehreren Nickerchen während des Tages ergänzt hat.

Was mich persönlich betrifft, so gehe ich normalerweise um Mitternacht ins Bett und wache, nachdem ich während der Nacht einmal auf der Toilette war, gegen sechs am nächsten Morgen wieder auf. Die sechs Stunden Nachtschlaf genügen mir, zumal ich mir jeden Mittag zusätzlich einen sogenannten Powernap von etwa einer Viertelstunde gönne. Ich komme noch darauf zu sprechen. Zusammenfassend kann man mit Fug und Recht behaupten, dass ausreichend Schlaf zusammen mit einer gesunden Ernährung und regelmäßiger körperlicher Aktivität eine der drei Säulen unserer Gesundheit und unseres Wohlbefindens ist. Doch in diesem Buch soll es ja nicht um Körpervorgänge ganz allgemein, sondern speziell um das gehen, was man angeblich tun und lassen soll, um gesund zu bleiben und sich wohlzufühlen. Deshalb werde ich mich jetzt den vielen Tipps und Warnungen zum Thema Schlaf zuwenden und darlegen, was aus wissenschaftlicher Sicht jeweils dazu zu sagen ist.

Da ist zuerst die oft gehörte Volksweisheit, der Schlaf vor Mitternacht sei der gesündeste, ja bis dahin zähle jede Schlummerstunde doppelt. Stimmt das? Glaubt man der Deutschen Gesellschaft für Schlafforschung und Schlafmedizin, so gibt es dafür keinerlei Beweise. Vielmehr belegen mehrere Studien übereinstimmend, dass es gleichgültig ist, zu welcher Uhrzeit ein Mensch zu Bett geht, Hauptsache, er bekommt ausreichend Tiefschlaf. Dazu muss man wissen, dass dessen Anteil zu Beginn der Nachtruhe, das heißt in den ersten zwei bis vier Stunden, am größten ist und danach kontinuierlich abnimmt. Dagegen spielt zum Morgen hin der sogenannte Rapid-Eye-Movement-Schlaf (REM-Schlaf), der sich durch besonders viele und intensive Träume auszeichnet, eine immer größere Rolle. Das gilt allerdings nicht unbegrenzt: Bei Menschen, die erst gegen Morgen zu Bett gehen, wenn es schon wieder hell wird, ist der Tiefschlafanteil deutlich reduziert, und der REM-Schlaf überwiegt. Mit der Folge, dass sich die Betroffenen am nächsten Tag müde und schlapp fühlen. Das ist vor allem für Schichtarbeiter ein großes Problem.

Dass die Schlafdauer genetisch vorbestimmt ist, habe ich schon erwähnt. Derjenige, der sich erst nach neun Stunden Ruhe frisch und ausgeruht fühlt, muss daher unbedingt dafür sorgen, diese neun Stunden auch zur Verfügung zu haben. Das ist aber leider nicht immer möglich. Dann versucht der Ruhebedürftige gern, den fehlenden Arbeitstage-Schlaf am Wochenende nachzuholen, das heißt, samstags und sonntags zwei bis vier Stunden länger zu schlafen. Doch das ist auch nicht das Gelbe vom Ei. Und zwar deshalb nicht, weil es die innere Uhr des Körpers erheblich aus dem Rhythmus bringt. Die Ruhezeit, die dem Körper von Montag bis Freitag zur Erledigung der genannten lebenswichtigen Funktionen fehlt, ist unwiederbringlich verloren und kann selbst mit einem Wochenendschlummer bis nach Mittag nicht wieder hereingeholt werden. Zwar belegt eine schwedische Langzeitstudie, dass Ausschlafen das Sterberisiko reduziert, das aber nur im Vergleich zu Personen, die an sämtlichen Wochentagen zu wenig schlummern. Prof. Michael Grandner, einer der Mitautoren der Studie, verglich das mit dem ständigen Essen von Fast Food. Die schädlichen Folgen für den Körper könne ein Salat zwischendurch auch nicht ausgleichen, aber der Salat sei definitiv besser als nichts. Auf den Schlaf bezogen: Wer davon jede Nacht zu wenig bekommt, kann das durch Dauerschlafeinlagen am Wochenende nicht kompensieren. Aber das Ausschlafen an Samstagen und Sonntagen ist allemal besser als überhaupt kein Ausgleich.

Deshalb ist es ideal, jede Nacht gleich lang zu schlafen, und das idealerweise auch noch in derselben Zeitspanne. Besonders wichtig ist eine ausreichende Schlafmenge für junge Männer, die eine Familie gründen möchten. Eine Studie der Universität von Süddänemark hat nämlich ergeben, dass Schlafmangel den Testosteronspiegel senkt und die Spermamenge um bis zu ein Drittel reduziert. Oder, um es plakativ auszudrücken: Ausgeschlafen zeugt sich's besser.

Und wie sieht es dann mit dem Vorschlafen aus? Bringt es etwas, vor einer erwarteten langen Nacht Schlaf gewissermaßen vorzuholen? Nun, das tut es nur bedingt. Der Körper kann Erholung nicht beliebig speichern, das heißt, wer in der Nacht vor einer wilden Party mehr schläft, wird am Abend vielleicht etwas später müde als der, der das nicht tut. Mehr aber auch nicht. Zwar holt man in der folgenden Nacht durch verlängerte Tiefschlafphasen das eine oder andere Defizit nach, doch insgesamt ist Vorschlafen nur sehr begrenzt möglich.

Forscher sprechen in diesem Zusammenhang von »Sleep-Banking« in Anspielung auf eine Bank, bei der man Geld auf einem Konto ansammelt und bei Bedarf abheben kann. Aber genau das funktioniert eben mit dem Schlaf nur sehr begrenzt. Für eine Studie der Wissenschaftlerin Tracy Rupp vom Walter Reed Army Institute of Research in Maryland und ihrer Kollegen schliefen 24 Versuchspersonen zwischen 18 und 39 Jahren Nacht für Nacht im Labor. Die eine Hälfte blieb eine Woche lang täglich zehn, die andere sieben Stunden im Bett. Danach durften alle eine Woche lang nur jeweils maximal drei Stunden schlafen, anschließend fünf Nächte jeweils acht Stunden. Der Effekt: Wer in der ersten Woche länger geschlafen hatte, zeigte nach den zu kurzen Nächten bei Konzentrationsübungen geringere Aufmerksamkeitsdefizite und erholte sich schneller von den Folgen des Schlafentzugs. Allerdings waren die Unterschiede nur minimal.

Eine ähnliche Studie legten im Jahr 2015 Pierrick Arnal und seine Kollegen von der Universität Jean Monnet in Saint-Étienne im Auftrag des biomedizinischen Forschungsinstituts der französischen Armee vor. Von den 14 erwachsenen männlichen Teilnehmern blieb die Hälfte sechs Nächte lang acht Stunden im Bett, die andere Hälfte – zum Vorschlafen – knapp zehn. Im Anschluss an die letzte Nacht mussten alle Teilnehmer 38 Stunden wach bleiben. In dieser Zeit wurde zehnmal getestet, wie schnell die Versuchspersonen einschliefen, sobald sie sich hinlegen durften, und wie es objektiv um ihre Aufmerksamkeit bestellt war. Die anschließende Nacht durften dann alle zehn Stunden lang durchschlafen; im Lauf des folgenden Tages wurden sie noch dreimal getestet. Das Ergebnis: Die Teilnehmer, die vorgeschlafen hatten, arbeiteten nach dem Schlafentzug schneller, sie machten weniger Fehler und sie schliefen auch nicht sofort ein, wenn sie sich mal hinlegten. Vorschlafen hatte sämtliche Folgen des Schlafentzugs abgemildert, aber auch hier wieder nur in geringem Umfang. Fazit: Vorschlafen ist tatsächlich sinnvoll, aber der Effekt ist bescheiden. Weiß man, dass eine bestimmte Nacht kurz sein wird, ist es keine schlechte Idee, die beiden vorausgehenden Nächte ein, zwei Stunden länger im Bett zu bleiben – sofern die innere Uhr das zulässt. Man bleibt dann im entscheidenden Zeitraum tatsächlich ein wenig länger munter, wobei die Betonung auf »ein wenig« liegt.

So schön, so gut. Wesentlich überraschender finde ich, dass man nicht nur zu wenig, sondern auch zu viel schlafen kann. Das ist das Ergebnis einer kanadischen Studie unter Leitung des Neurophysiologen Conor Wild von der University of Western Ontario. Demnach sind sieben bis acht Schlafstunden täglich optimal. Da ich bislang der Meinung war, Schlaf sei rundum gesund, und je mehr man – getreu dem Spruch »Viel hilf viel« – davon bekomme, desto besser, habe ich bei Dr. Wild per E-Mail nachgefragt, ob das denn wirklich stimmen könne. Schon einen Tag später rief er mich an und erklärte mir, das Studienergebnis ergebe sich aus der Auswertung eines umfassenden Online-Fragebogens, den rund 10 000 Teilnehmer aus verschiedenen Ländern ausgefüllt hätten. Anschließend habe er mit seinem Team bei den Probanden anhand bestimmter Spiele und Puzzles eine Reihe kognitiver Fähigkeiten wie logisches Denken, Argumentieren, räumliches Vorstellungsvermögen und selektive Aufmerksamkeit getestet. Und dabei habe sich eben gezeigt, dass die Teilnehmer, die regelmäßig sieben bis acht Stunden schliefen, am besten abgeschnitten hätten. Probanden mit kürzeren Schlummerzeiten hätten mehr Fehler gemacht und zu allem deutlich länger gebraucht, doch das habe eben auch auf die Probanden zugetroffen, die deutlich länger im Bett blieben. Am stärksten habe sich zu viel oder zu wenig Schlaf auf die verbalen Fähigkeiten und das logische Denken ausgewirkt. Offenbar störe sowohl ein Mangel als auch ein Übermaß an Schlaf vor allem das Durchdenken komplexer Sachverhalte. Zum Schluss betonte Dr. Wild noch einmal eindringlich: »Sieben bis acht Stunden Schlaf täglich sind zweifellos das Optimum.«

Bestätigt wird Dr. Wilds Studienergebnis durch eine groß angelegte japanische Untersuchung, bei der Wissenschaftler den Gesundheitszustand von mehr als 100 000 Männern und Frauen zwischen 40 und 79 Jahren beobachteten, die sie vorher ausführlich zu ihren Schlafgewohnheiten befragt hatten. Ergebnis: Menschen, die regelmäßig länger als acht Stunden schlafen, haben ein höheres Sterberisiko als Kürzerschläfer. Wer gar mehr als zehn Stunden im Bett verbringt, erhöht das

Sterberisiko um sage und schreibe 30 Prozent. Bei Wenigschläfern, die keine Nacht sieben Stunden tiefen Schlummers erreichen, erhöht sich das Sterberisiko auch – allerdings weit weniger dramatisch als bei Langschläfern. Es scheint somit erwiesen, dass Langschläfer sich wenig Gutes tun. Nicht nur, dass das Gefühl von Abgeschlagenheit, das die meisten von ihnen nur zu gut kennen, die allgemeine Widerstandsfähigkeit gegen Stress und Krankheiten mindert – es gibt auch keinen Beleg dafür, dass ihre Laune besser oder ihre Lebensfreude ausgeprägter ist als bei Menschen, die früh aus den Federn kommen. Zudem leiden Langschläfer häufiger unter Stimmungsschwankungen.

Zum Schlaf und seinen Begleitumständen gäbe es noch eine Menge Fragen zu klären. Dementsprechend groß ist die Anzahl der Studien. Würde ich mich hier mit sämtlichen Themen befassen, die von Schlafforschern untersucht worden sind und noch werden, könnte ich damit locker das ganze Buch füllen. Deshalb will ich mich – in zumutbarer Kürze – von hier ab auf folgenden Fragestellungen beschränken:

- Kann man sich tatsächlich gesund schlafen?
- Ist es möglich, im Schlaf zu lernen?
- Beeinträchtigen Smartphone und E-Reader den Schlaf?
- Wirkt Kaffee schlafstörend?
- Ist ein mittäglicher Powernap zu empfehlen?
- Wie steht es mit dem berühmten Schlummertrunk?
- Hilft abendlicher Sport beim Einschlafen?

Beginnen wir also mit dem Sich-gesund-Schlafen. Das funktioniert tatsächlich. Und zwar vor allem deshalb, weil Schlaf, wie bereits erwähnt, das Immunsystem stärkt. Im Rahmen einer 2009 von Forschern der Carnegie Mellon University in Pittsburgh veröffentlichten Studie wurden 153 Probanden mit Erkältungsviren besprüht. Anschließend legte sich die Hälfte der Teilnehmer schlafen, die andere Hälfte musste aufbleiben. Ergebnis: Die Nichtschläfer bekamen dreimal häufiger einen Schnupfen als die Schläfer. Was genau während des Schlafs mit dem körperlichen Abwehrsystem passiert, war das Thema einer Studie von Stoyan Dimitrov von der Universität Tübingen in Zusammenarbeit mit Tanja Lange von der Klinik für Rheumatologie und klinische Immunologie an der Universität Lübeck, die 2019 im renommierten Fachblatt *Journal of Experimental Medicine* erschien. Demnach unterstützt Schlaf die Arbeit bestimmter Immunzellen, der sogenannten T-Lymphozyten. Aber nur richtiger Tiefschlaf tut das, sich bloß hinzulegen reicht nicht aus. Dagegen hat Schlafmangel auf das körperliche Abwehrsystem einen dämpfenden Einfluss. Als die Forscher ihren Probanden nachts um 2 Uhr Blut abnahmen, zeigte sich, dass dieses bei denjenigen, die jede Nacht gut schliefen, weitaus mehr aktivierte Rezeptoren enthielt, die T-Zellen zum Anheften an befallene Körperzellen benutzen. Nur wenn kranke Zellen diese Rezeptoren aufweisen, können T-Zellen sie vernichten. Wer sich also mit irgendwelchen Erregern infiziert hat und sich entsprechend krank fühlt, sollte nicht unnötig tapfer sein, sondern sich am besten gleich und für längere Zeit ins Bett legen und möglichst viel schlafen. Umgekehrt gilt: Wer regelmäßig zu wenig schläft, erhöht sein Risiko für viele Krankheiten ganz erheblich.

So weit zum Gesundschlafen. Kommen wir nun zum Lernen im Schlaf. Funktioniert das? Die Frage muss man mit einem klaren Jein beantworten. Ob es vielleicht ein bisschen genauer geht, möchten Sie wissen? Ja, das geht: Lernen *während* des Schlafs funktioniert nicht, dagegen bringt Lernen *vor* dem Schlafengehen nachweislich eine ganze Menge. Schließlich wird unser Gehirn den ganzen Tag lang mit Millionen und Abermillionen Reizen überflutet, es sieht, hört und liest gewissermaßen ständig Unbekanntes und bekommt dazu auch noch neue motorische Fähigkeiten vermittelt. All das kann es unmöglich nebenbei verarbeiten. Das geht erst, wenn die Reizflut nachgelassen hat, sprich nachts, während wir schlafen. Dabei werden nicht mehr benötigte Verbindungen zwischen Nervenzellen (»Das war unwichtig«) gelöst und dafür andere (»Das habe ich jetzt schon öfter gelesen, das ist wichtig«) neu angelegt. Auf diese Weise wird zum einen das deklarative, für Fakten, Episoden, Vokabeln und Geschichten zuständige Gedächtnis gefördert, zum anderen werden auch motorische Fähigkeiten vertieft.

Dazu eine bemerkenswerte Studie: US-amerikanische Forscher der University of California in Berkeley haben unter Leitung des Neurowissenschaftlers Matthew Walker zwei Gruppen von Probanden eine komplizierte Tonfolge am Klavier üben lassen. Gruppe eins übte am Vormittag, ihre Fortschritte wurden am Abend getestet. Gruppe zwei übte dagegen am Abend und durfte anschließend acht Stunden lang schlafen. Am Morgen folgte dann der Test. Insgesamt hatten beide Gruppen zwischen Üben und Testen zwölf Stunden Pause, die Gruppe eins im Wachzustand, Gruppe zwei jedoch zum Großteil schlafend verbrachte. Das Ergebnis: Die Teilnehmer der Schlafgruppe konnten die Tonfolge am nächsten Morgen 20 Prozent schneller und dazu noch mit weniger Fehlern spielen als diejenigen, die zwischen Üben und Testen wach geblieben waren.

Was hingegen nicht funktioniert, ist, während des Schlafs DVDs mit Vokabeln abzuspielen, in der Hoffnung, sich die Wörter auf diese Weise einzuprägen – auch wenn zahlreiche Anbieter einschlägiger Software das immer wieder hartnäckig behaupten. Unser Gehirn ist nämlich während des Schlafs weitgehend von der Außenwelt abgeschottet. Reize von außen und damit auch irgendwelche Lerninhalte dringen so gut wie gar nicht zu ihm durch. Untersuchungen, bei denen Forscher dem Gehirn mithilfe der Magnetresonanztomografie (MRT) gleichsam bei der Arbeit zugesehen haben, belegen jedoch eindeutig, dass sich tagsüber Gelerntes während des Nachtschlafs verfestigt. Während wir selig schlummern, ist unser Gehirn – von keinerlei neu einlaufenden Meldungen abgelenkt – eifrig dabei, vorhandene Inhalte zu verarbeiten, sprich zu verfestigen. Dabei trainiert es gleichsam neu gelernte Handlungsabläufe, prägt sich Vokabeln und mathematische Formeln ein, vergleicht, gewichtet, bewertet und sortiert – und das alles, ohne dass wir davon das Geringste mitbekommen. Diesen Prozess bezeichnet man als »Gedächtniskonsolidierung«. Es bringt daher durchaus etwas, nach einigen Stunden intensiven Lernens ins Bett zu gehen, um das, was man sich mit viel Mühe eingeprägt hat, intensiv zu »überschlafen«. Tut man das, so kann man fest damit rechnen, ein paar Stunden später ein ganzes Stück klüger aufzuwachen.

Damit weiter zu Tablet, Smartphone und E-Book-Reader. Die stehen schon länger in Verdacht, alles andere als schlaffördernd zu sein. Das Problem ist das kurzwellige blaue Licht, das sie aussenden. Das bewirkt nämlich in den Abendstunden, dass der Körper weniger Melatonin ausschüttet, das Hormon, das uns müde macht und uns signalisiert, ins Bett zu gehen. Inzwischen bestätigen mehrere wissenschaftliche Studien diesen Effekt, unter anderem diejenige einer Forschergruppe der Northwestern University in Illinois unter Leitung der Verhaltensforscherin Anne-Marie Chang. Dabei lasen zwölf Probanden vor dem Schlafen an fünf aufeinanderfolgenden Abenden noch ein paar Stunden lang in einem Buch, und zwar sechs bei gedämpftem Licht in einem normalen Papierbuch, die anderen sechs hingegen auf einem E-Book-Reader. Nach fünf Tagen wurde gewechselt, vorher bestimmten die Wissenschaftler die Melatoninkonzentration, die, wie gesagt, den Schlafrhythmus maßgeblich beeinflusst. Zusätzlich wurden die Probanden zu ihrer individuellen Schlafqualität befragt. Das Ergebnis: Der Melatoninspiegel war bei den E-Reader-Nutzern deutlich niedriger als bei den Papierbuchlesern. Erstere brauchten zudem länger, um einzuschlummern, und schliefen letztendlich auch weniger tief.

Dazu muss man allerdings einschränkend anmerken, dass die Probanden den E-Book-Reader jeweils mehrere Stunden lang in einem Abstand von nur rund 40 Zentimetern vor ihrem Gesicht und dazu noch bei voller Beleuchtungsstärke in Betrieb hatten. Das ist alles andere als realitätsnah, denn der durchschnittliche Benutzer eines solchen Gerätes liest normalerweise erstens nicht so lang, zweitens mit einer größeren Kopf-Bildschirm-Distanz und drittens auch mit deutlich geringerer Helligkeit. Hier zeigt sich wieder einmal, dass Studien im Bestreben, ein möglichst spektakuläres Ergebnis zu liefern, gerne ein wenig übertreiben und die Realität verbiegen. Das sollte man, wenn man sich mit ihnen beschäftigt, immer im Hinterkopf behalten.

Deshalb empfehlen Experten, sich vor dem Einschalten eines E-Book-Readers, eines Tablets oder eines Smartphones im Bett erst eine Weile an die Dunkelheit zu gewöhnen und dann die Display-Helligkeit möglichst niedrig einzustellen, wodurch die ausgestrahlte Blaulichtmenge erheblich reduziert wird. Dann könne bei etwas größerem Augen-Gerät-Abstand eigentlich nichts passieren. Wer ganz sichergehen will, kann einen speziellen Softwarefilter installieren, der die Farbtemperatur des Displays ändert. Das verfälscht zwar das Gesehene, doch daran gewöhnt man sich nach kurzer Zeit – besonders wenn man ohnehin nur Text liest. Und wenn das Gerät so wie Apples iPhone über einen Nachtmodus verfügt, der weniger blaues Licht ausstrahlt, empfiehlt es sich, diesen zu aktivieren.

Nächstes Thema: Kaffee und Schlaf. Auf den ersten Blick zwei Begriffe, die nicht zusammenpassen. Denn Kaffee macht bekanntlich munter, erleichtert konzentriertes Arbeiten und hebt die Stimmung – alles Effekte, die einem tiefen Schlaf entgegenwirken. Verantwortlich dafür ist bekanntlich das Koffein. Das ist nämlich ein Gegenspieler des Adenosins, das bei bestimmten chemischen Prozessen im Körper anfällt und die Weiterleitung der Reize von Nervenzelle zu Nervenzelle hemmt, sodass man ruhig und müde wird. Das dem Adenosin chemisch ähnliche Koffein besetzt im Gehirn die Adenosinrezeptoren, sodass der Nervleitungsbremser nicht mehr wirken und dem Körper sagen kann: »Du bist müde und solltest schlafen gehen.« Trinkt man daher vor dem Ins-Bett-Gehen noch Kaffee, so kann das Adenosin seine Aufgabe nicht mehr erfüllen, mit der Folge, dass man nicht müde wird und nicht einschlafen kann.

Zum Glück wird das Koffein im Organismus nach einiger Zeit abgebaut, sodass das Adenosin wieder müde machen kann. Das bedeutet, dass Kaffee eine umso stärkere Wirkung auf den Schlaf hat, je kürzer die Zeitspanne bis zum Ins-Bett-Gehen ist. Die letzte Tasse sollte daher etwa sechs bis acht Stunden vorher getrunken werden. Bei vielen Menschen dürfte die zeitliche Grenze bei etwa 16 Uhr liegen.

Nun kennen Sie aber sicher auch Zeitgenossen, die nach einer Tasse Kaffee sogar besonders gut schlafen können. Woran das liegt, darüber streiten sich die Gelehrten. Vermutlich sind mal wieder die Gene schuld. Daneben scheint mir folgende Erklärung plausibel: Die Koffeinwirkung hängt vom Blutdruck ab. Der sinkt nämlich nachts ein wenig ab und erreicht seinen niedrigsten Wert zwischen 2 und 4 Uhr morgens. Bei Menschen mit generell niedrigem Blutdruck kann dies dazu führen, dass sie aufwachen – was im Grunde eine durchaus sinnvolle Reaktion ist, da der Organismus durch das Aufwachen den Kreislauf wieder stabilisieren kann. Für den betroffenen Menschen nimmt sich dies aber wie eine Schlafstörung aus – was es dem äußeren Erscheinungsbild nach ja auch ist. Kommt derartiges kreislaufbedingtes Erwachen häufiger vor, kann es daher durchaus günstig sein, vor dem Schlafengehen ein Anregungsmittel zu sich zu nehmen, beispielsweise Kaffee zu trinken, um dem Absacken des Kreislaufs während des Schlafs entgegenzuwirken.

Kaffee – ich komme im Ernährungskapitel noch ausführlich darauf zu sprechen – spielt auch bei unserem nächsten Thema eine wichtige Rolle: beim kurzen Mittagsschlaf, neudeutsch »Powernap« genannt. Wobei die Betonung auf »kurz« liegt. Denn länger als etwa eine Viertelstunde sollte das Schläfchen nicht dauern. Neuere Untersuchungen empfehlen als ideale Zeitspanne sogar nur zehn Minuten. Entscheidend ist, dass man dabei über die erste Einschlafphase nicht hinauskommt. Wenn man nämlich länger ruht, besteht die Gefahr, dass man in einen Tiefschlaf abgleitet, bei dem sich der Kreislauf verlangsamt und der Blutdruck absackt. Aus einer solchen Schlafphase erwacht man in einem benommenen Zustand, den man »Schlaftrunkenheit« nennt. Bis man danach wieder fit wird, dauert es ziemlich lange. Nach einem Powernap ist man dagegen sofort wieder voll da.

Was mich betrifft, so habe ich mir das erholsame mittägliche Nickerchen schon vor vielen Jahren angewöhnt und praktiziere es seither regelmäßig. Ich habe das alltägliche Ritual derart verinnerlicht und perfektioniert, dass ich selbst dann zuverlässig einschlafe, wenn es um mich herum alles andere als still ist. Hauptsache, niemand spricht mich an. Dann schlummere ich kurz weg, wache, wie gesagt, nach einer knappen Viertelstunde wieder auf und fühle mich wie neugeboren. Das hat natürlich nicht von Anfang an geklappt, deshalb habe ich mir die ersten paar Male einen Wecker gestellt. Aber es ist erstaunlich, wie schnell sich der Körper an die regelmäßigen Ruhepausen gewöhnt. Nach spätestens einer Woche wacht man ganz von selbst auf. Dann darf man nur nicht liegen bleiben, weil sonst die Gefahr besteht, dass man wieder einschlummert. Wobei ich einen kleinen Schönheitsfehler der Methode nicht verschweigen möchte: Hat man sich erst einmal an die erholsame Mittagsruhe gewöhnt, wartet der Körper jeden Tag darauf. Wenn sich dann einmal beim besten Willen keine Gelegenheit dazu bietet, fühlt man sich den ganzen Nachmittag müde und unkonzentriert.

Und der Kaffee? Der braucht, bis er wirkt, etwa eine Viertelstunde, also genauso lange, wie der Powernap dauern soll. Das Koffein funktioniert daher als idealer Wecker, wobei ein solcher nach einer gewissen Übungszeit gar nicht mehr erforderlich ist. Entscheidend ist vielmehr die anregende Wirkung. Trinken Sie vor dem Hinlegen eine Tasse Kaffee, so fühlen Sie sich nach dem Aufwachen doppelt erholt: zum einen durch den kurzen Schlaf und zum anderen durch das Koffein, das Ihnen einen zusätzlichen Energieschub verleiht. Sie werden staunen, wie fit Sie plötzlich wieder sind.

Die segensreiche Wirkung regelmäßiger Powernaps wird durch etliche Studien bestätigt, so etwa durch die Untersuchung der englischen Professorin für Notfallmedizin Rebecca Smith-Coggins an Ärzten und Pflegern während eines zwölfstündigen Nachtdiensts. Das Schläfchen fand dabei naturgemäß nicht am Nachmittag, sondern um 3 Uhr morgens, und zwar nach einer etwa eine Viertelstunde vorher verabreichten Tasse Kaffee statt. Anschließend mussten die Teilnehmer verschiedene Tests zur Erfassung komplexer Situationen und zu ihrer persönlichen Reaktionsfähigkeit absolvieren sowie einige typische berufliche Aktionen, etwa eine intravenöse Injektion an einer Puppe, ausführen. Dabei waren die Powernapper den Probanden aus einer Vergleichsgruppe, denen man das erholsame Schläfchen verweigert hatte, in allen Belangen überlegen.

Nun zu einem anderen Drink, dem man diesmal allerdings nicht schlafhemmende, sondern schlaffördernde Eigenschaften zuschreibt: dem allseits bekannten und beliebten Schlummertrunk. Mit ihm und ganz allgemein der Wechselwirkung zwischen Schlaf und Alkohol haben sich englische und kanadische Schlafexperten unter Leitung von Irshaad Ebrahim vom London Sleep Center in einer umfangreichen Metastudie befasst, bei der sie die Resultate von 20 Einzeluntersuchungen ausgewertet haben. Teilgenommen haben daran insgesamt 517 Freiwillige. Dabei kamen die Wissenschaftler zu der Erkenntnis, dass der Effekt von Alkohol auf den Schlaf dosisabhängig ist. Bis zu zwei Gläser Wein oder Bier spielen praktisch keine Rolle, größere Mengen wirken sich jedoch deutlich aus, und zwar in dem Sinn, dass der Alkohol zwar das Einschlafen erleichtert, die Schlafqualität in der zweiten Nachthälfte aber massiv, und zwar negativ, beeinflusst. Je mehr Alkohol die Probanden vor dem Zubettgehen getrunken hatten, desto häufiger wachten sie nach anfänglichem raschem Wegdämmern wieder auf und konnten nicht mehr einschlummern. Aber auch die erste Schlafphase war nicht so, wie sie idealerweise sein sollte, sondern – auch das gibt es – zu tief, ja fast »komaartig«, in jedem Fall aber wenig erholsam. In beiden Nachthälften konnte der Körper daher die vielfältigen und enorm wichtigen Aufgaben, mit denen er sich sonst während des Schlafes beschäftigt, nicht einwandfrei erledigen. Kein Wunder daher, dass die Versuchsteilnehmer umso weniger fit und ausgeschlafen erwachten, je mehr Alkohol sie am Vorabend zu sich genommen hatten.

Deshalb empfehlen die Forscher, auf einen Drink als Schlafmittel zu verzichten und stattdessen zur Schlafförderung auf folgende vier Punkte zu vertrauen: nur leichte Kost am Abend, nicht so spät essen, keine koffeinhaltigen Getränke und – besonders wichtig – möglichst jeden Abend um etwa dieselbe Zeit zu Bett gehen.

Wenn es ein Schlummertrunk nicht bringt, wie sieht es dann mit Sport vor dem Zubettgehen aus? Immerhin strengt Bewegung bekanntlich an, und wer sich körperlich verausgabt, ist hinterher auf eine erholsame Ruhepause geradezu angewiesen. Da liegt es doch nahe, die sportliche Betätigung zeitlich so zu legen, dass man unmittelbar danach beziehungsweise im Anschluss an eine Dusche gleich ins Bett geht, oder?

Beginnen wir mit der warmen Dusche. Die ist vor dem Schlafengehen durchaus keine schlechte Idee. Im wahrsten Sinne wärmstens empfohlen wird sie in einer umfangreichen Metastudie von Wissenschaftlern der Universität von Texas in Austin, die in der Fachzeitschrift *Sleep Medicine Reviews* veröffentlicht wurde. Die Analysen zeigen, dass eine warme Dusche etwa eine bis eineinhalb Stunden vor dem Zubettgehen sowohl die Dauer des anschließenden Schlafs als auch dessen Qualität deutlich verbessert. Das gilt aber wirklich nur, wenn das Wasser warm – etwa 40 bis 42 Grad Celsius – ist, eine kalte Dusche – wir haben uns ja schon ausführlich damit beschäftigt – hat einen eher gegenteiligen Effekt. Also: morgens gerne kalt, abends vor dem Schlafengehen aber unbedingt warm duschen!

Und Sport am Abend? Nun, von dem wurde bislang in zahlreichen Publikationen eher abgeraten. Die intensive körperliche Betätigung, so hieß es, putsche den Organismus massiv auf, sodass er Mühe habe, im Bett zur Ruhe zu kommen. Deshalb wurde allenthalben empfohlen, sportliche Aktivitäten eher auf die Morgen- oder Nachmittagsstunden zu legen. Doch das ist für viele berufstätige Menschen leichter gesagt als getan. Deshalb werden sie sich über das Ergebnis einer neueren Metastudie von Forschern der Eidgenössischen Technischen Hochschule Zürich (ETH) freuen, in der 23 Einzeluntersuchungen zum Thema analysiert wurden. Ihr Fazit: Innerhalb von vier Stunden vor dem Zubettgehen beeinflusst Sport den Schlaf grundsätzlich nicht negativ. Eher ist das Gegenteil der Fall. Nach dem abendlichen Training verbrachten die Teilnehmer durchschnittlich 21,8 Prozent ihrer Ruhezeit im Tiefschlaf, ohne Sport waren es nur 19,9 Prozent. Das klingt nach einem eher bescheidenen Effekt, aber man muss berücksichtigen, dass gerade der Tiefschlaf für die Regeneration des Körpers von entscheidender Bedeutung ist. Eine Einschränkung machen die Forscher jedoch: Auf besonders intensives Training unmittelbar, das heißt in der letzten Stunde, vor dem Schlafengehen sollte man sicherheitshalber lieber verzichten. Herz und Kreislauf sind dann vielleicht noch zu »überdreht«, um sofort Ruhe zu finden. »Aufgrund der Datenlage«, fasst Jan Stutz, Erstautor der Analyse, zusammen, »spricht nichts dagegen, sich abends ausgiebig zu bewegen, sofern man es damit nicht übertreibt.«

Das ist doch mal eine gute Nachricht für alle Sportbegeisterten, die tagsüber für ihr Hobby keine Zeit finden.

Das umfangreiche Kapitel über den Schlaf möchte ich mit einem letzten Aspekt abschließen, weshalb sich eine ausgedehnte Nachtruhe lohnt: Man wirkt dann auf andere Personen sympathischer und zugänglicher. Oder andersherum: Mit Unausgeschlafenen wollen die meisten Menschen lieber nichts zu tun haben. Das ist zumindest das Resultat einer Studie – ich verspreche: die letzte zum Thema Schlaf – von Forschern des Karolinska-Instituts im schwedischen Stockholm unter Leitung von Tina Sundelin. Die hatten 25 gesunde Menschen fotografiert: einmal nach zwei Nächten mit jeweils acht Stunden Schlaf und einmal, nachdem die Probanden zwei Nächte hintereinander nur jeweils vier Stunden geschlummert hatten. Anschließend baten sie 122 Personen, den Gesichtsausdruck der Probanden auf den Fotos daraufhin zu beurteilen, wie attraktiv, gesund und vertrauenswürdig sie sie fanden und ob sie gerne mit ihnen längere Zeit verbringen wollten.

In sämtlichen Sparten, vielleicht mit Ausnahme der Vertrauenswürdigkeit, schnitten die unausgeschlafenen Versuchspersonen deutlich schlechter ab. Die Wissenschaftler vermuten, dass hinter der Ablehnung eine Art Selbstschutz, speziell vor einer Ansteckung, steckt.

Schließlich ist bekannt, dass auch kranke Menschen oft schlapp und antriebslos wirken. Außerdem erhöht Müdigkeit eindeutig das Unfallrisiko. Fazit: Wenn Sie wollen, dass Ihre Mitmenschen gerne mit Ihnen zusammen sind, dass sie Sie attraktiv und sympathisch finden, vernachlässigen Sie Ihren Nachtschlaf nicht!

Fazit meiner Studien: Die Zeit, die wir schlafend im Bett verbringen – immerhin rund ein Drittel unseres Lebens –, ist keinesfalls verloren. Vielmehr ist Schlaf absolut lebensnotwendig. Ohne die während des nächtlichen Schlummers in unserem Körper ablaufenden Prozesse könnten wir nicht lange und vor allem nicht bei bester Gesundheit leben. Deshalb sollten wir uns unbedingt um ausreichend Schlaf bemühen. Wie viele Stunden das sind, ist von Mensch zu Mensch – genetisch bedingt – sehr unterschiedlich. Zwischen sechs und neun Stunden ist alles normal. Für sich selbst kann man das persönliche Schlafbedürfnis leicht ausprobieren, indem man, wenn morgens kein Wecker klingelt, einfach so lange schläft, bis man ganz von selbst aufwacht. Tut man das mehrfach, wird man feststellen, dass man in etwa immer dieselbe Anzahl von Stunden schläft. Das gilt ganz besonders, wenn man immer ungefähr um dieselbe Zeit ins Bett geht – unser Körper ist nun mal ein Gewohnheitstier. Ob vor oder nach Mitternacht, spielt so lange keine Rolle, wie noch ausreichend Schlafenszeit bleibt.

Bekommt man unter der Woche arbeitsbedingt zu wenig Schlaf, ist das auf die Dauer alles andere als gesund, und es ist ein Irrtum zu glauben, man könne das Defizit am Wochenende nachholen. Das funktioniert nur sehr bedingt, etwa wenn eine Nacht deutlich zu kurz war. Dann holt sich der Körper das Versäumte in der Regel am folgenden Tag ganz von selbst, das heißt, man schläft in der nächsten Nacht normalerweise automatisch ein wenig länger. Auch Vorschlafen – etwa von Freitag auf Samstag, wenn es am Abend voraussichtlich sehr spät wird – ist nur in geringem Umfang möglich.

Doch auch ständig weit über das persönliche Schlafbedürfnis hinaus im Bett zu bleiben, ist – vorausgesetzt, man ist gesund – nicht zu empfeh-

len. Es dauert dann deutlich länger, bis man wieder vollkommen klar denken kann. Laut einer amerikanischen Untersuchung sind sieben bis acht Stunden Schlaf pro Nacht optimal. Ja es gibt sogar Studien, die zu dem Ergebnis kommen, dass zu viel Schlaf das Leben verkürzt.

Da während des nächtlichen Schlummers auch das Immunsystem wieder in Topzustand gebracht wird, hat der Satz, wonach man sich gesund schlafen kann, durchaus seine Berechtigung. Vor allem nach Infektionen mit krank machenden Mikroorganismen fördert reichlich Schlaf die Heilung ganz erheblich. Umgekehrt wird derjenige, der Nacht für Nacht zu kurz schlummert, signifikant leichter krank.

Während des Schlafes zu lernen, klingt verlockend. Ich selbst habe das während meines Studiums wiederholt probiert, indem ich mir Fakten, die ich mir einprägen wollte, auf CDs gesprochen und diese dann während der Nacht neben meinem Bett abgespielt habe. Der Effekt war leider gleich null. Dagegen ist es keine schlechte Idee, in den Stunden vor dem Zubettgehen zu lernen beziehungsweise nach dem Studieren schlafen zu gehen. Dann kann das Gehirn, von äußeren Einflüssen ungestört, das Gelernte durch Verknüpfung neuer Nervenzellverbindungen im Gedächtnis konsolidieren. Etliche Studien beweisen übereinstimmend, dass das funktioniert.

Für mich kommt diese Methode leider nicht in Betracht, da ich eine ausgesprochene Lerche bin. Die Morgenstunden sind für mich die mit Abstand produktivsten, und das gilt auch für das Lernen. Wenn während des Studiums größere Prüfungen anstanden, bin ich in der Vorbereitungszeit grundsätzlich morgens um sechs aufgestanden und habe mich über die Bücher gesetzt. Zu der Zeit konnte ich mir erstaunlich viel mit erstaunlich wenig Mühe merken. Doch spätestens ab 14, 15 Uhr war es dann mit dem Lernen vorbei. Dann ging nichts mehr in meinen Kopf hinein. Während Studienkollegen erst abends zu großer Form aufliefen, brauchte ich um diese späte Zeit gar nicht erst zu probieren, mir irgendetwas Neues einzuprägen. Dann machte mein Gehirn total zu, und jedes weitere Über-den-Büchern-Sitzen war verlorene Zeit. Also konnte ich auch nicht ausprobie-

ren, ob mir der Nachtschlaf dabei behilflich sein würde, kurz vor dem Zubettgehen gelernte Fakten in meinem Gehirn zu verankern.

Was ich dagegen sehr gerne tue, ist, im Bett vor dem Lichtausmachen noch eine Weile im Internet zu surfen, Nachrichten zu lesen, YouTube-Videos anzusehen, auf Tablet oder Smartphone ein Spielchen zu spielen oder ein paar Seiten auf dem E-Reader zu lesen. Dass das von den Geräten abgestrahlte kurzwellige Blaulicht meinen Melatoninhaushalt durcheinanderbringen und daher das Einschlafen erschweren könnte, wusste ich bisher nicht. Aber inzwischen habe ich Konsequenzen gezogen und verzichte auf das lieb gewonnene Ritual. Seither habe ich tatsächlich weniger Mühe, rasch in tiefen Schlummer zu versinken.

Was mir im Übrigen auch problemlos gelingt, wenn ich kurz vorher noch eine Tasse Kaffee getrunken habe. Ich kenne jedoch genügend Menschen, für die Koffein vor dem Zubettgehen das Anti-Schlafmittel schlechthin ist. Der Unterschied von Mensch zu Mensch scheint in den Genen zu liegen. Außerdem spielt offenbar auch der Blutdruck eine wichtige Rolle. Bei denjenigen von uns, bei denen er von Haus aus eher niedrig ist, scheint Kaffee das Einschlafen sogar zu beschleunigen. Wie die persönliche Kaffee-vor-dem-Schlaf-Verträglichkeit ist, sollte jeder, den es noch zu später Stunde nach einer Tasse des schmackhaften Aromagetränks gelüstet, einfach selbst ausprobieren.

Ein Zeitpunkt, zu dem Kaffee auf jeden Fall sinnvoll ist, ist vor einem mittäglichen »Powernap«. Der hat aber auch ohne Koffein einen erstaunlichen Fitmacher-Effekt, sofern er – das ist das Entscheidende – nicht zu lange dauert. Spätestens eine Viertelstunde nach dem Hinlegen sollte man wieder aufstehen. Anderenfalls läuft man Gefahr, in Tiefschlaf zu verfallen, aus dem man – wenn überhaupt – nur schlaff und unfit wieder erwacht. Da Kaffee etwa besagte Viertelstunde benötigt, um seine munter machende Wirkung zu entfalten, ist er beim Powernap der ideale Wecker – wobei man einen solchen mit einiger Übung schon bald nicht mehr benötigt.

So wie das Einschlafen nach landläufiger Auffassung durch Kaffee erschwert wird, so wird es durch Alkohol in Form des allgemein bekann-

ten Schlummertrunks angeblich erleichtert. Tatsächlich schläft man nach einem Glas Wein oder einer Flasche Bier leichter und schneller ein, und das gilt noch viel mehr bei größeren Alkoholmengen. Doch die bewirken spätesten in der zweiten Nachthälfte das Gegenteil: Man schläft flacher, wacht häufiger auf und ist am nächsten Morgen erheblich weniger erholt. All das haben etliche Studien übereinstimmend festgestellt. Hinzu kommt, dass ein alkoholisierter Körper die vielfältigen Aufgaben, mit denen er während des Nachtschlafs beschäftigt ist, nur unbefriedigend erledigen kann – was sich auf die Gesundheit natürlich alles andere als positiv auswirkt.

Die viele Jahre gültige Warnung vor anstrengendem Sport in den Abendstunden scheint dagegen nach einer umfangreichen Schweizer Metastudie überholt zu sein. Besonders wenn der Sportler nach dem Training ausgiebig warm (!) duscht, kann er damit rechnen, nach dem Zubettgehen in kürzester Zeit sanft zu entschlummern. Also keine Angst vor körperlicher Betätigung am Ende des Tages. Wobei die ja auch im Bett selbst erfolgen kann. Sex stärkt die Kondition, macht Spaß und erleichtert das Einschlafen – was will man mehr?

Dass man nach ausreichendem Tiefschlaf am nächsten Tag für die Menschen, mit denen man es zu tun hat, sympathischer und attraktiver wirkt, ist zweifellos ein weiterer Gesichtspunkt, der für ausreichend nächtlichen Schlummer spricht.

Aus alledem ergibt sich ein grundsätzlicher Ratschlag, dessen Befolgung sich, wo immer möglich, in vielerlei Hinsicht lohnt: Abends nicht zu spät ins Bett und morgens nicht zu früh wieder raus!

Positiv denken – eine gute Empfehlung?

Es ist keine Entspannungsmethode im engeren Sinn des Wortes, und doch hat es viel mit Stressabbau zu tun: positives Denken. In zahlreichen Büchern und Kursen wird die beglückende, leistungsfördernde, ja sogar heilende Kraft des Optimismus gepriesen. Doch bringt es wirklich Vorteile, alles und jedes durch die berühmte »rosarote Brille« zu sehen?

Zu keinem anderen Thema dieses Buches habe ich derart viele Studien – oder zumindest deren Zusammenfassungen – gelesen, habe mit so vielen angeblichen Experten gesprochen und E-Mails ausgetauscht und war am Ende doch genauso schlau wie vorher. Denn während einige Untersuchungen den Effekt des positiven Denkens geradezu in den Himmel heben, kommen andere zu dem Schluss, selbst verordneter Optimismus sei vollkommen nutzlos, ja er könne sogar beträchtlichen Schaden anrichten.

Festzustehen scheint, dass Menschen, die sich geradezu zwanghaft bemühen, selbst kritischen, ja scheinbar aussichtslosen Situationen irgendetwas Gutes abzuringen, Gefahr laufen, den Blick für die Realität zu verlieren – mit der Gefahr, am Ende eher zu scheitern als jemand, der sich ein objektives, ungeschöntes Bild von der Lage macht und daraus nüchterne Handlungsschlüsse zieht. So wird immer wieder behauptet, positive Gedanken könnten die Heilung von Krankheiten fördern. Und tatsächlich gibt es etliche Studien, die dies angeblich belegen, so zum Beispiel diejenige des amerikanischen Psychologen David Spiegel, der festgestellt hat, dass eine Gruppentherapie, bei der an Brustkrebs erkrankten Frauen beigebracht wird, sich stets positive Gedanken zu machen und keinesfalls negative zuzulassen, die Heilung unterstützt. Doch diese These wurde von einer Forschergruppe um James Coyne von der Pennsylvania University allein anhand von Statistiken widerlegt. Das Thema ist bis heute umstritten: Etlichen Untersuchungen, die einen positiven Effekt einer optimistischen Einstellung auf die Gesundheit belegen, stehen ebenso viele andere gegenüber, die derlei Thesen ins Wanken bringen, indem sie statistische Fehler offenlegen.

Eine sehr umfangreiche Analyse zu dem Thema stammt von Wissenschaftlern der University of New South Wales unter Leitung der Epidemiespezialistin Bette Liu. An der in der Fachzeitschrift *Lancet* veröffentlichen Studie nahmen fast 1 Million Frauen teil, bei denen die Forscher über viele Jahre hinweg verfolgten, an welchen Krankheiten die Teilnehmerinnen litten und letztlich starben. Im Lauf der Untersuchung mussten die Teilnehmerinnen in regelmäßigen Abständen Fragebogen ausfüllen, in denen sie Auskunft zu ihrem Gesundheitszustand, zu Lebensstilfaktoren wie Rauchen und Trinken, aber auch zum Thema Übergewicht sowie zu ihrem persönlichen Glücksgefühl geben sollten. Dabei stellte sich heraus, dass es keinen signifikanten Zusammenhang zwischen der Sterblichkeit und dem Grad des individuellen Optimismus gab. Auf Krankheiten wie Krebs, Herz-Kreislauf-Störungen und andere typische Zivilisationsleiden hatte das selbst beschriebene Glücklich- oder Unglücklichsein keinerlei Einfluss.

Demgegenüber gibt es etliche Studien, die das Gegenteil behaupten. So fanden die australische Professorin Elise Kalokerinos und ihr Team von der University of Queensland in einer viel beachteten Untersuchung mit 50 Teilnehmern im Alter zwischen 65 und 90 Jahren heraus, dass positives Denken dazu beitragen kann, das Immunsystem zu stärken. Als die Wissenschaftler die Probanden aufforderten, sich an möglichst viele zuvor gezeigte Bilder mit teils angenehmen und teils abstoßenden Motiven zu erinnern, fanden sie im Blut derjenigen, denen vor allem die erfreulichen Bilder im Gedächtnis geblieben waren, deutlich mehr Antikörper als bei den anderen, die sich eher an die hässlichen Motive erinnerten.

Doch nicht nur in Bezug auf die Gesundheit kommen die Studien zu widersprüchlichen Resultaten. So belegt etwa eine Analyse unter Leitung von Timur Sevincer von der Fakultät für Psychologie und Bewegungswissenschaft der Universität Hamburg, dass Jobsuchende mit idealisierend positiven Erfolgsfantasien weniger Bewerbungen schreiben, weniger Angebote bekommen und nach zwei Jahren weniger verdienen als ihre Kolleginnen und Kollegen, die ihre Chancen auf dem Arbeitsmarkt eher nüchtern sehen und sich intensiver um eine geeignete Stelle bemühen. Andere Studien belegen, dass Optimisten etwa beim Glücksspiel riskanter agieren und sich eher überschätzen, mit der Gefahr, nicht aufhören zu können und eine Menge Geld zu verlieren.

Das bedeutet aber nicht, dass Pessimisten, die bei allem und jedem mit dem Schlimmsten rechnen und ständig mit Leichenbittermiene durchs Leben gehen, grundsätzlich gut beraten sind. Denn eine positive Grundstimmung ist keinesfalls etwas Schlechtes, im Gegenteil. Nur wer sich gute Chancen ausrechnet, dass ihm das, was er vorhat, gelingen wird, ist bereit, auch gewisse Risiken auf sich zu nehmen. Denken wir nur ans Heiraten. Obwohl allgemein bekannt ist, wie viele Ehen scheitern, sind doch immer wieder Männer und Frauen bereit, das Wagnis einzugehen. Das täten sie sicher nicht, würden sie von vornherein damit rechnen, dass auch ihr persönlicher Bund fürs Leben in die Brüche gehen könnte. Oder nehmen wir die vielen Start-ups, die ständig ins Leben gerufen werden. Auch hier ist den Initiatoren vollkommen klar, dass die Chance zu scheitern statistisch gesehen um ein Vielfaches höher ist als ein Erfolg, und dennoch sind sie optimistisch genug, einen solchen Erfolg gerade für ihr Projekt zu erwarten. Oder wie es die Psychologin Astrid Schütz, Inhaberin des Lehrstuhls für Persönlichkeitspsychologie und Psychologische Diagnostik an der Universität Bamberg, ausdrückt: »Optimismus bringt uns dazu, Dinge anzugehen, die funktionieren können, aber mit Risiken behaftet sind.«

Grundsätzlich ist uns Menschen ein gewisser Grad an Optimismus von Haus aus zu eigen – das belegen unter anderem mehrere Studien einer Forschergruppe um Shelley Taylor, Professorin für Psychologie an der University of California in Los Angeles. Sie ist die Begründerin der sogenannten positiven Illusion, derzufolge ein gesunder Mensch grundsätzlich dazu neigt, alles ein wenig freundlicher zu beurteilen, als es wirklich ist. Tatsächlich ist es offenbar ein menschliches Grundbedürfnis, fast allem, auch wenn es im Grunde unerfreulich ist, immer noch etwas Gutes abzugewinnen – was sich letztlich auch auf unser gesundheitliches Wohlbefinden auswirkt. Das belegt unter anderem die Metastudie eines Forscherteams um die Psychologin Heather Rasmussen von der School of Education and Human Sciences der University of Kansas aus dem Jahr 2009. In der umfangreichen Untersuchung, bei der die Wissenschaftler 83 Einzelstudien ausgewertet haben, kamen sie zu dem Schluss, Optimismus sei eindeutig ein entscheidender Faktor für eine positive Gesundheitsentwicklung.

Bei alledem stellt sich natürlich die Frage, ob wir auf unsere Grundeinstellung – eher optimistisch oder pessimistisch – überhaupt einen Einfluss haben. So habe ich zum Beispiel einen guten Bekannten, der selbst darunter leidet, dass er bei allem, was er anfängt oder eben aus Angst nicht anfängt, davon ausgeht, es könne, ja es werde voraussichtlich schiefgehen. Wie oft hat er mir schon sein Leid geklagt und geseufzt, er hätte auch gerne ein ähnlich positives Naturell wie ich, aber er könne eben nicht aus seiner Haut.

Dabei sind laut Astrid Schütz gerade mal 20 bis 30 Prozent unserer optimistischen oder pessimistischen Einstellung genetisch bedingt, der Rest forme sich im Lauf des Lebens, wobei die Kindheit eine große Rolle spiele. Wer gut behütet und liebevoll umsorgt aufwachse, entwickle sich eher in Richtung Optimist als derjenige, der schon als Kind immer wieder schlimme, angsteinflößende Erfahrungen machen müsse.

Doch ein Pessimist muss nicht dauerhaft ein Pessimist bleiben. Nach Auffassung des Psychoanalytikers und Schriftstellers Wolfgang Schmidbauer ist das Leben ein ständiger Prozess der Kränkungsverarbeitung und Angstbewältigung. Alles, was unser Selbstwertgefühl stärkt, etwa ein interessanter und erfüllender Beruf oder ein spannendes Hobby, aber auch eine glückliche Liebesbeziehung, kann dazu beitragen, die ängstliche Selbstbezogenheit in den Griff zu bekommen. Demnach hat selbst der schlimmste Schwarzseher eine – wenn auch verborgene – Tendenz zum Optimismus. Diese herauszuarbeiten und zu stärken ist Ziel einschlägiger Therapien. Allein schon einen griesgrämigen Patienten auch einmal zum Lachen zu bringen, ist dabei laut Schmidbauer ein Schritt in die richtige Richtung. Und so gelingt es oft nach und nach, aus einem notorischen Pessimisten einen Menschen zu machen, der das berühmte Weinglas eher halb voll als halb leer sieht. Womit wir wieder beim positiven Denken wären.

Ist Lachen tatsächlich gesund?

Norman Cousins war ein Journalist, der 1964 an einer überaus schmerzhaften Wirbelsäulenentzündung erkrankt war, die die Ärzte für unheilbar erklärt hatten. Nach anfänglicher tiefer Verzweiflung beschloss er zähneknirschend, sich in sein Schicksal zu fügen und die letzten Wochen, die ihm noch blieben, wenigstens fröhlich zu verbringen. Also verließ er das Krankenhaus, mietete sich ein Hotelzimmer und begann, möglichst oft und herzlich zu lachen. In seinem Buch *Der Arzt in uns selbst* kann man nachlesen, was ihn dazu veranlasste: »Wenn negative Empfindungen im Körper negative chemische Veränderungen hervorrufen können, überlegte ich, können positive Empfindungen dann nicht auch positive Auswirkungen haben? Oder treten biochemische Reaktionen tatsächlich nur auf, wenn es bergab geht?« Also besorgte er sich Videos, von denen er wusste, dass sie ihn erheitern würden. Und tatsächlich brach er, während er sich die Gags ansah, in wieherndes Gelächter aus und bemerkte dabei, dass seine Qualen immer mehr nachließen. Als er anschließend zu Bett ging, konnte er nach eigenem Bekunden nach langer Zeit endlich wieder einmal einige Stunden tief und vor allem schmerzlos schlafen. »Zehn Minuten herzerfrischendes Lachen«, schreibt er in seinem Buch, »befreiten mich regelmäßig von fast drei Stunden Schmerzen.«

Wie zu erwarten, stieß er bei den Schulmedizinern auf fast einmütige Ablehnung. Doch zum Glück gab es auch einige wenige Wissenschaftler, die sich näher mit dem Fall beschäftigten, darunter der spätere Pionier der Lachforschung, William F. Fry. Der beschloss nach anfänglicher Skepsis, Norman Cousins' Behauptungen auf den Grund zu gehen, und führte einen bemerkenswerten Selbstversuch durch. Er schob ein Video mit witzigen Zeichentrickfilmen in seinen Rekorder und ließ sich, bevor er den Startknopf drückte, von einem Mitarbeiter eine Kanüle in seine Armvene stecken, über die ihm, während er sich vor Lachen ausschüttete, regelmäßig Blut entnommen wurde. Die Ergebnisse waren eindrucksvoll: Während der Lachphasen erhöhte sich die Anzahl der natürlichen Killerzellen des Immunsystems deutlich, und dieser Effekt hielt für etliche Stunden an. Frys Körper hatte also, während er sich köstlich amüsierte, Vorsorgemaßnahmen ergriffen, um sich gegen eventuelle Krankheitserreger zu wappnen.

Dieser Effekt wurde mittlerweile mehrfach wissenschaftlich bestätigt. So unternahm etwa der amerikanische Immunologe Lee S. Berk von der Loma Linda University in Kalifornien einen Versuch mit zwei Gruppen von jeweils 50 Probanden. Von denen durften sich die einen lustige, zum Lachen reizende Filme ansehen, die anderen mussten sich dagegen mit eher tristen Dokumentationen begnügen. Fazit: Nicht nur die Killerzellen, sondern auch sogenannte Immunglobuline, eine spezielle Form von Antikörpern, sowie bestimmte Botenstoffe (Zytokine) des Abwehrsystems hatten erheblich zugenommen. Als Berk die Versuchspersonen einige Tage nach diesem Experiment erneut untersuchte, war der positive Effekt im Vergleich zur Testgruppe, die keinen Grund zur Fröhlichkeit gehabt hatte, noch immer deutlich messbar.

In der Folgezeit konnten Wissenschaftler des von Fry an der Stanford-Universität eingerichteten Zentrums für Lachforschung – dessen Gründung seinerzeit bei etlichen Forschern spöttische Heiterkeit ausgelöst hatte – nachweisen, dass sich beim Lachen nicht nur die Atmung vertieft, sondern auch der Herzschlag beschleunigt und – besonders bemerkenswert – im Gehirn elektrochemische Reaktionen stattfinden, die typisch für erhöhte Wachsamkeit sind. Wer hin und wieder herzhaft lacht, verbessert demnach messbar die Gehirndurchblutung und erhöht auf diese Weise signifikant seine Leistungsfähigkeit. Außerdem steigt die Hauttemperatur, und auch etliche Hormone werden vermehrt ausgeschüttet. Die Forscher fanden sogar Hinweise darauf, dass Lachen die Schmerzempfindlichkeit senkt (das hatte ja schon Norman Cousins begeistert), was vermutlich auf die Ausschüt-

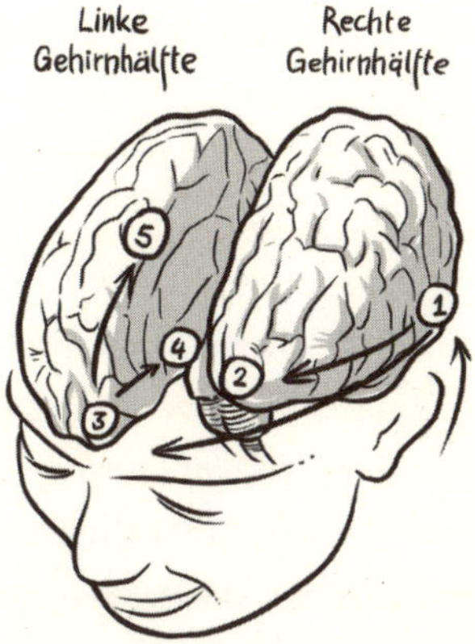

Der Weg des Witzes: 1. Der Witz gelangt über die Ohren in Sprachareale des Gehirns und wird dort analysiert. 2. Der linke Stirnlappen des Denkorgans verarbeitet den Witz rational und erfasst die Pointe. 3. Das Unerwartete im Witz führt zu Aktivität im eher für Emotionen zuständigen rechten Stirnlappen. Widersprüchliche Gefühle werden ausgelöst. Diese sind so stark, dass sie Aktivität im skeptischen Rest des Gehirns unterdrücken. 4. Die Interimsherrschaft des rechten Stirnlappens aktiviert das gehirneigene Belohnungssystem. Es kommt zur Ausschüttung von Glückshormonen und zur Erheiterung. 5. Gleichzeitig wird das für Mimik verantwortliche motorische Areal gereizt. Dieses aktiviert die Muskeln für lautes, spontanes Lachen, das etwa fünf Sekunden dauert.

tung körpereigener Schmerzmittel, sogenannter Endorphine, zurückzuführen ist. Außerdem werden dabei allein im Gesicht 17 und im ganzen Körper circa 80 Muskeln aktiviert, wobei einige angespannt und andere, vor allem im Bereich der Arme und Beine, gelockert werden. Dies kann man immer wieder bei Kindern beobachten, die beim Lachen nicht selten vollkommen die Kontrolle über ihre Muskulatur verlieren und kreischend zu Boden stürzen. Kinder wissen eben instinktiv, was ihnen guttut: Nicht umsonst lachen sie jeden Tag durchschnittlich 400-mal, während es Erwachsene im Mittel nur noch auf kümmerliche 20 Heiterkeitsausbrüche bringen – wobei das weibliche Geschlecht im Durchschnitt lachfreudiger ist als das männliche.

Insgesamt wird der Körper einer Studie zufolge beim Lachen in 20 Sekunden genauso stark beansprucht wie bei drei Minuten schnellen Laufens (was ich, ehrlich gesagt, nicht recht glauben mag). Untersuchungen haben sogar ergeben, dass Menschen, die aufgrund ihrer Lebensweise besonders gefährdet sind, infolge des Verschlusses eines Blutgefäßes einen Herzinfarkt oder Schlaganfall zu erleiden, ihr Risiko allein dadurch signifikant senken können, dass sie möglichst häufig möglichst herzhaft lachen. Und schließlich bedeutet kräftiges Lachen für das Gehirn eine Art meditative Pause, die dazu beiträgt, die Probleme des Alltags weniger ernst zu nehmen, und so ein wohltuendes Gefühl der Befreiung auslöst. Fröhliches Lachen bedingt eine veränderte Sicht der Dinge, die es dem Betroffenen erlaubt, sich selbst und seine Probleme mit größerem Abstand und aus neuer Perspektive zu sehen, und das fördert wiederum die Kreativität und trägt so dazu bei, optimale Lösungen zu finden.

Mittlerweile sind die gesundheits- und leistungsfördernden Effekte des Lachens bei Medizinern allgemein anerkannt, und es gibt sogar eine eigene Forschungsrichtung, die sich intensiv mit den körperlichen und psychischen Aspekten des Lachens beschäftigt, die Gelotologie. Die auf diesem Gebiet forschenden Wissenschaftler haben in zahlreichen Studien wahrhaft Bemerkenswertes herausgefunden, so etwa der Professor für Persönlichkeitspsychologie Willibald Ruch von der Universität Zürich, der 2004 folgenden Versuch unternahm: Eine Gruppe von Probanden durfte sich an einer siebenminütigen Mr.-Bean-Vorführung erfreuen, was der anderen Gruppe verwehrt wurde. Als sämtliche 77 Teilnehmer ihren Unterarm anschließend in Eiswasser tauchten, hielten die vorher Bespaßten den Schmerz deutlich länger aus als ihre Kollegen der Testgruppe. Besonders ausgeprägt war der Effekt, wenn die Probanden sich die heiteren Streifen in Gruppen angesehen und dabei gemeinsam vor Vergnügen gekreischt hatten. Dabei wirkten offenbar zwei Dinge zusammen: das Gefühl des Geborgenseins in Gesellschaft anderer und die Anhebung der Schmerzschwelle durch die beim Lachen ausgeschütteten Endorphine. Wer also häufig unter Schmerzen, etwa hartnäckigem Kopfweh, leidet, sollte möglichst oft und herzhaft lachen – am besten zusammen mit Gleichgesinnten. Damit lässt sich so manche Schmerztablette einsparen.

In einer anderen Studie fanden Forscher unter Leitung des bereits erwähnten kalifornischen Humorspezialisten Lee S. Berk heraus, dass beim Anschauen eines lustigen Films die Blutspiegel der Stresshormone Cortisol und Adrenalin abnehmen, während der des Wachstumshormons Somatotropin ansteigt. Last, but not least bestätigten finnische und britische Forscher 2017 in einer im *Journal of Neuroscience* veröffentlichten Untersuchung, was man schon länger vermutet hatte, dass nämlich durch Lachen im Gehirn Endorphine freigesetzt werden. Außerdem soll fröhliches Gelächter Angst mindern. Besonders erfreulich ist dabei, dass all die positiven Effekte nicht nur dem Lacher selbst, sondern auch denjenigen zugutekommen, die ihm dabei zusehen. Denn vergnügtes Lachen ist bekanntermaßen in höchstem Maße ansteckend.

Dass es zudem wirklich hilft, stressige Situationen besser zu bewältigen, haben im Sommer 2020 Schweizer Wissenschaftler von der Abteilung Klinische Psychologie und Epidemiologie der Universität Basel in einer Untersuchung an 41 Studierenden eindrucksvoll belegt. Die Probanden sollten – von einer speziellen Handy-App in unregelmäßigen Abständen daran erinnert – zwei Wochen lang achtmal täglich aufschreiben, ob sie seit dem letzten Mal gelacht hatten, und falls ja, warum und wie heftig. Dabei zeigte sich eben, dass Stresssituationen in Phasen, in denen die Teilnehmer häufig lachten, von ihnen als weniger bedrohlich empfunden wurden und geringere Symptome verursachten. Mir persönlich scheint diese Art der Analyse allerdings recht zweifelhaft. Denn wenn ich weiß, dass ich immer, wenn ich lache, gleich danach Auskunft geben soll, wann und warum, lache ich doch sicher längst nicht so spontan und gelöst wie unter normalen Umständen.

Dass fröhliches Lachen sich auf die Behandlung diverser Krankheiten speziell bei Kindern ausgesprochen günstig auswirkt, macht man sich seit einiger Zeit in diversen Kliniken zunutze, indem man sogenannte Klinikclowns einsetzt, die die Kleinen mit lustigen Späßen aufheitern. Etliche Studien belegen den Nutzen dieser Maßnahme eindrucksvoll. So kommen etwa Wissenschaftler der Berliner Humboldt-Universität, die in Zusammenarbeit mit Kollegen von der Universität Leipzig den Einsatz von Klinikclowns bei jungen Patienten in einer Studie beurteilt haben, zu folgendem Schluss: »Lachen und Humor reduzierten bei den kranken Kindern die Angst vor einer Operation erheblich. Das Wohlfühlhormon Oxytocin, das unter anderem hilft, Stress abzubauen, erhöhte sich während unserer Untersuchung um 30 Prozent. Eine Befragung von Eltern, Kindern, Clowns und Klinikmitarbeitern ergab zudem, dass die Kinder weniger ängstlich waren. War kein Klinikclown anwesend, blieb der Wert dagegen gleich.« Andere Untersuchungen belegen eindrucksvoll, dass Klinikclowns auch bei der Behandlung schwerstkranker Erwachsener wertvolle Dienste leisten und den Therapieerfolg erhöhen.

Es lohnt sich also, öfter zu lachen. Man tut damit seiner Gesundheit und seinem Wohlbefinden eindeutig etwas Gutes. Doch was tun, wenn man nun mal ein eher ernster Mensch ist, dem fröhlich zu sein von Natur aus schwerfällt? Dann lohnt es sich vielleicht, professionelle Hilfe in Anspruch zu nehmen und das Lachen regelrecht neu zu erlernen. Ein mittlerweile gut erprobtes Verfahren, mit dem das erstaunlich gut gelingt, ist das sogenannte Lachyoga. Im Mittelpunkt dieser Form des asiatischen Körperbeherrschungs- und Entspannungstrainings stehen Dehn- und Atemtechniken, die die Übenden in Verbindung mit pantomimischen Einlagen zum Lachen bringen sollen. Das sei ihnen – so berichten Teilnehmer – am Anfang alles andere als leichtgefallen, doch mit der Zeit hätten sie ihre Hemmungen abgelegt, und ihr anfänglich aufgesetztes Lachen sei schließlich in echtes, von innen kommendes Gelächter übergegangen.

Entwickelt wurde die Technik von dem indischen Arzt Madan Kataria aus Bombay, heute Mumbai. Im März 1995 gründete er in seiner Heimat den ersten »Lachklub«, der bald in vielen Ländern Nachahmer fand. Inzwischen wird das »Lachen ohne Grund« allein in Deutschland in fast 300 und weltweit in vielen Tausend derartigen Vereinigungen gelehrt. Eine davon befindet sich bestimmt auch in Ihrer Nähe. Schauen Sie doch mal rein.

Zum Schluss noch ein paar Bemerkungen über ein Phänomen, das zu einer viel gebrauchten Metapher geworden ist: »Ich lach mich tot.« Gibt es das tatsächlich? Nun, am Lachen gestorben ist, soweit bekannt ist, bislang noch niemand. Dagegen ist es durchaus möglich, dass man bei einem heftigen Heiterkeitsausbruch das Bewusstsein verliert und ohnmächtig zusammenklappt. Die Rede ist von der sogenannten Lachsynkope, die zwar sehr selten ist, aber in der medizinischen Fachliteratur immer mal wieder beschrieben wird. Bekannt geworden ist beispielsweise der Fall eines älteren Mannes, den ein Witz in geselliger Runde derart begeisterte, dass er vor lauter Lachen nach Luft schnappen musste – und plötzlich bewusstlos nach vorn auf die Tischplatte kippte. Damit erging es ihm ähnlich wie einem Friseur, der über einen Witz, den ihm ein Kunde erzählte, in schallendes Gelächter ausbrach – und gleich darauf ohnmächtig am Boden lag.

Die Ursache des skurrilen Phänomens ist nicht völlig geklärt. Wahrscheinlich ist dafür der bei heftigem Lachen stark erhöhte Druck im Brustraum verantwortlich, der den Blutrückfluss zum Herzen behindert. In der Folge bekommt das Gehirn, das ja bis zu 20 Prozent des durch den Kreislauf gepumpten Blutes verbraucht, zu wenig Sauerstoff, und das führt wiederum zu plötzlichem Schwarzsehen bis hin zu einer veritablen Ohnmacht. Möglich ist aber auch, dass bestimmte neuronale Reflexe durch den gesteigerten Druck im Brustraum das Bewusstsein kurzzeitig beeinflussen. Aber das kommt, wie gesagt, so selten vor, dass man sich aus Angst vor einem Bewusstseinsverlust ganz bestimmt keinen Heiterkeitsausbruch verkneifen muss, und sei er noch so heftig.

Fazit meiner Studien: Eine positive Grundeinstellung ist im Leben zweifellos von Vorteil. Sie lässt einen Menschen gelassener in die Zukunft bli-

cken, hält unnötige Sorgen vor beängstigenden Ereignisse fern, die meist doch nicht eintreten, und verhindert, Chancen vor lauter Bedenken nicht zu ergreifen. Bei alledem sollte man aber eine gewisse Skepsis und vor allem die realistische Einschätzung einer Situation nicht vergessen. Insofern ist krampfhaft positives Denken eher abzulehnen – abgesehen davon, dass das in Anbetracht der Umstände vielfach gar nicht möglich ist. Wer gerade die Diagnose Bauchspeicheldrüsenkrebs bekommen hat, wird kaum in der Lage sein, der Sache irgendetwas Erfreuliches abzugewinnen. Insofern ist der Rat »Positiv denken!« vielleicht gut gemeint, aber in vielen Fällen schlicht nicht machbar. Außerdem verstellt einem das zwanghafte Bemühen um eine wie auch immer geartete optimistische Sichtweise nicht selten den Blick für die Realität und lässt uns falsche Schlüsse ziehen, die ein eher zweifelhaftes Verhalten nach sich ziehen.

Weil wir gerade bei Krankheiten sind: Hier ist die Studienlage, ob positive Gedanken die Heilungsaussichten fördern, alles andere als eindeutig. Untersuchungen, die dies behaupten, leiden nachweislich oft unter methodischen Fehlern. Deshalb ist eine »gesunde« Portion Skepsis durchaus angebracht. Es kommt eben auf das Maß an. Übertriebener Optimismus ist ebenso wenig zielführend wie notorischer Pessimismus, unter dem die Betroffenen zudem nicht selten selbst am meisten leiden. Da tröstet es, dass die individuelle Grundhaltung nur zu einem geringen Teil genetisch bedingt und daher durchaus veränderbar ist. Ein notorischer Schwarzseher wird sicher kein fröhlicher Strahlemann werden, aber Untersuchungen belegen, dass es durchaus möglich ist, den bei den meisten Menschen von Haus aus vorhandenen – wenn auch oft nur mit Mühe erkennbaren – Optimismus zu stärken. Ob allerdings obsessives positives Denken zielführend ist, darf – glaubt man den einschlägigen Untersuchungen – mit Fug und Recht bezweifelt werden.

Dabei gibt es eine einfache, aber nachgewiesenermaßen wirksame Methode, mit der man seine Laune gezielt verbessern kann: öfter mal bewusst lächeln! Wohlgemerkt einfach so, ohne dass es dafür einen konkreten Grund gibt. Dadurch werden nämlich – ich habe das einmal in einem sehr empfehlenswerten Seminar gelernt – spezielle Gesichtsmuskeln akti-

viert, was das Gehirn als Zeichen guter Laune wertet. Das kurbelt daraufhin biochemische Prozesse an, an deren Ende die Produktion von Botenstoffen steht, die unsere Stimmung positiv beeinflussen. Die Psychologin Lioba Werth, die an der Universität Würzburg intensiv über dieses »Facial Feedback« geforscht hat, meint dazu: »Ein positiv-offener Ausdruck gibt unserem Gehirn zu verstehen, dass wir uns gerade in einer entspannten, lockeren und damit sicheren Atmosphäre befinden, und stimmt es auf die Verarbeitung positiver Inhalte ein.« Den Effekt können wir sogar noch steigern, wenn wir nicht nur im stillen Kämmerlein vor uns hin grinsen, sondern die Supermarktkassiererin, den Briefträger, die Nachbarin und all die anderen Menschen, mit denen wir im Lauf des Tages zu tun haben, möglichst freundlich anlächeln. Die lächeln dann nämlich oft zurück, und das tut uns nachweislich gut und hebt unsere Stimmung.

Noch effektiver ist aber zweifellos die Teilnahme an einem Lachyoga-Training. Jedenfalls berichten die meisten Absolventen derartiger Übungskurse begeistert davon, wie gut ihnen das erlernte Lachen getan hat und noch immer tut. Ich überlege mir, mir die Sache demnächst einmal näher anzusehen. Im Kreise Gleichgesinnter müsste ich es ja wohl auch schaffen, meine Hemmungen abzulegen und mit der Zeit immer mehr von dem erlernten Lachen zu profitieren.

Zum Schluss noch ein persönlicher Tipp (oder sollte ich besser sagen: Trick?), der im weiteren Sinn auch mit positivem Denken zu tun hat und den ich selbst seit vielen Jahren mit großem Erfolg praktiziere. Ich will gerade hinter einem Lieferwagen in eine Hauptstraße einbiegen und gebe beherzt Gas, als ich furchtbar erschrecke. Unmittelbar hinter dem Kleinlaster folgt ein Miniauto, das ich total übersehen habe. Ich trete mit voller Kraft auf die Bremse, ein Quietschen, dann stehe ich. Gerade noch mal gut gegangen! Zwischen mein Auto und das andere hätten keine zwei Finger gepasst. Puh, Glück gehabt! Ein paar Wochen später: Ich will mir in einem kleinen Szenekino einen Film anschauen, der mich schon lange interessiert und nur heute Abend läuft. Doch zu Hause noch ein unerwarteter Anruf, dann rote Welle. Ich bin spät dran. Am Ende zur Kinokasse gehetzt und dort miterlebt, wie eine Frau vor mir die letzte Eintrittskar-

te ergattert. Ich muss draußen bleiben. Eine zweite Chance gibt es nicht. Mist, Pech gehabt!

Etwas in der Art passiert wohl jedem mal. Doch entscheidend ist, wie man damit umgeht. Viele Zeitgenossen ärgern sich nämlich jedes Mal schwarz, wenn bei ihnen etwas schiefläuft, finden es aber total selbstverständlich und freuen sich kein bisschen, wenn sie mal so richtig Glück haben. Und genau das tue ich. Nach einem Erlebnis wie dem Beinahe-Unfall sage ich mir ganz bewusst, dass ich gerade eine Menge Dusel gehabt habe. Dann macht mir ein Missgeschick wie das an der Kinokasse gleich viel weniger aus. Denn per saldo bin ich ja mit meinem Schicksal quitt. Oder allgemein: Wer sich auch Momente, in denen er verdammtes Glück hat, intensiv bewusst macht, erträgt es viel leichter, wenn mal etwas in die Hose geht. Probieren Sie es aus, ich garantiere Ihnen, es funktioniert.

Macht Gehirnjogging intelligent?

Auf den ersten Blick scheint Gedächtnis- und Intelligenztraining – neudeutsch »Gehirnjogging« genannt – mit Entspannung nichts zu tun zu haben. Eher scheint das Gegenteil der Fall zu sein. Doch seit jeder von uns ständig ein Smartphone mit sich herumträgt, hat sich das grundlegend geändert. Denn damit steht jederzeit und überall ein Gerät zur Verfügung, mit dessen Hilfe man nicht nur nutzlose Zeit – etwa im Wartezimmer eines Arztes – überbrücken, sondern dabei auch gleich noch etwas für seinen Geist tun kann … wobei der letzte Gesichtspunkt sicher eine untergeordnete Rolle spielt. Ich selbst zum Beispiel beschäftige mich während erzwungener Untätigkeit gern mit Spielen, bei denen ich Aufgaben lösen muss, die durchaus eine Menge Nachdenken erfordern. So spiele ich gerne gegen mein Smartphone Schach, versuche, ein kniffliges Sudoku oder ein höheres Freecell-Level zu lösen. Dabei bilde ich mir ein, ich würde das Angenehme mit dem Nützlichen verbinden. Denn schließlich vertreibe ich mir die öde Wartezeit und verhindere durch die Konzentration auf die gestellten Aufgaben gleichzeitig, dass sich in mir quälende Nervosität breitmacht – was ja durchaus einen entspannenden Effekt hat. Und last, but not least tue ich dabei sogar auch noch etwas für mein Kombinations- und abstraktes Vorstellungsvermögen und damit letztlich für meine Intelligenz. Doch gerade, was Letzteres betrifft, sind sich die dazu veröffentlichten wissenschaftlichen Studien alles andere als einig.

Fest steht, dass sich in unserem Gehirn im Gegensatz zu früheren Auffassungen bis ins Alter hinein neue Nervenzellen bilden, die sich, je nach Beanspruchung, neu miteinander verknüpfen können. Auf diese Weise lösen bestimmte, immer wiederkehrende geistige Herausforderungen im Gehirn spezifische Anpassungsreaktionen aus, eine überaus erfreuliche Eigenschaft, die man als »neuronale Plastizität« bezeichnet. Besonders eindrucksvoll belegt haben das unter anderem die Hirnforscherinnen Katherine Woollett und Eleanor Maguire vom University College London im Jahr 2011. Die beiden Wissenschaftlerinnen untersuchten 79 angehende Londoner Taxifahrer zu Beginn und am Ende ihrer mindestens drei Jahre dauernden Ausbildung per Gehirnscan. Dabei stellten sie fest, dass sich bei denjenigen Kandidaten, die die Abschlussprüfung bestanden hatten, im Verlauf der drei Jahre der Hippocampus, von dem ja schon wiederholt die Rede war, deutlich vergrößert hatte, was bei den Ausbildungsabbrechern oder Durchfallern nicht der Fall war. Der Hippocampus ist aber die Hirnstruktur, die unter anderem maßgeblich für die großräumige Orientierung zuständig ist. Das Zurechtfinden im komplizierten Londoner Straßengewirr hatte bei den Kandidaten also zu einem strukturellen Umbau des Gehirns geführt.

Auf diese berühmt gewordene Studie berufen sich gerne Entwickler sogenannter Gehirnjogging-Software, mit deren Hilfe man angeblich nicht nur seine geistige Leistungsfähigkeit – laut Werbung eines Anbieters um bis zu 40 Prozent (!) – steigern, sondern auch den altersbedingten Abbau der Gehirnmasse stoppen oder zumindest verlangsamen kann. Und da Millionen Menschen derlei Versprechen glauben und voller Eifer entsprechende Trainingsprogramme absolvieren, verdienen die einschlägigen Firmen mit ihren Produkten nicht schlecht. Doch lohnt sich die Ausgabe tatsächlich?

Dieser Frage ist unter anderem ein Team um den britischen Neurowissenschaftler und Buchautor Adrian Owen vom Medical Research Center Cambridge in einer groß angelegten und weltweit viel beachteten Studie nachgegangen, bei der die Forscher die 11 430 Teilnehmer in drei Gruppen einteilten. In der ersten Gruppe trainierten die Probanden mithilfe populärer Gehirnjogging-Programme logisches Denken, vorausschauendes Planen sowie die Fähigkeit zur Lösung bestimmter Probleme. In der zweiten Gruppe übten die Teilnehmer vor allem ihr Kurzzeitgedächtnis, ihre Aufmerksamkeit, das Verarbeiten räumlicher Eindrücke sowie ihre mathematischen Fähigkeiten. Die dritte Gruppe schließlich diente zum Vergleich: Ihre Mitglieder mussten lediglich einfache Suchaufgaben durch Surfen im Internet lösen. Alle Teilnehmer sollten mindestens dreimal wöchentlich für jeweils eine Viertelstunde trainieren.

Nach sechs Wochen stellte sich heraus, dass sämtliche Teilnehmer in der Disziplin, die sie eifrig geübt hatten, merklich besser geworden waren – aber eben nur auf diesem begrenzten Sektor. Dagegen hatte sich ihre allgemeine geistige Leistungsfähigkeit nicht gesteigert. Wie es einer der Forscher zusammenfassend ausdrückte: »Wer am Computer das Klötzchen-Kombinationsspiel Tetris übt, wird eben in Tetris besser – nicht mehr und nicht weniger.« Martin Meyer, Professor am Psychologischen Institut für Neuroplastizität und Lernen des gesunden Alterns an der Universität Zürich, stimmt ihm zu: »Mittlerweile erhärtet sich die Erkenntnis, dass die kommerziellen Gehirnjogging-Angebote immer nur bestimmte kognitive Leistungen verbessern. Wer Sudoku trainiert, kann mit der Zeit besser Sudokus lösen – mehr nicht.«

Doch das scheint nicht der Weisheit letzter Schluss zu sein. Vielmehr meldeten sich nach Erscheinen der Owen-Studie (wegen der Mitwirkung des Fernsehsenders BBC auch »BBC-Studie« genannt) zahlreiche Kritiker zu Wort, die der Untersuchung gravierende methodische Fehler unterstellten. So bemängelt etwa Torkel Klingberg, ein schwedischer Neurowissenschaftler am Karolinska-Institut Stockholm, die Trainingsdauer sei viel zu kurz gewesen, um aussagekräftige Resultate zu liefern. Nach seiner Ansicht seien für einen seriösen Test mindestens acht bis zwölf Trainingsstunden erforderlich, bevor man bei den Teilnehmern eine deutliche Veränderung erkennen könne.

Unterstützt wird Klingberg in seiner Kritik von dem Psychologen Peter Snyder von der Brown University in Rhode Island, der zudem massive Einwände gegen die Probandengruppe erhebt, bei denen der älteste Teilnehmer gerade einmal 60 war. Nach Snyders Meinung sind nämlich positive Effekte kognitiven Trainings ganz besonders bei Senioren zu erkennen. Außerdem könne man davon ausgehen, dass bei den Probanden, die sich ja freiwillig gemeldet hätten, eine »natürliche Neigung zu derlei Übungen« vorliege, sodass zumindest ein Teil von ihnen erhebliche Vorkenntnisse und Erfahrungen mitgebracht habe.

Schließlich kritisieren mehrere Wissenschaftler die Auswahl der Übungen, die zu einfach und vor allem nicht dem individuellen Leistungsvermögen der Teilnehmer angepasst gewesen seien. Das sei, als ließe man Menschen unterschiedlicher Fitness und Kraft allesamt mit 10-Kilo-Hanteln trainieren und stelle hinterher fest, das Hanteltraining habe keinerlei Effekt.

Und tatsächlich sind nach der so bemängelten Studie zahlreiche andere erschienen, die diese Kritikpunkte aufgreifen und ganz andere Ergebnisse liefern. So etwa die sogenannte COGITO-Studie, bei der 101 junge Männer und Frauen von 20 bis 31 sowie 103 Senioren von 65 bis 80 an 100 Tagen jeweils eine Stunde lang am Computer ihre geistige Leistungsfähigkeit trainierten. Das Resultat war eine deutliche Steigerung der kognitiven Fähigkeiten, und das auch bei nicht geübten Aufgaben. Insbesondere wurde ein verbessertes Arbeitsgedächtnis, von Wissenschaftlern als Quelle der Intelligenz angesehen, festgestellt. Dieses brauchen wir beim Planen, beim Verstehen komplexer Sachverhalte sowie um Neues zu lernen. Zur Überraschung der Experten waren die Verbesserungen in diesem Bereich sowohl bei den Jungen als auch bei den Älteren gleichermaßen hoch.

	+		+		=	13
x		+		–		
	x	5	–		=	44
–		x		+		
	+		–		=	11
=		=		=		
30		42		9		

Gehirnjogging: Bei dieser Übung Punkt- vor Strichrechnung beachten.
Lösung des Rätsels auf Seite 285.

Zu ähnlichen Ergebnissen kommt eine Untersuchung von Tilo Strobach, Professor für Allgemeine Psychologie an der MSH Medical School Hamburg, der gemeinsam mit Prof. Lynn Huestegge von der Universität Würzburg 152 Versuchspersonen Aufgaben eines kommerziellen Gehirnjogging-Programms bearbeiten ließ. Fazit: Nach Abschluss des Trainings hatten so gut wie alle Teilnehmer ihre kognitiven Leistungen deutlich verbessert. Einige von ihnen waren danach sogar in der Lage, Tests, die andere als die speziell trainierten Hirnbereiche beanspruchten – etwa solche zur kognitiven Flexibilität –, schneller und besser zu lösen. Die Aussagen, Tetris- und Sudoku-Training verbessere die Leistungsfähigkeit nur bei ebendiesen Spielen, scheint also zumindest sehr zweifelhaft zu sein.

Mittlerweile belegen Studien sogar, dass selbst Computer-Videospiele in der Lage sind, das Gehirn zu trainieren. Für besondere Aufmerksamkeit sorgte in diesem Zusammenhang die Untersuchung des Max-Planck-Instituts für Bildungsforschung in Zusammenhang mit der Psychiatrischen Universitätsklinik der Berliner Charité. Dabei ließen die Wissenschaftler Erwachsene über zwei Monate hinweg täglich 30 Minuten das Videospiel »Super Mario 64« spielen und verglichen ihre geistige Leistungsfähigkeit nachher mit den Mitgliedern einer Kontrollgruppe, die sich in der fraglichen Zeit vom Computer ferngehalten hatten.

Als dabei unter anderem auch die Gehirnstruktur der Probanden mithilfe der Magnetresonanztomografie (MRT) vermessen wurde, zeigte sich bei den Videospielern im Vergleich zur Kontrollgruppe eine Vergrößerung von Hirnarealen, die unter anderem für räumliche Orientierung, Gedächtnisbildung, strategisches Denken sowie für die Feinmotorik der Hände von zentraler Bedeutung sind. Interessanterweise waren diese Veränderungen umso ausgeprägter, je mehr Spaß die Probanden beim Spielen hatten. »Das belegt, dass sich bestimmte Hirnregionen durch Videospielen gezielt trainieren lassen«, kommentiert Studienleiterin Simone Kühn, Wissenschaftlerin im Bereich Entwicklungspsychologie des Max-Planck-Instituts für Bildungsforschung, und fügt hinzu, dass sich Videospiele möglicherweise zur Behandlung psychischer Erkrankungen nutzen lassen, bei denen speziell diese Hirnregionen verändert sind.

Fazit meiner Studien: Nach kritischer Analyse diverser Untersuchungen scheint festzustehen, dass Gehirnjogging durchaus die geistige Leistungsfähigkeit verbessert, wenn auch vor allem bei den speziell trainierten Funktionen. Zwar gibt es Studien, die einen positiven Effekt auch auf sogenannte Transferleistungen, das heißt auf andere als die geübten, nachweisen, aber auf diesem Sektor herrschen noch viele Zweifel und es bedarf noch etlicher weiterer Untersuchungen, bis diese Frage – wenn überhaupt – abschließend geklärt ist.

Auch wenn es Eltern, die sich über die Computer-Spielsucht ihrer Sprösslinge aufregen, nicht gefallen wird, steht zudem fest, dass Videospiele – sofern es sich nicht um brutale und menschenverachtende Horrorversionen handelt – diejenigen, die sich gern mit ihnen beschäftigen, keines-

falls dümmer machen, sondern im Gegenteil die Leistungsfähigkeit ihres Gehirns steigern. Das gilt umso mehr, je komplexer und vielfältiger die Anforderungen sind. Frühere Untersuchungen, die zum gegenteiligen Resultat kamen, litten nachweislich an methodischen Fehlern.

Fest scheint jedenfalls zu stehen, dass Gehirnjogging ebenso wie Computerspiele, sofern man es damit nicht übertreibt, nicht schaden können. Besonders Senioren profitieren offensichtlich davon. Fest steht aber auch, dass es eine mindestens ebenso wirksame und dazu noch wesentlich kostengünstigere Methode gibt, das Gehirn bis ins hohe Alter leistungsfähig zu erhalten. Sie, liebe Leserinnen und Leser, wissen, was ich meine: echtes Jogging beziehungsweise jede Form von körperlicher Aktivität. Die dadurch ausgelöste Mehrdurchblutung und verbesserte Sauerstoffversorgung des Gehirns lässt sich in diesem Ausmaß selbst mit dem raffiniertesten Computer-Übungsprogramm nicht annähernd erreichen – schon gar nicht in derart kurzer Zeit.

Lesen – viel mehr als nur Entspannung

Ein gutes Buch, dazu eine Tasse Tee oder Kaffee, im Hintergrund leise Musik – für mich Gemütlichkeit und Entspannung pur. Und das sehen erfreulicherweise viele Mitmenschen ähnlich. Obwohl das Bücherlesen auch nicht mehr das ist, was es einmal war. Denn in meiner Jugend gab es weder Computer noch Smartphones, wir kannten weder Facebook noch Instagram oder YouTube. Und Telefonieren war teurer Luxus. Was blieb uns Kindern und Jugendlichen also? Lesen, und das reichlich. Und weil unsere Eltern, Verwandten und Bekannten das gut fanden, schenkten sie uns zu Weihnachten und Geburtstag vor allem eines: Bücher.

Heute ist das anders. Die Studie »Lesen in Deutschland 2008«, für die 2500 Jugendliche und Erwachsene befragt wurden, ergab, dass in Deutschland jeder Vierte noch nie freiwillig ein Buch gelesen hat. Demgegenüber gibt es nach wie vor die Vielleser von 50 und mehr

Büchern im Jahr. Die machen aber nur rund 3 Prozent der Bevölkerung aus. Dagegen werden die klassischen Gelegenheitsleser mit einem bis vier Büchern im Monat immer weniger, was sicher auch daran liegt, dass 45 Prozent der 14- bis 19-Jährigen nach eigenem Bekunden als Kind nur ganz selten oder überhaupt nie ein Buch geschenkt bekamen.

Dabei hat Lesen auch heute noch eine Menge zu bieten. So hat etwa eine Wissenschaftlergruppe um die Soziologin Joanna Sikora von der Australian National University herausgefunden, dass Menschen, die von zahlreichen Büchern umgeben aufwachsen, auf die sie jederzeit Zugriff haben, als Erwachsene nicht nur besser lesen und schreiben können als Lesemuffel, sondern auch Vorteile beim Rechnen haben und zudem technische Probleme leichter lösen. Ihre 2019 im Fachblatt *Social Science Research* veröffentlichten Erkenntnisse verdanken die Forscher einer groß angelegten Umfrage, an der 160 000 Erwachsene zwischen 25 und 65 Jahren aus mehr als 30 Ländern teilgenommen haben. Als die Interviewten ihre Lese-, Schreib- und Rechenfähigkeiten demonstrieren sollten, stellte sich heraus, dass etwa Schulabgänger ohne höheren Bildungsabschluss, die mit vielen Büchern aufgewachsen waren, problemlos mit Universitätsabsolventen mithalten konnten, die ihre Kindheit und Jugend weitgehend bücherlos verbracht hatten.

Eine Erklärung für dieses Phänomen liefert möglicherweise eine andere Studie, derzufolge die Lektüre von Büchern nachweisbare Veränderungen im Gehirn zur Folge hat. Die Untersuchung stammt von einer Wissenschaftlergruppe um den Psychiater und Verhaltensforscher Gregory Baines von der Emory University in Atlanta, Georgia. Die Experten untersuchten drei Wochen lang die Gehirntätigkeit von 20 Freiwilligen im Alter von 19 bis 27 Jahren mittels Magnetresonanztomografie (MRT), und zwar jeweils einmal bevor und einmal nachdem diese aufmerksam längere Passagen des Romans *Pompeji* von Robert Harris gelesen hatten. Dabei zeigten sich als Folge der Lektüre deutliche Veränderungen im Bereich des Temporallappens, eines Teils des Gehirns, der maßgeblich an der Erfassung gelesener Texte und der Fähigkeit zur Abstraktion beteiligt ist. Und was das Erstaunliche ist: Die Umbauvorgänge blieben auch erhalten, als die Teilnehmer mit dem Buch schon längst fertig waren. Dazu Prof. Baines: »Offenbar prägen unsere Lieblingsbücher unser Gehirn stärker als gedacht.«

Gilt das nur für Romane oder auch für Sachbücher? Dieser Frage widmet sich eine Studie der beiden Literaturwissenschaftler David Kidd und Emanuele Castano von der New School for Social Research in New York. In mehreren Experimenten teilten sie knapp 700 Freiwillige in zwei Gruppen. Während die einen Passagen aus diversen Romanen lasen, beschäftigten sich die anderen mit Auszügen aus Sachbüchern oder Texten aus Magazinen. Anschließend absolvierten sämtliche Probanden verschiedene Übungen, bei denen es vor allem um Empathie ging – also die Fähigkeit, sich in seine Mitmenschen hineinzuversetzen. Resultat: Beim intuitiven Erfassen fremder Gefühle und Gedanken schlug sich die Literaturgruppe jedes Mal besser als die Magazinleser, und zwar unabhängig von Alter, Bildung oder Geschlecht. »Offenbar vergrößert Belletristik unser Verständnis für das Leben unserer Mitmenschen«, schreiben die Forscher abschließend, »und hilft uns dabei, Gemeinsamkeiten zu erkennen.«

Aber das Beste kommt zum Schluss: Wer viel liest, lebt länger! Das ist jedenfalls das Ergebnis einer Untersuchung von Wissenschaftlern der renommierten Yale-Universität, veröffentlicht 2016 in der Fachzeitschrift *Social Science and Medicine*. Die Forscher werteten die Daten von 3635 mindestens 50 Jahre alten Personen über einen Zeitraum von zwölf Jahren aus, die sie in die drei Kategorien Nicht-, Durchschnitts- und Vielleser einteilten. Dabei fanden sie heraus, dass Bücherfreunde im Durchschnitt signifikant später sterben als Nichtleser. Das gilt aber erstaunlicherweise nur für Bücher, nicht hingegen für Zeitschriften und Zeitungen. Wer länger leben will, muss also möglichst oft zum Buch greifen.

Dazu die Hauptautorin der Studie, die Spezialistin für öffentliche Gesundheit Avni Bavishi: »Wir haben herausgefunden, dass das Lesen von Büchern einen Überlebensvorteil bietet. Der Effekt erwies sich als proportional zur Lesedauer. Wer bis zu vier Stunden pro Woche ein Buch liest, hat eine um etwa eineinhalb Jahre höhere Lebenserwartung als Nichtleser. Bei Viellesern, die noch deutlich mehr Zeit schmökern, liegt die Lebenserwartung sogar um bis zu drei Jahre höher. Es scheint, dass Lesen die kognitiven Fähigkeiten älterer Menschen verbessert und dass dies der Grund für ihren Überlebensvorteil ist. Offensichtlich ist ein gutes Buch so etwas wie Medizin zum Blättern.« Wenn man das weiß, macht das Lesen bei Kaffee oder Tee und leiser Hintergrundmusik doch gleich noch viel mehr Spaß.

Zum Schluss dieses Kapitels noch ein paar Worte zu E-Book-Readern, PCs, Notebooks, Tablets oder Smartphones. Versteht man das, was man auf einem solchen Gerät liest, genauso gut, wie wenn man ein gedrucktes Buch in Händen hält? Ist es daher sinnvoll, Schülern und Studenten im Zuge der verbesserten Digitalisierung Texte hauptsächlich auf elektronischen Medien vorzulegen? Mit dieser Frage beschäftigt sich eine Studie der Professorinnen Lauren M. Singer und Patricia A. Alexander von der University of Maryland. Ich möchte hier nicht genauer auf die Versuche der beiden Damen eingehen und beschränke mich daher auf die Resultate ihrer 2017 im Fachblatt *Journal of Experimental Education* veröffentlichten Studie. Demnach lasen die getesteten Schüler und Studenten auf dem Bildschirm deutlich schneller als in einem Buch. Auch waren sie subjektiv der Meinung, das Gelesene sei in digitaler Form leichter verständlich. Doch dann ergaben mehrere Tests eindeutig, dass Probanden, denen die Forscherinnen nur den gedruckten Text vorgelegt hatten, dessen Inhalt wesentlich genauer und detaillierter wiedergeben konnten als ihre Bildschirm-Kollegen. Die Forscherinnen erklären das mit der Notwendigkeit, den Text auf einem elektronischen Medium ständig weiterzuscrollen. Das verhindere offenbar, dass sich das Gehirn kontinuierlich mit dem Gelesenen beschäftige. Offenbar unterbreche jede Scrollbewegung den Informationsfluss zwischen Auge und Gehirn, sodass das Gehirn immer wieder neu ansetzen müsse, bevor das vorher Gelesene fest verankert sei.

Fazit meiner Studien: Ein gutes Buch zu lesen macht nicht nur Spaß und schafft Abstand zu den Pflichten des Alltags, sondern es bringt auch konkrete Vorteile mit sich: Es fördert die geistige Flexibilität, steigert die Konzentrationsfähigkeit, erleichtert die Lösung technischer Probleme und fördert das Sich-Einfühlen in andere Menschen. Und was das Beste ist: Es verlängert sogar messbar das Leben. Dabei erleichtert das gedruckte Buch im Vergleich mit einem digitalen Lesegerät das Verständnis des Gelesenen. Die Benutzung neuer Technologien bedeutet also nicht automatisch leichteres oder schnelleres Lernen. Wer Texte auf einem digitalen Gerät liest – wobei ich mich natürlich einschließe –, sollte sich daher unbedingt bemühen, dies bewusst langsam und gründlich zu tun.

Was tut uns gut, was nicht? Ein Sammelsurium populärer Gesundheitstipps

Bevor ich zu dem ebenso umfangreichen wie pausenlos im Umbruch begriffenen Thema Ernährung komme, möchte ich mich im Folgenden mit einer Reihe populärer Gesundheitstipps und -warnungen beschäftigen. Also mit Ratschlägen nach dem Schema »Man soll …« beziehungsweise »Man darf nicht …«, mit denen uns zum Teil schon unsere Eltern und Großeltern genervt haben – und zwar streng aus Sicht wissenschaftlicher Studien. Da sich die einzelnen Empfehlungen nur sehr bedingt in übergeordnete Themenfelder gliedern lassen, habe ich sie einfach alphabetisch aneinandergehängt.

Los geht's!

A wie Auswaschen: Darf man Wunden mit Wasser auswaschen?

Grundsätzlich bietet jede Wunde, feucht, warm und nährstoffreich, wie sie ist, Mikroorganismen eine geradezu ideale Vermehrungsgrundlage. Sind diese nicht schon bei der Verletzung in die Wunde gelangt, so erledigen das im Anschluss sehr oft keimbeladene Hände, Flüssigkeiten oder irgendwelche Gegenstände. Ideal wäre es daher, wenn sämtliche möglichen Krankheitserreger vor dem Verbinden aus der

Wunde entfernt würden und wenn dazu eine sterile Flüssigkeit benutzt würde. Doch eine solche steht bei einem Unfall oft nicht zur Verfügung. Darf man dann einfaches Leitungswasser verwenden?

Die Studienlage zu dieser Frage ist uneinheitlich, was allein schon daran liegt, dass mal an Tieren und mal an Menschen experimentiert wurde, dass es sich mal um akute und mal um chronische Wunden handelte und – nicht zuletzt – dass das verwendete Wasser in den einzelnen Ländern, aus denen die wenigen Veröffentlichungen stammen, keinesfalls von gleicher Qualität ist. So erlaubt etwa die deutsche Trinkwasserverordnung einen Gehalt von 100 Bakterien pro Milliliter Wasser, das heißt, dieses ist durchaus nicht komplett keimfrei. In den USA dagegen, wo Leitungswasser wesentlich stärker gechlort wird, enthält es deutlich weniger Mikroorganismen, dafür nimmt man die schädlichen Wirkungen des Chlors in Kauf.

In einer Metaanalyse bis dahin existierender Studien aus dem Jahr 2003 kommen die Autoren Shila Patel und Pauline Beldon vom nationalen Gesundheitsdienst im englischen Leeds zu dem wenig befriedigenden Schluss, eine allgemeingültige Aussage zu dem Thema sei aufgrund der widersprüchlichen Ergebnisse schlicht nicht möglich. Ein konkreteres Resultat liefert dagegen die Studie der beiden australischen Forscherinnen Ritin Fernandez und Rhonda Griffiths aus dem Jahr 2008. Demnach gebe es zumindest keinen Anhalt für die Befürchtung, Leitungswasser könne den Keimgehalt in akuten Wunden erhöhen. Vielmehr scheine es diesen tatsächlich zu senken – wenn wohl auch nur in bescheidenem Umfang. Ob dies allerdings einen maßgeblichen Einfluss auf die Wundheilung habe, sei eher zweifelhaft. Wenn man für die Wundreinigung schon Wasser verwende, sei es unbedingt empfehlenswert, dieses vor der Benutzung abzukochen.

Auch die Studie eines Teams unter Leitung der Hygiene-Fachärzte Axel Kramer und Ojan Assadian aus dem Jahr 2007 kommt zu keinen verbindlichen Empfehlungen oder Warnungen. Die Kernaussage ihrer Analyse lautet: »Wenn Wasser zur Wundreinigung genutzt wird, muss es dem Standard entsprechen, dem auch Arzneimittel und Medizinprodukte zur Anwendung an der Wunde genügen müssen. Da unmittelbar aus dem Hahn entnommenes Trinkwasser diese Voraussetzung nicht erfüllt, ist seine Anwendung zur Wundspülung nur im Notfall vertretbar. Bei Verwendung endständiger Sterilfilter am Wasserauslass kann Trinkwasser jedoch die nötige mikrobiologische Reinheit erreichen. Allerdings sollten die Filter, sofern sie keine von Bakterien abgegebenen Giftstoffe (Endotoxine) zurückhalten, täglich gewechselt werden, da es bei hoher mikrobieller Belastung des Trinkwassers speziesabhängig zur Ansammlung der Mikroorganismen auf der Filterinnenseite kommt.«

Fazit meiner Studien: Leitungswasser sollte zum Auswaschen einer Wunde nur im Notfall, wenn keine geeignetere Flüssigkeit zur Verfügung steht, verwendet werden. Dabei sollte man sich auf die Entfernung deutlich sichtbarer Verschmutzungen beschränken. Da es mehr als zweifelhaft ist, ob sich Wundkeime auf diese Weise überhaupt in nennenswertem Umfang beseitigen lassen, ist davon auszugehen, dass das gründliche Auswaschen mit Wasser überhaupt keinen Effekt auf die Wundheilung hat.

B wie BH:
Straffere Brüste mit BH?

Sorgt ein BH dafür, dass die Brüste straff und fest bleiben? »Im Gegenteil!«, behauptet der französische Sportmediziner Jean-Denis Rouillon von der Université de Franche-Comté in Besançon. In langwierigen Untersuchungen ist er zu dem Schluss gekommen, dass die Benutzung eines Büstenhalters der Trägerin nicht nur keinen Nutzen bringt, sondern ihr beziehungsweise ihrem Busen sogar schadet. Wenn ein junges Mädchen damit beginne, einen BH zu tragen, erklärt Rouillon in seiner Studie »Faktoren der morphologischen Entwicklung des Busens nach Aussetzen des Büstenhalter-Tragens«, verurteile sie damit die natürliche »Aufhängung« in ihrem Körper zur Untätigkeit. Mit dem Ergebnis, dass das Gewebe nach und nach immer mehr ausleiere und die Brustmuskeln verkümmerten – was das Mädchen und später die Frau in einer Art Teufelskreis dazu zwinge, das weiblichste aller Kleidungsstücke fortan ständig zu benutzen. Es wäre demnach besser gewesen, sie hätte von Anfang an darauf verzichtet.

Für besagte Studie bat er 320 Frauen von 18 bis 35 – vorwiegend Sportlerinnen –, künftig ohne BH durchs Leben zu gehen, und vermaß ihren Busen die nächsten 15 Jahre lang in regelmäßigen Abständen. Tatsächlich konnte er feststellen, dass das Muskelgewebe bei vielen Teilnehmerinnen im Lauf der Zeit belastbarer und ihr Busen schöner und straffer wurde. Auch berichteten etliche Probandinnen, ihre Rückenschmerzen, unter denen sie bisher gelitten hätten, hätten durch das Verzichten auf einen Büstenhalter deutlich nachgelassen. Und einige merkten sogar an, sie bekämen jetzt besser Luft.

Der Mediziner schränkt allerdings ein, dass seine Erkenntnisse auf der Untersuchung von Frauen beruhten, die sich für die Vermessung freiwillig zur Verfügung gestellt hätten und daher nicht unbedingt repräsentativ seien. Tatsächlich trugen seine Probandinnen vor Beginn der Studie durchweg BHs in der eher kleinen Körbchengröße B oder C. In derartigen Fällen scheint der Büstenhalter-Verzicht tatsächlich vorteilhaft zu sein. Dagegen sind die Muskeln bei stattlicheren Brüsten, die zu einem Großteil aus Fett bestehen, mit deren Gewicht fast immer überfordert. In derartigen Fällen sollte Rouillon zufolge tatsächlich ein BH ihre Aufgabe unterstützen. Jüngeren Damen mit nicht allzu üppigem Busen empfiehlt der Sportmediziner jedoch dringend, wo immer möglich auf die textile Stütze zu verzichten.

Bevor Sie, liebe Leserinnen, Ihre Büstenhalter jetzt kurz entschlossen in den Müll werfen, sollten Sie allerdings wissen, dass es eine Reihe namhafter Wissenschaftler gibt, die der Sache eher skeptisch gegenüberstehen. Nach ihrer Meinung hängt die Frage, ob ein Körperteil im Lauf des Lebens seine Form weitgehend behält oder eher schlaff wird, ebenso wie die Faltenbildung oder das Auftreten von Altersflecken einzig und allein von der genetischen Veranlagung ab – ein BH ändere daran nicht das Geringste. Eine Rolle würden daneben auch Hormonveränderungen, die Anzahl durchgemachter Schwangerschaften, ein etwaiger Gewichtsverlust, die individuellen Ernährungsgewohnheiten sowie nicht zuletzt das Zigarettenrauchen spielen. Dass der Busen mancher Teilnehmerinnen im Lauf der Zeit straffer geworden sei, könne auch daran liegen, dass durch regelmäßigen Sport Fettgewebe abgebaut und die Brüste dadurch kleiner und leichter geworden seien.

Fazit meiner Studien: Da außer der Rouillon'schen Untersuchung zu dem Thema keine weitere ernst zu nehmende Veröffentlichung existiert, lasse ich die Empfehlung, keinen BH zu tragen, hier einfach so stehen. Ich als Mann kann einen etwaigen Effekt ja schwerlich überprüfen. Wenn Sie, liebe Leserin, Rouillons Ratschlag befolgen wollen, nur zu! Niemand hindert Sie daran. Das Geld für ständig neue Büstenhalter sparen Sie sich auf diese Weise allemal.

C wie Cola:
Helfen Cola und Salzstangen bei Durchfall?

Wenn ich als Kind mal Durchfall hatte, fand ich den, solange er nicht mit schlimmen Bauchschmerzen verbunden war, gar nicht so schlimm. Denn dann kam meine Mutter zuverlässig mit ein, zwei Flaschen Cola und einer Tüte Salzstangen vom Einkauf zurück. Und da ich sonst nie Cola trinken durfte, genoss ich das süße Getränk – auch wenn ich versuchte, das zu verbergen – und ließ mir dazu auch gerne die Salzstangen schmecken. Ob die Kur genützt hat, lässt sich schwer sagen, denn Durchfall pflegt ja auch ohne besondere Maßnahmen in der Regel nach wenigen Tagen wieder zu vergehen. Meine Mutter schwor jedoch auf die Cola-Salzstangen-Diät, und ich sah natürlich nicht den geringsten Grund, mich dagegen zu sträuben. Doch was sagt die Wissenschaft dazu?

Eine Studie, die sich explizit mit dieser Frage beschäftigt, existiert nicht. Fest steht, dass Durchfall – vor allem, wenn er länger anhält – zwei unangenehme und schlimmstenfalls sogar gefährliche Folgen hat: Der Körper verliert viel Flüssigkeit und mit ihr eine Menge sogenannter Elektrolyte – Mineralstoffe wie Kalium, Natrium, Kalzium und Magnesium –, die im Organismus wichtige Aufgaben zu erfüllen haben. Beides muss daher möglichst schnell ersetzt werden. Da scheinen Cola und Salzstangen probate Mittel zu sein. Immerhin liefern sie reichlich Flüssigkeit und dazu auch noch Salz. Und nicht zu vergessen: Das Ganze schmeckt auch noch gut, sodass speziell Kinder, wie ich früher, gerne dem elterlichen Rat folgen und die »Arznei« brav zu sich nehmen – was bei der üblichen Appetitlosigkeit allein schon ein Vorteil ist.

Doch Cola hat, in größeren Mengen getrunken, zwei gravierende Nachteile: Zum einen enthält es massenhaft Zucker, und der ist – ich komme noch darauf zu sprechen – alles andere als gesund. Und zum anderen kann es den Elektrolytmangel sogar noch verstärken, und zwar speziell im Hinblick auf Kalium. Mehrere wissenschaftliche Studien, unter anderem diejenige der beiden Ernährungswissenschaftler Vasilis Tsimihodimos und Varvara Kakaidi von der Universität Ioannina in Griechenland, belegen diesen Effekt eindrucksvoll. Und Salzstangen liefern zwar reichlich Natrium, dafür hapert es an Kalium und Nitraten.

Deshalb ist es bei Durchfall besser, sich die verloren gegangenen Mineralstoffe entweder mit einem Elektrolytgetränk aus der Apotheke oder mit einem selbst zusammengemixten Drink wieder zuzuführen. Dazu vermischt man einen Liter abgekochtes Leitungs- oder stilles Mineralwasser mit je einem halben Teelöffel Kochsalz und Backpulver. Das Ganze rührt man gründlich um und gibt zwei Esslöffel Zucker oder Honig und den Saft von vier Orangen – diese liefern reichlich Kalium – hinzu. Dieses Gemisch sollte der Durchfallgeplagte im Lauf eines Tages in kleinen Schlucken trinken und zusätzlich noch einen weiteren Liter Mineralwasser zu sich nehmen. Verschwindet der Durchfall auf diese Weise nicht innerhalb von drei Tagen, sollte man unbedingt einen Arzt konsultieren.

Gut gegen Durchfall helfen soll zudem eine pflanzliche Arzneizubereitung aus Myrrhe, Kamille und sogenannter Kaffeekohle (englisch: *coffee charcoal*). Diese gewinnt man aus den grünen, getrockneten Kaffeebohnen von Coffea-Arten, indem man diese bis zur Verkohlung röstet und anschließend zu einem feinen Pulver zermahlt. Belegt wird die Heilwirkung dieser Pflanzenarznei in einer Studie naturheilkundlich orientierter Mediziner des Immanuel Krankenhauses Berlin aus dem Jahr 2014. Darin werten die Forscher die Behandlungsdaten von mehr als 1000 Patienten aus 131 deutschen Arztpraxen aus. Ergebnis: Bei den meisten von ihnen hat die Einnahme der pflanzlichen Arznei eine deutliche Verbesserung sowohl der Durchfallsymptomatik als auch des Gesamtbeschwerdebildes zur Folge.

Fazit meiner Studien: Cola und Salzstangen haben als Mittel gegen Durchfall nur einen einzigen Vorteil: Sie schmecken gut. Dagegen ist ihre Heilwirkung höchst umstritten. Was wirklich hilft, ist reichlich trinken, wobei eine selbst gebraute Elektrolytlösung einem speziell für diese Zwecke angebotenen Getränk aus der Apotheke durchaus ebenbürtig ist. Mit der pflanzlichen Arznei habe ich keinerlei Erfahrung; einen Versuch ist ihre Einnahme allemal wert.

D wie Durst: Ist Über-den-Durst-Trinken gesund?

Im Februar und März 2019 befragte das Meinungsforschungsinstitut Forsa im Auftrag der Techniker Krankenkasse insgesamt 1486 deutschsprachige Personen ab 18 Jahren zu ihren Trinkgewohnheiten im Privatleben und am Arbeitsplatz. Dabei stellte sich heraus, dass etwa ein Drittel der Interviewten davon überzeugt waren, sie würden zu wenig trinken. Schließlich höre man doch immer, dass man jeden Tag mindestens zwei Liter konsumieren solle, besser noch ein bisschen mehr. Doch ist das wirklich sinnvoll?

Tatsächlich trinken Erwachsene in den Industrieländern umfangreichen Erhebungen zufolge täglich im Schnitt 1,7 Liter »Flüssignahrung« in Form von Wasser, Tee, Kaffee, Milch oder Fruchtsäften. Ist das tatsächlich zu wenig? Mit dieser Frage haben sich mehrere Mediziner in umfangreichen Studien befasst, unter anderem die schottische Ärztin Margaret McCartney und – besonders intensiv – der inzwischen verstorbene Physiologieprofessor Heinz Valtin von der Dartmouth Medical School in Hanover, New Hampshire, USA. Als er versuchte, die Quelle der Mindestens-zwei-Liter-Empfehlung ausfindig zu machen, stieß er auf ein Buch aus dem Jahr 1974 ohne jegliche medizinische Relevanz. Dagegen fand er keine einzige wissenschaftlich bedeutsame Studie, die diesen Ratschlag – etwa mit der Begründung, Giftstoffe im Körper könnten so besser ausgeschieden werden – untermauerte.

Ist es also tatsächlich gesund, über den Durst hinaus Flüssigkeit in sich hineinzukippen? Dieser Frage sind australische Forscher von der Monash University in Melbourne in einer umfangreichen Studie nachgegangen. Dafür forderten sie Versuchspersonen in unterschiedlichen Situationen auf, über ihren Durst hinaus Wasser zu trinken. Erstaunlicherweise gaben so gut wie alle Probanden an, Trinken ohne Verlangen sei viel anstrengender als etwa das Durstlöschen nach schweißtreibendem Sport. Zusätzlich untersuchten die Wissenschaftler per Magnetresonanztomografie (MRT), was beim Trinken – mit und ohne Durstgefühl – im Gehirn geschah. Und siehe da: Beim erzwungenen Trinken ohne Durst waren im rechten präfrontalen Kortex deutliche Aktivitäten zu beobachten, die darauf hindeuteten, dass der Körper den Schluckreflex verhindern will. Dazu Michael Farrell, einer der Co-Autoren der Studie: »Sobald der Körper ausreichend mit Wasser versorgt ist, wird der Schluckreflex vorsorglich gehemmt. Es ist daher in der Tat anstrengend, diesen Widerstand zu überwinden und ohne Durst Wasser zu trinken.«

Und diese Gehirnreaktion ist durchaus sinnvoll, denn man kann – was viele nicht wissen – auch zu viel Flüssigkeit zu sich nehmen. Besonders Ausdauersportler wie etwa Langstreckenläufer sind gefährdet, vorsorglich Getränke im Übermaß in sich hineinzuschütten und dann schlimmstenfalls an einer lebensbedrohlichen Wasservergiftung zu erkranken. Tatsächlich stellen Mediziner bei Marathonläufen mit rund 10 000 Teilnehmern bei rund einem Drittel regelmäßig messbare Störungen durch zu viel Wasser fest. Und bei etwa 50 kommt es sogar zu lebensbedrohlichen Zuständen. Welche dramatischen Auswirkungen übermäßiges Trinken haben kann, zeigt ein Wettbewerb, zu dem ein amerikanischer Radiosender im Jahr 2007 aufrief. Derjenige unter den Teilnehmern sollte einen attraktiven Preis erhalten, der in einer begrenzten Zeitspanne am meisten Wasser in sich hineinschüttete. Auch als einige Mitspieler über Kopfschmerzen und Übelkeit klagten, brach man die Aktion nicht ab. Einer Teilnehmerin – sie hatte in drei Stunden vermutlich an die acht Liter getrunken – ging es richtig schlecht. Sie legte sich ins Bett und hoffte auf Besserung. Doch vergeblich. Sechs Stunden später war sie tot.

Ich möchte hier nicht auf die komplexen physiologischen Prozesse eingehen, die im Körper für einen derart dramatischen Ausgang der Flüssigkeitsüberflutung verantwortlich sind. Fest steht jedenfalls, dass die vielfach verbreitete Auffassung »Man kann gar nicht genug trinken« nicht nur falsch, sondern im Extremfall sogar gefährlich ist. Schließlich enthalten ja auch viele Lebensmittel wie Gemüse und Obst, ja sogar Fleisch, Flüssigkeit, die man der Trinkmenge hinzurechnen muss.

Fazit meiner Studien: Wir besitzen in unserem Körper einen verlässlichen Anzeiger dafür, wie viel wir wann trinken sollten: unseren Durst. Gewaltsam darüber hinaus Flüssigkeit in uns hineinzuschütten, ist Unfug. Allen-

falls sehr alte Menschen und Kranke, bei denen die Durstwahrnehmung nicht mehr zuverlässig funktioniert, sollten sich zwingen, auch dann zu trinken, wenn ihnen eigentlich nicht danach zumute ist. Allen anderen kann ich aus eigener Erfahrung nur empfehlen, es so zu machen wie ich: trinken, wenn sie Durst haben.

Es ist unstrittig, dass das Durstgefühl von Mensch zu Mensch unterschiedlich stark ausgeprägt ist. Ich zum Beispiel trinke tagsüber mit Ausnahme eines kleinen Glases Mineralwasser zum Mittagessen gar nichts. Das habe ich auch während meiner umfangreichen Wanderungen kreuz und quer durch Deutschland so gehalten. Wenn es nicht extrem heiß war, hat mir eine Halbliterflasche Mineralwasser für den ganzen Tag gereicht. Ich hatte aber auch etliche Mitwanderer, die spätestens jede Stunde das Bedürfnis hatten, sich Flüssigkeit einzuverleiben – und mich mit gehobenem Zeigefinger ermahnten, es ihnen gleichzutun. Dass ich mit so wenig Flüssigkeit so gut auskomme, unterstreicht meines Erachtens die sich immer mehr durchsetzende wissenschaftliche Erkenntnis, wonach es in puncto Trinken vollkommen ausreicht, dem Bedürfnis immer dann nachzugeben, wenn man es verspürt. Jedenfalls habe ich wegen meines So-gut-wie-nichts-Trinkens niemals irgendwelche gesundheitlichen Probleme gehabt.

E wie Erkältung: Erkältet man sich bei niedrigen Temperaturen leichter?

Eines steht fest: Auch wenn ein grippaler Infekt im allgemeinen Sprachgebrauch »Erkältung« genannt wird, ist Kälte allein nicht in der Lage, ihn auszulösen. Wäre es anders, müssten etwa Eskimos oder Polarforscher, die im ständigen Eis leben, permanent mit einer Triefnase herumlaufen. Tun sie aber nicht. Nein, um krank zu werden, muss man zwangsläufig Viren – hauptsächlich sogenannte Rhinoviren – aufschnappen. Oder anders gesagt: Eine Erkältung ist eine Infektionskrankheit; ohne Infekt, sprich: Eindringen von Krankheitserregern in den Körper, kann sie nicht ausbrechen. Fest steht aber auch, dass Erkältungen in der kalten Jahreszeit wesentlich häufiger auftreten als im Sommer. Laut Robert Koch-Institut erreicht die Zahl der Erkrankungen im Januar ein erstes Hoch, steigt dann weiter bis März und sinkt, wenn es draußen wieder wärmer wird. Dafür muss es doch einen Grund geben. Aber welchen?

Mit dieser Frage haben sich in der Vergangenheit wiederholt Forscher beschäftigt, ohne jedoch eine abschließende Antwort zu finden. So infizierte die britische Common Cold Research Unit bereits im Jahr 1946 Freiwillige mit Erkältungsviren und ließ dann eine Gruppe von ihnen mehrfach nach einem heißen Bad eine halbe Stunde in einem zugigen Durchgang ausharren. Andere mussten stundenlang nasse Socken tragen. Doch der endgültige, wissenschaftlich stichhaltige Beweis, dass Kälte, Nässe, Zugluft oder Ähnliches die Erkältungsrate erhöht, gelang bis zur Schließung der Forschungseinrichtung 1989 nie. So fand man sich zähneknirschend mit der Erkenntnis ab, dass wohl eher die Lebensumstände im Winter – hohe Ansteckungsgefahr durch häufiges Zusammensein mit anderen Menschen in geschlossenen, geheizten und wenig belüfteten Räumen – an der Erkrankungshäufigkeit schuld sind. Zumal Versuche mit Rhinoviren zeigten, dass sie sich in kalter Umgebung keinesfalls stärker vermehren als in warmer.

Die Lösung des Rätsels gelang dann im Jahr 2015 an der Universität Yale einem US-amerikanischen Forscherteam unter Leitung von Betsy Foxman, die an der Universität von Michigan das Zentrum für molekulare und klinische Epidemiologie sowie das interdisziplinäre Ausbildungsprogramm für Infektionskrankheiten leitet. Als die Forscher Zellen aus den Atemwegen von Mäusen mit Rhinoviren infizierten und die Laborschalen unterschiedlichen Temperaturen aussetzten, stellte sich heraus, dass die Zellen bei 37 Grad Celsius, also der normalen menschlichen Körpertemperatur, mit den Viren kurzen Prozess machten – die Forscher sprachen von einer »beeindruckenden antiviralen Verteidigungsleistung«. Dagegen war die Immunabwehr von nur 33 Grad warmen Zellen deutlich schlechter, was offensichtlich daran lag, dass diese weniger Abwehrstoffe produzierten, die den Eindringlingen zu Leibe rückten.

»Je niedriger die Temperatur, desto geringer scheint die körpereigene Immunantwort auf die Viren zu sein«, fasste Akiko Iwasaki, Professor für Immunbiologie und einer der Hauptautoren der Studie, die Ergebnisse der Untersuchungen zusammen. Und die sind durchaus bemerkenswert, ist doch die Schleimhaut in unserer Nase, der Haupteingangspforte für die Viren, in Herbst und Winter deutlich kälter als unser Körperinneres. Deshalb können sich dort die Erkältungsviren, die wir aufnehmen, wenn uns jemand anniest, aber auch, wenn wir uns nach dem Berühren kontaminierter Oberflächen ins Gesicht fassen, besonders gut ausbreiten.

Dass es sich tatsächlich um eine Immunreaktion handelt, die die Vermehrung der Viren unterdrückt, belegten die Forscher mit einer weiteren Versuchsreihe. In Mäusezellen, denen die angeborene Abwehr fehlte, wiesen die Viren sowohl bei 33 als auch bei 37 Grad Celsius robuste Vermehrungsraten auf. Dies belege, so die Studienautoren, dass die Immunreaktion des Wirtsorganismus der Hauptgrund für den beobachteten Kälteeffekt sei. So erklärt sich übrigens auch die Tatsache, dass das Sitzen auf einer kalten Unterlage, etwa einem Stein, für Frauen das Risiko einer Blasenentzündung maßgeblich erhöht. Die Schleimhaut in der kurzen Harnröhre wird dadurch so weit abgekühlt, dass die enthaltenen Immunzellen nicht so leistungsfähig sind wie in einer wärmeren Umgebung.

Und die Eskimos und Polarforscher? Warum sind die nicht ständig erkältet? Nun, das liegt wohl schlicht daran, dass die dort herrschenden eisigen Temperaturen sogar den Rhinoviren zu frostig sind.

Fazit meiner Studien: Die uns allen bekannte elterliche Ermahnung »Zieh dich im Winter warm an, sonst erkältest du dich!« ist im Grunde Un-

sinn. Denn um tatsächlich eine Erkältung zu bekommen, müssen wir – vorzugsweise beim Luftholen – Viren aufschnappen. Das aber lässt sich auch durch noch so warme Kleidung nicht verhindern, da wir, egal, was wir anhaben, nun einmal atmen müssen. Was dagegen eine wirkungsvolle Maßnahme sein könnte, um erkältungsfrei durch den Winter zu kommen, ist, die Nase – etwa durch einen hochgezogenen Schal – warm zu halten. Ich selbst bin als Versuchsobjekt wenig geeignet, da ich seit vielen Jahren keine – und wenn, dann höchstens eine sehr leichte – Erkältung mehr gehabt habe. Wie ich im Kapitel über Duschen und Saunieren erläutert habe, führe ich das maßgeblich darauf zurück, dass ich nach dem Heißduschen meinen Körper regelmäßig kaltem Wasser aussetze. Sollten Sie, liebe Leserinnen und Leser, sich dazu nicht durchringen können, probieren Sie doch mal den Trick mit der warmen Nase.

F wie Fernsehen: Ist zu viel Fernsehen schädlich?

Auch in Zeiten von Smartphones und Tablets gibt es bei uns wohl kaum ein Kind, dass nicht hin und wieder die elterliche Ermahnung zu hören bekommt: »Schau nicht zu viel Fernsehen!«, vielleicht noch ergänzt durch: »… sonst kriegst du viereckige Augen!« Dass stundenlanges Starren auf die »Glotze« irgendeinen Einfluss auf die Form der Augen hat, ist natürlich Blödsinn. Aber stimmt es wirklich, dass viele Stunden vor dem Fernseher schädlich sind?

»Eindeutig ja!«, behauptet Prof. Hamish Foster vom Institute for Health & Wellbeing an der Universität Glasgow. Zusammen mit Kollegen vom Institute of Cardiovascular & Medical Sciences hat er eine Studie mit dem plakativen Titel »Understanding How Much TV is Too Much« (auf Deutsch: »Verstehen, wie viel Fernsehen zu viel ist«) erstellt. Und die kommt klar zu dem Resultat: Zu viel Fernsehen ist schlecht für die Gesundheit!

Doch was heißt schon »zu viel«? Und jetzt erschrecken Sie nicht! Denn laut den schottischen Wissenschaftlern liegt die Grenze zwischen viel und zu viel schon bei zwei Stunden pro Tag. Was bedeutet, dass die meisten Deutschen es mit dem Fernsehen deutlich übertreiben, lag doch die durchschnittliche tägliche TV-Zeit im Jahr 2019 gemäß *de.statista.com* bei nicht weniger als 211 Minuten oder dreieinhalb Stunden. Die Daten der Forscher zeigen: Übermäßiger TV-Konsum erhöht das Risiko von Herz-Kreislauf-Erkrankungen. Für ihre Untersuchung befragten die Wissenschaftler zwischen 2006 und 2018, also über einen Zeitraum von zwölf Jahren, nahezu eine halbe Million Menschen im Alter von 37 bis 73 Jahren zu ihrem täglichen Fernsehkonsum. Die Angaben verglichen sie mit der Todesrate an Herz-Kreislauf-Erkrankungen und kamen zu dem Schluss, dass das Risiko hierfür am geringsten ist, wenn die tägliche Fernsehzeit auf zwei Stunden begrenzt wird. Wie sie bei ihren Berechnungen genau vorgegangen sind, entzieht sich meiner Kenntnis, und deshalb kann ich das Resultat ihrer Studie auch nur unkommentiert weitergeben: Knapp 8 Prozent der Todesfälle hätten vermieden werden können, wenn die Betroffenen es bei besagten zwei Stunden Fernsehen pro Tag hätten bewenden lassen.

Zu einem ähnlichen Resultat war schon zehn Jahre zuvor der australische Prof. David Dunstan vom Baker-Herz-und-Diabetes-Institut in Melbourne gekommen. Mit einem Team namhafter Wissenschaftler hatte er über mehrere Jahre hinweg den Lebensstil von 8800 Landsleuten und dabei besonders deren TV-Gewohnheiten untersucht. Hier lautet das Fazit: Wer täglich mehr als vier Stunden fernsieht, hat ein 80 Prozent höheres Risiko, an einer Herz-Kreislauf-Erkrankung zu sterben, als jemand, der es bei maximal zwei Stunden belässt.

Ebenfalls im Jahr 2010 wurde eine Langzeitstudie der Psychologin Linda Pagani von der Universität Montreal veröffentlicht. Grundlage ihrer Untersuchung waren Aufzeichnungen, die die Eltern von 1300 Kindern über deren Fernsehkonsum führten. Als die Probanden zehn Jahre alt waren, befragte Pagani deren Lehrer zu ihren schu-

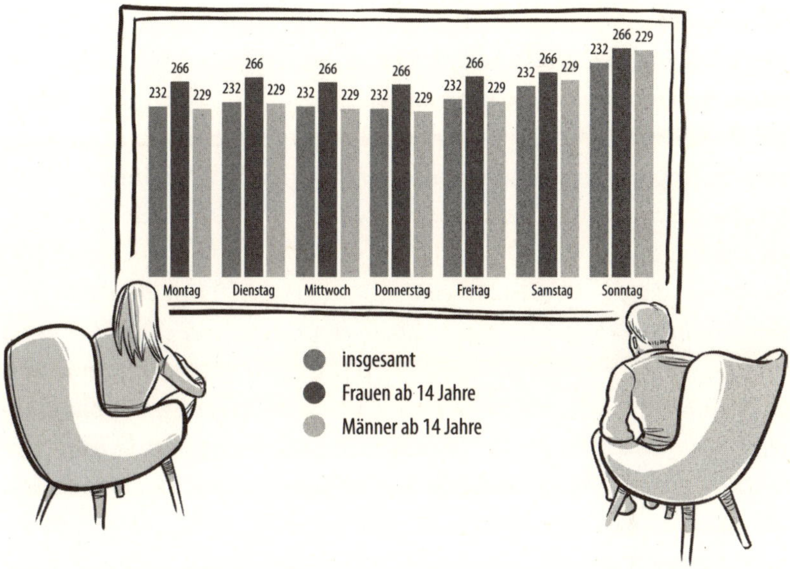

So viele Stunden sitzen die Deutschen an den verschiedenen Wochentagen durchschnittlich vor dem Fernseher.

lischen Leistungen und Noten sowie ihrem Verhalten im Unterricht. Ergebnis: Kinder, die schon in frühen Jahren viele Stunden vor dem Fernsehen verbringen, beteiligen sich seltener aktiv am Unterricht – und haben im Mittel auch signifikant schlechtere Noten. Außerdem treiben sie weniger Sport, ernähren sich ungesünder und wiegen mehr. Das sollte Eltern zu denken geben!

Zum Schluss noch ein, wie ich finde, höchst bemerkenswertes Studienergebnis bezüglich »viel Fernsehen«. Für ihre Untersuchung werteten die Soziologen John Robinson und Steven Martin von der Universität Maryland die Tagebucheintragungen von rund 45 000 Amerikanern aus. Demnach sitzen vor allem Menschen stundenlang vor dem Fernseher, die sich selbst für eher unglücklich halten. Wer nach eigenem Empfinden ausgefüllt und mit sich zufrieden ist, liest mehr, beschäftigt sich häufiger mit der Familie und Freunden und geht auch öfter in die Kirche. Dazu die Autoren der Studie: »Die ›Kiste‹ ist so anspruchslos, dass auch Menschen mit weniger Geschick im Umgang mit ihren Mitmenschen oder sehr begrenztem Talent für andere Aktivitäten nicht vor ihr flüchten. Chronische Unzufriedenheit macht gesellschaftlichen Kontakt schwer oder sogar unmöglich. Aber selbst die unglücklichsten Menschen können die Fernbedienung einschalten und sich passiv vom TV unterhalten lassen.« Dem ist, finde ich, nichts hinzuzufügen.

Fazit meiner Studien: Ein Leben ganz ohne Fernsehen können sich wohl nur die wenigsten von uns vorstellen. Manche schauen sich gerne Spielfilme, andere Naturdokumentationen und wieder andere Sportsendungen an. Dagegen ist nichts einzuwenden, solange man es mit dem »In-die-Glotze-Starren« nicht übertreibt. Wie bei so vielem gilt auch hier »Allzu viel ist ungesund«. Das trifft ganz besonders auf Kinder zu. Sicher, solange sie vor dem Kasten sitzen, sind sie beschäftigt und geben Ruhe. Doch das ist nicht ungefährlich. Deshalb eine Warnung an alle Eltern, deren Kinder noch klein sind: Verzichten Sie darauf, Ihre Sprösslinge ruhigzustellen, indem Sie sie kurzerhand vor den Fernseher setzen. Sie tun der geistigen und körperlichen Entwicklung Ihrer Söhne und Töchter absolut keinen Gefallen.

Für mich persönlich ist zu viel Fernsehen zum Glück kein Thema. Wenn ich nicht gerade mit dem Recherchieren für ein Buch und der Niederschrift eines Manuskriptes beschäftigt bin, lese ich sehr gerne, halte mich als Jäger gern und viel in der Natur auf und reise hin und wieder. Und wenn das Hotelzimmer, in dem ich mit meiner Frau übernachte, keinen Fernseher hat (was es allerdings heutzutage kaum noch gibt), ist das unser geringstes Problem.

G wie Gelenke: Macht lautes Knacken die Gelenke kaputt?

Manche tun es aus Nervosität, andere erfreuen sich an dem befreienden Gefühl, wenn die Spannung im Gelenk plötzlich mit vernehmlichem Knacken nachlässt, und wieder andere wollen mit dem Geräusch offenbar vor allem ihre Mitmenschen nerven. Gemeinsam ist ihnen allen die Vorliebe, ihre Fingergelenke so lange zu verbiegen oder an ihnen zu zerren, bis es auf einmal mehr oder minder laut und scharf knallt.

Ich selber habe das speziell als Kind und Jugendlicher mit Begeisterung getan, und zwar nicht nur mit den Fingern, sondern auch mit den Zehen. Und ich kann wirklich nicht sagen, wie oft mich meine Mutter mit genervt verdrehten Augen gewarnt hat, ich mache mit meiner ständigen Knackerei meine Gelenke kaputt. Hundertmal? Tausendmal? Doch obwohl ich auch heute noch gelegentlich alle meine Fingergelenke durchknacke, sind diese nach wie vor genauso beweglich wie seit eh und je, und Schmerzen in den Händen habe ich auch keine. Glück gehabt? Um das zu klären, habe ich mich einmal eingehender mit dem Geknackse beschäftigt, habe dazu die wenigen Studien gelesen, die es zu dem Thema gibt, und Internetforen daraufhin durchsucht, ob einer der Beteiligten über nachteilige Folgen der zugegeben nervigen Angewohnheit klagt. Doch vergeblich.

Wie das Knacken zustande kommt, darüber streiten sich die Gelehrten schon lange. Einig ist man sich nur darin, dass der Knall entsteht, wenn die im Gelenk eng aneinanderliegenden Knochen durch den Zug auseinanderschnappen. In dem dadurch weiter gewordenen Gelenkspalt entsteht ein Unterdruck, woraufhin sich wie in einer geöffneten Sprudelflasche innerhalb der Gelenkflüssigkeit kleine Gasbläschen bilden. Und lange Zeit glaubte man, deren Platzen erzeuge das laute Knacken. Doch dann erschien im Jahr 2015 im renommierten Fachblatt *PLoS One* der Artikel einer Wissenschaftlergruppe um den Professor für physikalische Medizin Gregory Kawchuk von der kanadischen University of Alberta, die endlich Gewissheit brachte. In aufwendigen Versuchen, bei dem die Forscher unter anderem mithilfe eines Magnetresonanztomografen zahlreiche Bilderserien auseinandergezogener und dabei knackender Fingergelenke anfertigten (erstaunlich, wozu Wissenschaftler alles fähig sind!), stellten sie fest: Es ist nicht das Entstehen, sondern vielmehr das Platzen der Blasen, das das scharfe Geräusch erzeugt.

Womit allerdings die Frage, ob häufiges Knacken für die Gelenke irgendwelche nachteiligen Folgen hat, noch immer nicht beantwortet war. Dieser Frage widmete sich zwei Jahre später der US-Radiologe Robert Boutin von der University of California mit seinem Team. 40 Personen – 17 Frauen und 23 Männer – ließen die Forscher kräftig an ihren Fingern ziehen und beobachteten per Ultraschall, was dabei in den Gelenken passierte. »Wir sahen auf den Aufnahmen einen hellen Blitz. Wie ein Feuerwerk, das in einer Fuge explodiert«, beschrieb Boutin seine Beobachtungen. Doch obwohl sich das dramatisch anhört, konnten die Forscher bei keinem einzigen Probanden unmittelbare Schmerzen, Schwellungen oder gar irgendwelche Bewegungseinschränkungen feststellen. Auch die Griffkraft hatte – das ergaben feinfühlige Tests – keinen Schaden genommen, woraus die Wissenschaftler den Schluss zogen, dass Gelenkknacken – zumindest kurzfristig – nicht schadet. Die langfristigen Auswirkungen, schreiben sie am Ende ihrer Studie, müssten allerding noch geklärt werden.

Doch das könnten die Wissenschaftler sich sparen und stattdessen einfach mich befragen. Denn ich knacke mit meinen Finger- und hin und wieder auch Zehengelenken nun schon viele Jahrzehnte lang. Zwar nicht mehr so häufig wie früher, aber nach wie vor immer wieder mit Vergnügen. Und wenn ich meine Finger beobachte, wie sie gerade über die Tastatur meines Computers huschen, kann ich mit Fug und Recht behaupten, dass das ständige Geknacke an ihnen ganz und gar spurlos vorübergegangen ist.

Womit sich zu diesem Thema auch ein weitergehendes Fazit erübrigt.

H wie Hornissen: Sind Hornissenstiche gefährlicher als Wespenstiche?

»Drei Hornissenstiche töten einen Menschen und sieben ein Pferd.« Ich erinnere mich noch gut, dass meine Eltern mir mit dieser Warnung früher eine gewaltige Angst vor den im Vergleich zu Wespen wesentlich größeren Brumm-Insekten eingejagt haben. Als sich einmal ein solches »Untier« bei einem Picknick am Waldrand auf die mitgebrachte Torte setzte, bekam ich regelrecht Panik und lief schreiend davon. Und von dem Kuchen rührte ich – aus Angst, die Hornisse könnte ihr Gift darauf verspritzt haben – nicht einen einzigen Krümel an.

Dabei ist ein Hornissenstich keinesfalls giftiger als der Stich einer Wespe oder Biene. Und das Risiko, von dem gefährlich aussehenden, gelb-schwarzen Brummer gestochen zu werden, ist schon allein deswegen gering, weil die Tiere normalerweise – Ausnahmen bestätigen die Regel – weitaus weniger gern als bestimmte Wespenarten Kuchen, Eis oder süße Getränke naschen.

In umfangreichen Studien haben kanadische Wissenschaftler nachgewiesen, dass eine gesunde Ratte 60 Hornissenstiche überlebt und daraus errechnet, dass für einen Menschen erst mehr als 1000 Stiche lebensbedrohlich wären. So viele Tiere enthält ein Hornissennest aber gar nicht. Wirklich gefährlich ist ein Hornissenstich nur in zwei Fällen: erstens, wenn er in Mund oder Rachen erfolgt, weil die entstehende Schwellung die Luftwege verengen kann, und zweitens, wenn der Gestochene gegen das Gift allergisch ist. Für Nichtallergiker ist Hornissengift dagegen keineswegs toxischer als das von Wespen oder Bienen. Im Gegenteil: Bienengift ist etwa fünfmal stärker und das von Wespen etwa gleich stark. Deshalb sollte man nach einem Bienenstich den in der Haut steckenden Stachelapparat unbedingt schnellstmöglich entfernen.

Was den durch den Hornissenstich verursachten Schmerz angeht, so ist auch der allenfalls geringfügig heftiger als beim Stich etwa einer

Wespe. Ich selbst kann da durchaus ein Wörtchen mitreden. Denn beim Betreten geschlossener Jagdkanzeln bin ich schon mehrfach von beiden Insektenarten gestochen worden. Dabei sind Hornissen von ihrem Wesen her grundsätzlich weitaus weniger angriffslustig als Wespen. Nur wenn man sie erschreckt – was ich beim ruckartigen Öffnen der Kanzeltüren offenbar getan habe –, greifen sie an. Normalerweise benutzen sie ihren Stachel nämlich gar nicht gegen Menschen oder größere Tiere, sondern gegen andere Insekten, etwa beim Kampf mit arteigenen Rivalinnen oder bei der Jagd auf größere und wehrhafte Beutetiere.

Zum Schluss noch eine kurze Anmerkung zur Insektengift-Allergie, von der etwa 1 bis 4 Prozent der Bevölkerung betroffen sind. Eine solche Überempfindlichkeitsreaktion tritt in unterschiedlichen Schweregraden auf und kann in schlimmen Fällen sogar tödlich enden. Aber zum Glück sind Todesfälle sehr selten. Im Durchschnitt stirbt am Stich einer Biene, einer Wespe oder einer Hornisse nur ein Mensch von rund 4 Millionen. Der Straßenverkehr fordert dagegen fast 360-mal so viele Todesopfer.

Fazit meiner Studien: Hornissen sehen zweifellos wesentlich gefährlicher aus als Wespen. Das liegt allein schon an ihrer Größe, zudem brummen sie lauter. Gefährlicher oder wesentlich schmerzhafter als der Stich einer Wespe ist der einer Hornisse aber nicht. Es gibt also keinen Grund, bei ihrem Anblick panisch zu reagieren. Zumal sie, wenn man sie in Ruhe lässt, mit hoher Wahrscheinlichkeit gar nicht daran denken, ihren Stachel einzusetzen. Dazu sind sie viel zu friedfertig.

I wie IGeL: Sind IGeL-Leistungen sinnvoll?

Das Akronym »IGeL« steht für »individuelle Gesundheitsleistungen«, weshalb man, genau genommen, nicht von IGeL-Leistungen, sondern nur von IGeL sprechen müsste. Doch die doppelte »Leistung« hat sich eingebürgert, belassen wir es also dabei. Man versteht darunter medizinische Maßnahmen, die Ärzte ihren Patienten empfehlen, die von diesen aber, da ihr Nutzen nicht eindeutig belegt ist, privat bezahlt werden müssen. Und genau hier liegt das Problem: Der Patient kann die Sinnhaftigkeit der angebotenen Leistung in der Regel nicht einschätzen, gibt also möglicherweise für etwas Geld aus, was ihm keinen erkennbaren Vorteil bietet.

Eine gewisse Hilfe bei der Einschätzung des Für und Wider bietet die Internetseite *www.igel-monitor.de*, in der die häufigsten derartigen Maßnahmen erklärt und kritisch kommentiert werden. Denn eines steht fest: Den größten Nutzen bringen die IGeL-Leistungen den »verkaufenden« Ärzten, wobei das Praxispersonal in der Regel angewiesen ist, die Vermarktung rat- und tatkräftig zu unterstützen. So berichten gesetzlich krankenversicherte Patienten immer wieder, dass sie noch vor dem Kontakt mit dem Arzt von den Mitarbeiterinnen zur Inanspruchnahme – oder sollte man sagen: zum Kauf? – von IGeL-Leistungen aufgefordert werden, ja dass sogar die Terminvergabe davon abhängig gemacht wird. Besonders aggressives Marketing scheinen in dieser Hinsicht Augenärzte und ihr Personal zu betreiben. Dabei ist die Rechtslage eindeutig: Verboten ist, Kassenleistungen als anzubieten, Druck auf Patienten auszuüben oder die Durchführung einer Kassenleistung – und damit auch eine Terminvereinbarung – mit einer Leistung für Selbstzahler zu verknüpfen.

Wie sehr es den Anbietern derartiger Maßnahmen um ihre Einnahmen geht, beweist die Tatsache, dass Studien zufolge vor allem finanzkräftige Patienten gedrängt werden, sie in Anspruch zu nehmen.

Aktuelle Zahlen dazu liefert der WIdOmonitor des Wissenschaftlichen Instituts der AOK (WIdO) auf der Basis einer repräsentativen Umfrage mit über 2000 Teilnehmern aus dem Jahr 2019. »Ob ein Patient eine IGeL-Leistung angeboten bekommt«, sagt dazu Klaus Zok, Studienleiter im Forschungsbereich Gesundheitspolitik und Systemanalysen des WIdO, »hat weniger mit seinem Alter und Gesundheitszustand zu tun, als vielmehr mit seinem Portemonnaie. Das lässt am medizinischen Nutzen vieler dieser Leistungen zweifeln.« Bei den Befragten mit einem Haushaltseinkommen unter 2000 Euro wurden 21,6 Prozent von ihrem Arzt auf IGeL-Leistungen angesprochen, bei Personen mit einem Haushaltseinkommen über 4000 Euro waren es 35,4 Prozent. »Offensichtlich spielt es also nicht nur eine Rolle, welche medizinische Relevanz die Ärzte der angebotenen Leistung beimessen, sondern auch, wie sie die wirtschaftlichen Möglichkeiten des Patienten einschätzen«, so Klaus Zok.

Die häufigste IGeL-Leistung ist eine augenärztliche, nämlich die Messung des Augeninnendrucks, die vom IGeL-Monitor als »tendenziell negativ« bewertet wird, gefolgt von der Ultraschalluntersuchung der weiblichen Eierstöcke zur Krebsfrüherkennung, die sogar das Prädikat »negativ« erhält. Einer Studie der Bertelsmann-Stiftung zufolge wird sie über 2 Millionen Mal jährlich erbracht. Bei Frauen ohne Risiko berge die Untersuchung aber »eine erhebliche Gefahr für falsch-positive Befunde, die psychisch und physisch belasten können.« Außerdem seien sie Ursache für zahlreiche unnötige und risikoreiche Eingriffe. Denn bislang liege nur bei einer von zehn operierten Frauen tatsächlich Eierstockkrebs vor.

Die Zahl der momentan existierenden IGeL-Leistungen lässt sich nicht exakt angeben, da ständig neue Angebote hinzukommen und sich etliche Maßnahmen noch weiter unterteilen lassen. So werden Blutuntersuchungen beispielsweise einerseits als Paket angeboten, andererseits kann auch schon die Bestimmung einzelner Werte als separate Leistung privat berechnet werden.

Im Übrigen sind nicht nur viele IGeL-Leistungen zweifelhaft, dasselbe gilt auch für etliche andere diagnostische und therapeutische Maßnahmen. Falls Sie sich hierzu näher informieren wollen – was ich Ihnen ausdrücklich nahelege –, empfehle ich Ihnen die bereits erwähnte Studie der Bertelsmann-Stiftung aus dem Jahr 2019 mit dem bezeichnenden Titel »Überversorgung. Überflüssige medizinische Leistungen können Patienten schaden.«

Fazit meiner Studien: Wenn Ihnen ein Arzt als gesetzlich versichertem Patienten zu medizinischen Leistungen rät, die Ihre Krankenkasse nicht übernimmt, seien Sie zuerst einmal skeptisch. Bitten Sie sich Bedenkzeit aus und informieren Sie sich näher über Sinn und Unsinn der empfohlenen Maßnahme, idealerweise auf www.igel-monitor.de. Und wenn Sie dann der Meinung sind, der Arzt habe Ihnen zu der Leistung eher aus Eigeninteresse als zu Ihrem persönlichen Wohl als Patient geraten, haben Sie den Mut, Nein zu sagen. Doch hier liegt das eigentliche Problem im Zusammenhang mit IGeL-Leistungen: Die meisten Menschen trauen sich schlichtweg nicht, ihrem Arzt zu widersprechen. Einerseits, weil sie seine fachliche Kompetenz nicht infrage stellen wollen, andererseits, weil sie befürchten, der Mediziner würde sie als eine Art Querulant betrachten, ja er sei ihnen vielleicht sogar böse und werde sie künftig nicht mehr so sorgfältig behandeln. Sollten Sie im Fall Ihrer Ablehnung diesen Eindruck haben, bleibt Ihnen leider nichts anderes übrig, als zähneknirschend einzuwilligen oder sich einen anderen Arzt zu suchen.

J wie Jucken: Soll man sich kratzen, wenn es juckt?

Bevor wir uns mit dem Kratzen beschäftigen, müssen wir zunächst klären, was es mit dem auslösenden Juckreiz auf sich hat. Der kann nämlich grundsätzlich als Begleiterscheinung diverser Erkrankungen und speziell Allergien auftreten und bedarf dann einer entsprechenden ärztlichen Behandlung. In der Regel ist er Folge der Ausschüttung von Histamin, einer Substanz, die von speziellen Zellen vor allem bei Überempfindlichkeitsreaktionen freigesetzt wird. Um eine solche handelt es sich ja auch bei einem Mückenstich, und zwar gegen den Speichel der stechenden Insekten. Dann helfen Medikamente, die die Histaminfreisetzung hemmen.

Daneben gibt es aber auch das scheinbar grundlose Jucken, etwa an Kopf, Arm oder Rücken. Dessen Ursache und Sinn ist bis heute nicht abschließend geklärt. Lange Zeit nahmen Wissenschaftler an, es handele sich dabei um eine abgeschwächte Form des Schmerzreizes, weshalb man auch vom Jucken als dem »kleinen Bruder des Schmerzes« sprach. Doch heute weiß man, dass es sich um eine eigenständige Sinneswahrnehmung handelt. Schmerz- und Juckreize pflanzen sich über getrennte Wege ins Zentralnervensystem fort, wobei sie sich wechselseitig beeinflussen. Dass Juckreiz und Schmerz zweierlei Empfindungen sind, belegt allein schon die Tatsache, dass sich das Jucken bei bestimmten Krankheiten ins Unerträgliche steigern kann, ohne dass die Empfindung in ein Gefühl echten Schmerzes umschlägt. Wissenschaftliche Experimente haben das bestätigt: Bei Probanden wurde auf elektrischem Weg ein Juckreiz ausgelöst und dessen Stärke immer mehr gesteigert, ohne dass die Juckempfindung nach Aussage der Probanden in Schmerz übergegangen wäre. Auch unser Verhalten ist bei Juckreiz anders als bei Schmerzen: Tut etwas weh, ziehen wir den entsprechenden Körperteil zurück und versuchen, der Schmerzquelle zu entkommen. Juckt es uns dagegen, fangen wir unwillkürlich an, uns zu kratzen.

Womit wir zur eigentlichen Frage kommen: Ist Kratzen eine sinnvolle Maßnahme gegen das Jucken? Dass es – zumindest kurzfristig – hilft, ist unbestritten. Ganz besonders wird uns das bewusst, wenn es uns an einer Stelle am Rücken juckt, die wir mit der Hand nicht erreichen. Wenn dann jemand anderer nach gründlicher Einweisung – »Ein bisschen weiter rechts. Ja, jetzt noch eine Spur höher. Oh ja, das tut gut« – mit seinen Fingernägeln exakt an der richtigen Stelle kratzt, ist das ein herrliches Gefühl der Erleichterung. Doch leider hält der wohltuende Effekt in der Regel nicht lange an. Warum das so ist, ist Gegenstand einer Studie von Wissenschaftlern um den Anästhesiologieprofessor Zhao Zhong-Qiu von der Washington University School of Medicine in St. Louis. Demnach löst das Kratzen auf der Haut ein leichtes Schmerzgefühl aus, das über sensible Nerven ins Gehirn geleitet wird. Das überdeckt gewissermaßen den Juckreiz, bringt ihn jedoch nicht zum Verschwinden. Vielmehr bleibt das Jucken erhalten und drängt sich sofort wieder in den Vordergrund, sobald der leichte Kratzschmerz nachlässt – was uns fast automatisch dazu veranlasst, uns durch erneutes Kratzen davon zu befreien. Ja, die Erfahrung lehrt sogar, dass das Kratzen den Juckreiz eher verschlimmert, als ihn zu beseitigen.

Die amerikanischen Forscher haben dafür nun eine Erklärung gefunden: Jeder Schmerzimpuls, den die Nerven an das Gehirn übermitteln – und damit auch das Kratzen –, löst dort die Ausschüttung des Botenstoffs Serotonin aus. Der hat auf die Nervenzellen eine gleichsam sensibilisierende Wirkung mit dem Ergebnis, dass Informationen verstärkt und dadurch erst recht weitergegeben werden. Und da das infolge des Kratzens im Gehirn freigesetzte Serotonin mit der Zeit auch das Rückenmark erreicht, werden Empfindungen von dort intensiver ans Gehirn übermittelt – auch das Jucken. Die Folge: Wir spüren den Juckreiz erst recht. Auf diese Weise bewirkt das Kratzen, dass sich der Juckreiz regelrecht aufschaukelt.

Und noch etwas ist beim Kratzen bemerkenswert, etwas, das es mit Gähnen und Lachen gemeinsam hat: Es ist ansteckend. Beobachten wir einen anderen Menschen, der sich ausdauernd kratzt, können wir fast nicht anders, als es ihm nachzutun. Mit diesem Phänomen hat sich ausführlich ein Wissenschaftlerteam um den Dermatologen Gil Yosipovitch vom Wake Forest Baptist Medical Center in Winston-Salem befasst. Ohne im Detail auf die Studie einzugehen, möchte ich nur das abschließende Statement des Forschungsleiters zitieren: »Unsere

Ergebnisse sprechen dafür, dass wir uns ziemlich leicht suggerieren lassen, es würde jucken. Deshalb sollten wir, ehe wir zu kratzen beginnen, gewissenhaft prüfen, ob wir das tun wollen, weil es uns wirklich juckt, oder ob wir es nur einem anderen Menschen nachmachen.«

Fazit meiner Studien: Nach meiner Erfahrung sind es vor allem heftig juckende Insektenstiche, die uns dazu veranlassen, uns zu kratzen – obwohl wir genau wissen, dass wir den Juckreiz damit nicht dauerhaft zum Verschwinden bringen werden. Es wäre daher klug, den Teufelskreis aus Jucken und Kratzen erst gar nicht in Gang zu setzen. Doch das ist leichter gesagt als getan – zumindest, solange man keine wirksame Salbe zur Verfügung hat. Denn die ist nachgewiesenermaßen das beste Heilmittel gegen Juckreiz, zumal sie meist auch eine antiseptische und entzündungshemmende Wirkung hat und so die Heilung der irritierten Hautpartie unterstützt. Auch Kühlung hat einen lindernden Effekt. Bei häufig auftretendem Juckreiz sollte man sich auf diese Maßnahmen allerdings nicht verlassen, sondern unbedingt einen Arzt aufsuchen, um eine eventuelle krankhafte Ursache auszuschließen.

K wie Kurzsichtigkeit: Macht lesen kurzsichtig?

Gebildete Menschen lesen mehr als ungebildete, oder anders ausgedrückt: Zwischen der Leseintensität und der Bildung besteht ein enger Zusammenhang. Das ist, statistisch gesehen, unbestritten. Deshalb könnte man die Frage auch etwas provokativer formulieren: »Macht Bildung kurzsichtig?« Und das scheint, glaubt man einer wissenschaftlichen Studie der Universität Mainz, tatsächlich der Fall zu sein. Unter der Leitung der Professoren Norbert Pfeiffer und Alireza Mirshahi haben Forscher der dortigen Augenklinik eindeutige Belege dafür gefunden, dass Menschen mit einer längeren Schul- und Studienzeit und

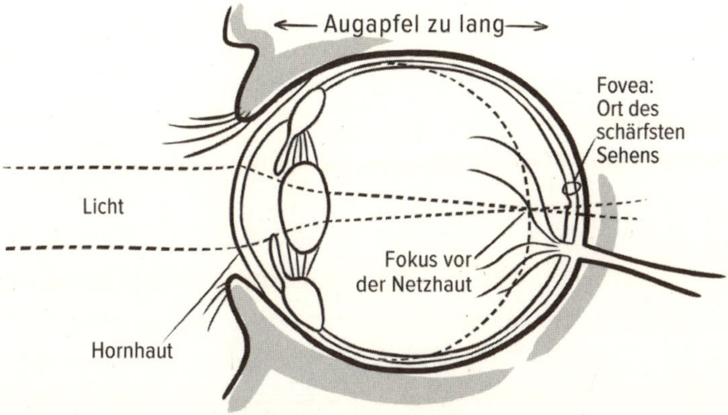

Kurzsichtigkeit: Die weiter entfernten, von Objekten ausgehenden, parallelen Lichtstrahlen vereinigen sich wegen des zu langen Augapfels schon vor der Netzhaut.

einem daraus resultierenden höheren Bildungsgrad deutlich häufiger und ausgeprägter kurzsichtig sind als weniger »Belesene«. Im Rahmen ihrer Studie untersuchten die Mainzer Wissenschaftler die Sehstärke von 4658 Menschen im Alter von 35 bis 74 Jahren. Dabei erwies sich mehr als die Hälfte der Hochschulabsolventen als kurzsichtig, während bei den Probanden ohne höhere Schulbildung nur jeder Vierte von der Sehschwäche betroffen war. »Ursache dafür ist vermutlich die Naharbeit, die den Alltag von Studierenden bestimmt«, kommentiert Prof. Pfeiffer den Befund. »Laut aktueller Studienlage tragen stundenlanges Lesen und Arbeiten am Computer zur Verschlechterung des Sehvermögens bei.«

In diesem Zusammenhang fällt auf, dass die Anzahl der Kurzsichtigen in den letzten Jahrzehnten massiv zugenommen hat. In den Industrienationen der Welt ist mindestens ein Drittel der Bevölkerung auf Brille, Kontaktlinsen oder Augenlasern angewiesen, um weiter Entferntes erkennen zu können; in manchen asiatischen Großstädten sind es fast 90 Prozent. Mit genetischen Faktoren lässt sich das nicht erklären, darüber sind sich die Wissenschaftler einig. Vielmehr scheinen Umwelteinflüsse eine entscheidende Rolle zu spielen. Dazu muss man wissen, dass die Ursache der Kurzsichtigkeit (Myopie) meistens in einem zu langen Augapfel liegt. Der führt dazu, dass sich ins Auge fallende parallele Lichtstrahlen nicht erst auf der Netzhaut, sondern schon ein Stück weiter vorne bündeln. Dadurch sieht der Betroffene weiter entfernte Objekte verschwommen.

Aktuelle Studien belegen, dass Schüler, die sich viel im Freien aufhalten, seltener von der Kurzsichtigkeit betroffen sind als notorische Stubenhocker. Das liegt nach Ansicht von Experten wahrscheinlich daran, dass sich helles Tageslicht regulierend auf das Augenwachstum auswirkt. Gerade Menschen, die in Schule, Studium oder Beruf über lange Zeiträume Nahgelegenes fixieren, also etwa stundenlang lesen müssen, sollten daher möglichst viel Zeit im Freien verbringen und den Blick in die weitere Umgebung schweifen lassen.

Fazit meiner Studien: Außer dem letztgenannten Ratschlag gibt es für Vielleser keinen Erfolg versprechenden Tipp, um die Entwicklung einer Kurzsichtigkeit zu vermeiden. Allenfalls tröstet der Gedanke, dass nicht jeder Augapfel auf stundenlanges Fixieren kleiner, nahe gelegener Objekte mit übermäßigem Längenwachstum reagiert. Ich selbst bin zum Beispiel eine klare Ausnahme. Obwohl ich in meinem Leben – Schule, Studium und später Tätigkeit als Zahnarzt – jahrzehntelang gezwungen war, von früh bis spät Nahes und Winziges zu fixieren, bin ich nicht kurz-, sondern weitsichtig. Das ist für mich allerdings einem Kurzsichtigen gegenüber eher von Nachteil, weil ich so ohne Brille absolut nicht lesen kann.

L wie Leichengift: Ist es gefährlich, Leichen anzufassen?

Nach jeder Naturkatastrophe, bei der viele Menschen zu Tode gekommen sind, wird reflexartig die rasche Beseitigung der Leichen gefordert. Hintergrund der oftmals geradezu hysterischen Aktionen ist die

Befürchtung, von Leichen könnten gefährliche Seuchen ausgehen. Das ist jedoch schlicht Blödsinn und dient nur dazu, das Leid der Hinterbliebenen unnötig zu vergrößern, da ihnen die Möglichkeit genommen wird, sich von dem Verstorbenen würdig zu verabschieden.

Tatsache ist, dass die weitverbreitete Angst, tote Körper würden ein ernsthaftes Gesundheitsrisiko für die Überlebenden darstellen, keinesfalls auf wissenschaftlichen Fakten beruht, sondern einem anscheinend nicht ausrottbaren Mythos entspringt. Zu diesem Schluss kommt jedenfalls eine umfangreiche Literaturübersicht zum Infektionsrisiko von Leichen nach Naturkatastrophen, die Prof. Oliver Morgan von der London School of Hygiene & Tropical Medicine 2006 in der Mai-Ausgabe des *Pan American Journal of Public Health* veröffentlicht hat. Demnach geht von Leichen für diejenigen, die mit ihnen zu tun haben, nur dann eine Gefahr aus, wenn die Toten schon zu Lebzeiten Erreger lebensbedrohlicher Infektionskrankheiten in sich getragen haben. Das aber ist gerade bei den Opfern von Naturkatastrophen nicht häufiger der Fall als bei den Überlebenden. Hinzu kommt, dass die hochinfektiösen Keime im toten Körper meist nur kurze Zeit existieren können. Dazu Oliver Morgan: »Es gibt keinerlei Beweis dafür, dass die toten Körper nach einer Naturkatastrophe ein Risiko von Epidemien beherbergen.«

Beim Zersetzungsprozess von Verstorbenen entstehen durch Fäulnis Produkte wie Cadaverin und Putrescin, die für den eklig-süßlichen Verwesungsgeruch verantwortlich, aber keinesfalls giftig sind. Dasselbe gilt im Grunde auch für Schwefelverbindungen, die zwar theoretisch gesundheitsschädlich sein können, sich dafür aber in Leichen nicht in ausreichend hoher Konzentration bilden.

Fazit meiner Studien: Leichengift gibt es nicht. Wenn früher Patienten starben, die in den Hörsälen der medizinischen Fakultäten auf Tischen operiert wurden, auf dem unmittelbar zuvor Leichen geöffnet worden waren, lag das nicht an irgendeinem ominösen Gift, sondern schlicht daran, dass die sezierten Personen an einer Infektion mit Krankheitserregern ge-

storben waren, die bei dem anschließenden Eingriff auf den Operierten übergingen. Da man bei einer Leiche aber in der Regel nicht weiß, ob auf oder in ihr gefährliche Keime leben, empfiehlt es sich zum Eigenschutz, sie, wo immer möglich, vorsichtshalber nur mit Schutzhandschuhen zu berühren – was indes für lebende Unfallopfer ganz genauso gilt.

M wie Mindesthaltbarkeitsdatum: Darf man Lebensmittel mit abgelaufenem MHD verzehren?

Rund 80 bis 100 Kilo Lebensmittel wirft jeder Deutsche im Durchschnitt pro Jahr in die Mülltonne. 80 bis 100 Kilo, von denen jedes einzelne Gramm noch problemlos verzehrfähig wäre, und zwar nicht nur in den nächsten Tagen, sondern viele wochen-, oft sogar monatelang. Und warum das Ganze? Weil so viele Menschen den Unterschied zwischen Mindesthaltbarkeits- und Verbrauchsdatum nicht kennen. Von denen ist eigentlich nur das Verbrauchsdatum wichtig. Das findet sich aber nur auf besonders empfindlichen Lebensmitteln wie Hackfleisch, Fisch oder Geflügel, wo es anzeigt, bis wann das Produkt unbedingt verzehrt werden muss. Mit jedem Tag darüber hinaus steigt das Risiko, dass es durch gefährliche Keime verdorben und damit für den, der es isst, gesundheitsschädlich sein könnte. Zu diesem Punkt noch eine interessante und vermutlich verblüffende Anmerkung am Schluss dieses Abschnitts.

Ganz anders dagegen das Mindesthaltbarkeitsdatum (MHD). Das besagt nämlich im Grunde überhaupt nichts. Denn es zeigt lediglich an, bis zu welchem Tag die Herstellerfirma garantiert, dass das Produkt noch so schmeckt, riecht und aussieht wie versprochen. Das bedeutet also nichts anderes, als dass der Verbraucher nach Ablauf des MHD vielleicht ein wenig genauer prüfen sollte, ob er irgendwelche

Veränderungen bemerkt. Dass Produkte mit Erreichen des Mindesthaltbarkeitsdatums jedoch keinesfalls verdorben sind, beweist allein schon die Tatsache, dass sie danach durchaus noch verkauft werden dürfen. Der Händler sollte dann lediglich darauf hinweisen, dass das MHD überschritten ist. Solche Artikel zu kaufen, lohnt sich. Denn in der Regel bekommt man sie für deutlich weniger Geld – und das, ohne irgendwelche Qualitätseinbußen hinnehmen zu müssen

Eine Studie der Fachhochschule Münster, bei der 44 Experten und Unternehmensvertreter der Lebensmittelbranche anonym befragt wurden, belegt, dass Hersteller ihre Produkte teilweise bewusst mit einem kürzeren Mindesthaltbarkeitsdatum auszeichnen, als es aus fachlicher Sicht erforderlich wäre – und zwar aus dem einzigen Grund, um damit Verkauf und Umsatz zu fördern. Denn Umfragen haben eindeutig ergeben, dass Kunden im Supermarkt bevorzugt zu den Produkten mit dem längsten MHD greifen. Da die Hersteller das natürlich wissen, statten sie sogar Erzeugnisse aus derselben Produktcharge, das heißt solche, die am selben Tag hergestellt worden sind, mit unterschiedlichen MHDs aus. Der Zweck ist nichts anderes als Kundentäuschung. Kauft jemand beispielsweise am Montag und am Freitag Joghurt, so möchte er beim zweiten Einkauf ein Produkt mit längerem Mindesthaltbarkeitsdatum erwerben, obwohl dieses möglicherweise am selben Tag produziert wurde wie das vom Montag. Aber auch für den Lebensmittelhändler hat dieses Vorgehen einen Vorteil: So bekommt er mit jeder Lieferung Produkte mit längeren MHDs, die bei den Kunden den Eindruck erwecken, stets topfrisch zu sein – was sie jedoch keinesfalls sein müssen.

Wie lange sind dann aber Lebensmittel über das MHD hinaus verwendbar? Auskunft darüber gibt unter anderem ein Langzeittest von zwölf Produkten, den das *Greenpeace Magazin* in Zusammenarbeit mit dem KIN Lebensmittelinstitut in Neumünster zum Thema Nahrungsmittelverschwendung durchgeführt hat. Dabei wiesen etwa im Kühlschrank gelagerte Eier noch mehr als 100 Tage nach Ablauf des Mindesthaltbarkeitsdatums sämtliche Produktmerkmale der höchsten Güteklasse auf. Und selbst danach konnte man sie ohne Weiteres noch weitere zwei, drei Wochen zum Backen verwenden. Naturjoghurt im Becher, original verpackter Käse am Stück, Tofu und Tortellini mit Parmesan in eingeschweißten Packungen waren ein halbes Jahr nach dem Einkauf und monatelang abgelaufenem Mindesthaltbarkeitsdatum noch immer einwandfrei. Und original verpackte Salami war zusätzliche 85 Tage genießbar. Ein Labortest an elf Lebensmitteln mit jahrelang überschrittenem MHD, darunter eine seit mehr als acht Jahren abgelaufene Dose Erbsen, ergab ein einwandfreies mikrobiologisches Ergebnis für sämtliche Erzeugnisse. Das bedeutet nichts anderes, als dass man sie auch nach dieser langen Zeit noch risikolos hätte vertilgen können.

Dazu abschließend Landwirtschaftsexpertin Christiane Huxdorff von Greenpeace e. V.: »Es ist aus ökologischer Sicht dringend notwendig, dass weniger Lebensmittel verschwendet werden. Das Mindesthaltbarkeitsdatum in seiner jetzigen Form aber führt genau zum Gegenteil und ist irreführend, weil die Lebensmittel noch lange nach Ablauf gut und lecker sind. Der Test bestätigt, dass sich die Verbraucher mehr auf ihre Sinne und ihren Verstand verlassen sollten, wenn es darum geht zu entscheiden, ob ein Lebensmittel noch gut genug zum Essen ist.«

Womit ich zu der angekündigten Anmerkung im Hinblick auf gefährliche Keime speziell auf Fleisch komme. Besonders anfällig ist in dieser Hinsicht Geflügel. So haben Lebensmitteluntersuchungen ergeben, dass mehr als jedes zweite verkaufte Brathähnchen oder Suppenhuhn mit Bakterien der Gruppe Campylobacter kontaminiert ist, weshalb lange Zeit die strikte Empfehlung galt, Geflügel vor der Verarbeitung innen und außen möglichst gründlich zu waschen. Doch genau dieser Ratschlag ist mittlerweile überholt. Denn durch bloßes Waschen, und sei es noch so sorgfältig, lassen sich die Keime nicht entfernen. Vielmehr besteht eine nicht unerhebliche Gefahr, sie mit Wasserspritzern in der Umgebung zu verteilen, wo sie dann andere, bis dahin weitgehend keimfreie Lebensmittel infizieren können. Geflügel –

aber auch anderes Rohfleisch – sollte man daher am besten mit einer Gabel vorsichtig aus der Verpackung nehmen und möglichst umgehend gründlich durcherhitzen. Denn hohe Temperaturen – auch an der dicksten Stelle des Geflügels mindestens 75 Grad Celsius – töten die Bakterien zuverlässig ab.

Intensiv mit dieser Materie hat sich Benjamin Chapman, Experte für Ernährungssicherheit an der North Carolina State University, befasst. Für eine Studie besprühten er und seine Mitarbeiter rohes Huhn mit harmlosen Bakterien, anschließend beobachteten sie Köche in Testküchen beim Hantieren mit dem Geflügel. Bei einem Viertel der Köche, die das rohe Hühnchen gewaschen hatten, breiteten sich die Bakterien auf dem später in der Küche zubereiteten Salat aus. Und da will man sie doch ganz bestimmt nicht haben.

Fazit meiner Studien: Das Mindesthaltbarkeitsdatum sagt über Qualität und Verzehrbarkeit eines Lebensmittels so wenig aus, dass es getrost abgeschafft werden könnte. Eine Alternative wären etwa in die Verpackung integrierte Chips, die durch eine sich verändernde Farbskala die Genießbarkeit des Produktes anzeigen. Ich persönlich habe mir deshalb schon lange abgewöhnt, dem MHD irgendeine Bedeutung beizumessen. Denn selbst wenn ein damit gekennzeichnetes Produkt nicht mehr gut schmeckt oder riecht, ist es – im Gegensatz zu verdorbenem Fleisch oder Fisch – noch lange nicht giftig. Gefährlich wird es erst, wenn sich darauf Schimmel bildet. Denn Schimmelpilze können tatsächlich toxische Substanzen produzieren. Das passiert aber in der Regel nur, wenn das Lebensmittel in geöffnetem Zustand gelagert wurde. Und dann gilt das MHD ohnehin nicht mehr.

Und was Fleisch – das mit einem durchaus ernst zu nehmenden Verbrauchsdatum versehen ist – angeht, so sollte man es vor der Verarbeitung keinesfalls abwaschen, sondern so, wie es ist, möglichst schnell gründlich durcherhitzen.

N wie Nase: Ist es ungesund, die Nase hochzuziehen?

Andere Länder, andere Sitten. Während uns von Kindesbeinen an eingetrichtert wird, uns, wenn die Nase läuft, in ein Taschentuch zu schnäuzen, gilt das in China im Beisein anderer als eklig und daher absolut verpönt. Dagegen finden Chinesen es völlig normal, wenn man den Schleim geräuschvoll hochzieht, was umgekehrt bei uns angewidertes Kopfschütteln hervorruft.

Doch so abstoßend sich das Nasehochziehen auch anhören mag, aus medizinischer Sicht ist es offenbar die gesündere Variante. Weil nämlich beim kraftvollen Schnäuzen immer die Gefahr besteht, dass durch den hohen Druck Erkältungsviren tief in die Nasennebenhöhlen geblasen werden und dort eine schmerzhafte und langwierige Entzündung auslösen. Denn der dabei entstehende Druck ist nicht zu unterschätzen. Laut einer Studie der Universität von Virginia ist er bis zu zehnmal so hoch wie bei einem gewöhnlichen Nieser. Wo es aber im Beisein anderer Menschen nicht schicklich ist, das Nasensekret geräuschvoll hochzuziehen, sollte man sich möglichst drucklos schnäuzen und dabei abwechselnd ein Nasenloch zuhalten – und unbedingt Einmal-Papiertaschentücher verwenden, keinesfalls solche aus Stoff – das jedoch aus Rücksicht den Mitmenschen gegenüber und nicht etwa, weil mit Stofftaschentüchern die Gefahr bestünde, sich selbst an ihnen immer wieder neu anzustecken. Denn in der Regel sind Menschen nach einer Erkältung erheblich länger gegen die auslösenden Erreger immun, als diese in Taschentüchern überleben können. Studien haben gezeigt, dass bei den meisten Menschen eine Immunität gegen Rhinoviren – die Haupterreger von Schnupfen– mindestens ein Jahr lang anhält. Erst nach diesem Zeitraum könnte man sich theoretisch erneut infizieren. Sehr leicht kann dies allerdings passieren, wenn man mit fremden Taschentüchern und den daran haftenden Keimen in Berührung kommt. Falls es sich – etwa bei der Pflege behinderter Personen – absolut nicht vermeiden lässt, fremde Tücher anzufassen, sollte man sich danach unbedingt gründlich (!) die Hände waschen.

Ein vermeintliches Problem bringt das im Vergleich zum Schnäuzen gesündere Hochziehen – bitte auch das möglichst sanft erledigen – allerdings mit sich: Der Schleim gelangt in den Rachen, ja manchmal sogar in den Mund. Von dort muss er zwangsläufig hinuntergeschluckt werden, und das finden manche Zeitgenossen eklig. Doch eine Gesundheitsgefahr ist damit nicht verbunden, weil die geschluckten Keime auf diese Weise im Magen landen, wo der saure Magensaft ihnen gnadenlos den Garaus macht.

Fazit meiner Studien: Es gibt, das möchte ich nicht verschweigen, einige wenige Wissenschaftler, die die Gefahr einer durch Schnäuzen ausgelösten Nasennebenhöhlenentzündung für eher gering erachten. Worin sie jedoch mit ihren Kollegen, die anderer Ansicht sind, übereinstimmen, ist, dass man beim Reinigen der Nase, egal, auf welche Weise das geschieht, möglichst wenig Druck aufbauen soll. Weitaus besser und vor allem weniger riskant ist, sich dabei Zeit zu lassen und die Prozedur sanft, behutsam und weitgehend geräuschlos zu erledigen.

O wie Obst: Darf man nach dem Obst-Essen Wasser trinken?

Wer hat das noch nicht von besorgten Eltern, Verwandten oder Bekannten zu hören bekommen: Nach dem Obstessen – ganz besonders, wenn es sich dabei um Steinobst wie Pflaumen oder Kirschen handelt – darf man auf gar keinen Fall Wasser trinken, weil man sonst schreckliches Bauchweh bekommt! Doch was ist dran an dieser uralten Regel? Um dazu die Meinung der Wissenschaft zu erfahren, habe ich das Internet stundenlang nach entsprechenden Studien durchsucht – und schließlich resigniert aufgegeben, denn es gibt schlichtweg keine. Was zumindest nahelegt, dass es sich bei dem Thema um keines handelt, das Forscher sonderlich beunruhigt.

Dann also ausnahmsweise einmal ohne Studie: Fest steht, dass Bauchweh durch Gärungsprozesse in Magen und Darm ausgelöst wird, für deren Zustandekommen unbedingt Mikroorganismen – Bakterien und Kleinstpilze – vonnöten sind. Die können mit dem Obst durchaus in den Magen gelangen, werden dort jedoch normalerweise von der reichlich vorhandenen Säure zuverlässig abgetötet und unschädlich gemacht. Außerdem nehmen wir Kleinstlebewesen wie Bakterien und Hefen keinesfalls nur mit Obst zu uns, sondern auch mit vielen anderen Nahrungsmitteln. Auch die Erklärung, das zum Obst getrunkene Wasser würde die Magensäure unter Umständen derart verdünnen, dass sie ihre keimtötende Wirkung verliert, klingt nicht sonderlich plausibel. Denn Wasser trinken wir ja auch zu vielen anderen Mahlzeiten, ohne danach mit quälenden Leibschmerzen rechnen zu müssen.

Fazit meiner studienlosen Recherche: Die Regel, nach dem Verzehr von Obst eine Weile kein Wasser zu trinken, stammt wohl noch aus einer Zeit, in der das Wasser nicht die heutige Qualität hatte und zahlreiche Keime – unter anderem gärungsfördernde Kleinstpilze – enthielt, die die am Obst haftenden Mikroorganismen bei ihrer unheilvollen Tätigkeit unterstützten. Das bedeutet schlichtweg, dass wir die Regel heute, wo Leitungswasser eines der am intensivsten kontrollierten Lebensmittel ist, getrost vergessen können.

P wie Potenz: Beeinträchtigt Fahrradfahren die Potenz?

Mit dem Radfahren und seinen positiven Auswirkungen auf die Gesundheit haben wir uns ja schon ausführlich beschäftigt. Hier soll es nun um einen Aspekt gehen, der immer wieder einmal durch die Medien geistert: Macht langes Fahrradfahren impotent? Ausgelöst hat das Schreckgespenst der amerikanische Urologe Irwin Goldstein vom Boston University Medical Center, der in den 1990er-Jahren in mehreren Artikeln den angeblichen Zusammenhang zwischen ausgiebigem Fahrradfahren und nachlassender Manneskraft postuliert hat.

Klarheit brachte erst die britische »Cycling for Health«-Studie aus dem Jahr 2014 unter Leitung von Prof. Mark Hamer vom University College London. Dabei mussten 5282 männliche Radfahrer, die je nach Alter und Radfahrintensität in vier Gruppen eingeteilt wurden, neben Fragen zu Alkohol- und Zigarettenkonsum, eventuellen Herzinfarkten, Schlaganfällen, Diabetes und Krebserkrankungen auch solche zu Potenzproblemen und Fruchtbarkeit beantworten. Ergebnis: Selbst in der Gruppe mit den ausdauerndsten Fahrradfahrern konnten die Forscher keinen Zusammenhang zwischen sportlicher Betätigung und erektiler Dysfunktion oder gar Unfruchtbarkeit herstellen.

Die bis heute umfangreichste Studie über das heikle Thema veröffentlichte dann vier Jahre später ein Forscherteam aus Kalifornien in der Fachzeitschrift *Journal of Urology*. Dabei wurden die 2800 teilnehmenden Radsportler auch nach der Art ihres Fahrrads, der Höhe des Lenkers und der Beschaffenheit des Sattels befragt und sollten zudem angeben, ob sie beim Fahren gepolsterte Hosen tragen, wie oft sie stehend in die Pedale treten und in welchem Gelände sie normalerweise unterwegs sind. Auch dabei ergaben sich keinerlei Anhaltspunkte für etwaige negative Auswertungen hinsichtlich Potenz und Fruchtbarkeit. Im Gegenteil: Die Testpersonen, die besonders oft und lang mit dem Fahrrad unterwegs waren, bekamen bei der Beurteilung ihrer Erektionsfähigkeit sogar durchwegs die besten Noten.

Fazit meiner Studien: Wer gerne oft und ausdauernd Fahrrad fährt, sollte das getrost tun. Hinsichtlich der zahlreichen positiven gesundheitlichen Auswirkungen verweise ich auf das Kapitel »Wohl der gesündeste Sport überhaupt: Radfahren« (S. 83 ff.) in diesem Buch. Und was die sexuel-

le Leistungsfähigkeit angeht, so gibt es auch in dieser Beziehung keinen Grund, auf das geliebte Hobby zu verzichten. Möglicherweise verspürt man nach längeren Touren ein mehr oder minder ausgeprägtes Taubheitsgefühl im Genitalbereich, doch sobald das wieder vergangen ist, steht lustvoller geschlechtlicher Betätigung und damit auch aktiver Familienplanung nichts mehr im Weg.

R wie Reiseübelkeit: Kann man sich Reiseübelkeit abtrainieren?

Das Wetter kann noch so prächtig und die Umgebung noch so spektakulär sein – wenn es einem beim Blick aus Pkw, Bus oder Schiff speiübel wird, ist es mit der Begeisterung schnell vorbei. Die Ursache einer solchen Reisekrankheit oder Kinetose liegt in einer Verwirrung des Gleichgewichtssinnes im Innenohr. Der funktioniert nämlich nur einwandfrei, wenn die von den unterschiedlichen Sinnen im Gehirn ankommenden Signale ein stimmiges Bild ergeben. Und genau das ist in einem Auto auf einer kurvigen Bergstraße oder auf einem Schiff bei stark bewegter See nicht der Fall. Alles bewegt sich, die Augen finden keinen festen Punkt, das Gleichgewichtsorgan mit seinen Bogengängen und Vorhofsäckchen im Innenohr liefert permanent neue, sich teils sogar widersprechende Meldungen, während die Tiefensensoren in Muskeln und Gelenken übermitteln: Alles paletti, du sitzt fest im Sessel oder stehst stabil auf dem Boden und bewegst dich überhaupt nicht. Das ist für das zuständige Gehirnzentrum einfach zu viel des Guten, es gelingt ihm nicht, ein einheitliches, kohärentes Gesamtbild zu erzeugen, und der daraus resultierende Verarbeitungskonflikt aktiviert – möglicherweise, weil das Gehirn eine Vergiftung befürchtet und das vermeintliche Toxin schleunigst loswerden will – das Brechzentrum. Dem Betroffenen wird übel, ihm ist schwindelig, und er muss sich heftig übergeben. Im Extremfall wird er völlig apathisch, und sein Kreislauf bricht zusammen.

Für Menschen, die, etwa aus beruflichen Gründen, gezwungen sind, oft mit dem Bus oder Schiff zu fahren, ist die Reisekrankheit ein echtes Problem. Zum Glück gibt es Medikamente, die, vorsorglich genommen, dafür sorgen, dass sich das flaue Gefühl und der Brechreiz in Grenzen halten. Doch besser wäre es natürlich, wenn man derlei Arzneimittel erst gar nicht bräuchte, weil einem das Gekurve und Geschaukle nichts mehr ausmacht, da man sich die unangenehmen körperlichen Reaktionen abtrainiert hat. Und das funktioniert, glaubt man einer Studie von Wissenschaftlern der Universität Loughborough in England, tatsächlich – und zwar mithilfe von Autorennen am Computer. Denn es ist seit Längerem bekannt, dass das Betrachten heftiger Bewegungen auf einem Monitor, während man in Wirklichkeit still sitzt, Übelkeit erzeugen kann. Für ihre Untersuchung teilten die Forscher die Probanden in die üblichen zwei Gruppen ein. Während die Teilnehmer von Gruppe eins täglich eine Stunde lang am Computer ein wildes Gekurve und Auf-und-ab-Gesause mit diversen Fahrzeugen veranstalteten, steuerten ihre Kollegen der Kontrollgruppe virtuell ein Schiff langsam und bei ruhigem Wasser durch diverse Kanäle. Nach zwei Wochen mussten die Kandidaten, die allesamt von sich behauptet hatten, gegen Reisekrankheit anfällig zu sein, auf dem Rücksitz eines Autos die Fahrt über eine extrem kurvige Bergstrecke über sich ergehen lassen. Und das vertrugen die Videospieler von Gruppe eins deutlich besser als die Versuchspersonen der Kontrollgruppe.

Doch nicht nur mit virtuellem Geschaukel kann man sich beziehungsweise sein Gleichgewichtsorgan gegen Kinetosen unempfindlicher machen, auch tatsächliche Bewegungen haben einen nachweislichen Trainingseffekt. Ideal ist hierfür eine Achterbahn oder ein ähnliches Gerät auf Volksfesten oder Jahrmärkten, auch ein Trampolin leistet wertvolle Dienste. Dass ein spezielles Gewöhnungstraining langfristig wirksam ist, beweisen unter anderem Astronauten, die sich vor ihrer Weltraummission einem solchen Übungsprogramm unterwerfen müssen – mit lang anhaltendem Erfolg. Eine britische Studie belegt sogar, dass häufiges Tanzen mit vielen schnellen Drehungen – ideal: Wiener Walzer – auf Dauer eine bessere Bewegungsverträglichkeit mit sich bringt.

Fazit meiner Studien: Dass es – zumindest bis zu einem gewissen Grad – möglich ist, sich die Reiseübelkeit abzutrainieren, beweist exemplarisch der typische Verlauf einer Seekrankheit. Die tritt ja auch fast ausschließlich in der Anfangsphase einer Schifffahrt auf. Nach ein paar Tagen hat sich der Körper und speziell das Gleichgewichtsorgan auf die ungewöhnlichen Bewegungsreize eingestellt, und mit der Übelkeit ist es vorbei. Sich im Vorfeld einer Bus- oder Schiffsreise auf die zu erwartenden Probleme vorzubereiten, ist daher allemal einen Versuch wert. Springen und drehen Sie sich dazu so viel wie möglich. Und tanzen Sie ausgiebig Wiener Walzer.

S wie Sex: Macht Sex vor Sport schlapp?

Zwei Dinge gleich vorweg. Erstens: Trotz zahlreicher Studien ist eine klare Aussage zu diesem Thema nicht möglich, dazu sind die Resultate schlichtweg zu unterschiedlich. Zweitens: Für Hobbysportler spielt die Frage ohnehin keine Rolle. Denn wenn Sex vor sportlicher Betätigung überhaupt eine Auswirkung auf die Leistungsfähigkeit hat, dann allenfalls minimal. Kein Wunder daher, dass es praktisch genauso viele wissenschaftliche Studien gibt, die behaupten, sexuelle Aktivität vor einem Wettkampf beeinflusse die Leistung aufgrund von Müdigkeit, verringerter Aggression und Konzentration der Athleten negativ, wie solche, die keinerlei diesbezügliche Effekte belegen. Ja es existieren sogar Untersuchungen, die zu dem Resultat kommen, Sex vor dem Wettkampf steigere die sportliche Leistung durch Entspannung, den Abbau von Stress und ein höheres Selbstvertrauen. Besonders intensiv mit diesem Thema auseinandergesetzt haben sich Laura Stefani von der Abteilung für experimentelle und klinische Medizin der Universität Florenz und ihr Team. Doch auch die italienischen Wissenschaftler konnten beim Vergleich mehrerer Hundert Studien keinen handfesten wissenschaftlichen Beweis eines negativen Effekts von Sex auf die athletische Leistungsfähigkeit finden.

Da ich zu diesem delikaten Thema also kein klares Fazit liefern kann, beschränke ich mich im Folgenden auf ein paar heitere Anekdoten sowie – ebenfalls widersprüchliche – Aussagen von Betroffenen:

Viermal hintereinander erreichten die Buffalo Bills aus New York den Super Bowl, das Finale der Profiliga im American Football. Jedes Mal bestand Marv Levy, der Trainer, darauf, dass seine Spieler in der Nacht vor dem Finale getrennt von ihren Frauen schliefen, mit dem Ergebnis, dass die Buffalo Bills alle vier Finalspiele verloren.

Berti Vogts, ehemaliger Fußballbundestrainer: »Sex vor dem Spiel? Das können meine Jungs halten, wie sie wollen. Nur in der Halbzeit, da geht nichts.«

Marty Liquori, ehemaliger Weltklasse-Mittelstreckenläufer: »Sex macht dich glücklich, und glückliche Menschen laufen keine Meile unter 03:47 Minuten.«

David Wottle, ebenfalls ehemaliger Mittelstreckenläufer, bei den Olympischen Spielen in München, 1972: »In der Nacht vor dem Wettkampf hatte ich Sex mit der Skirennläuferin Karin Lee Gardner. Das hat mir eindeutig zu meiner olympischen Goldmedaille verholfen.«

Herbert Steffny, ehemaliger Langstreckenläufer: »Ein Gläschen Bier – Sex, why not?«

Das soll es zum Thema »Sex vor dem Sport« gewesen sein. Für Sie, liebe Leserinnen und Leser, denen es bei Ihren sportlichen Aktivitäten sicher nicht auf eine Zehntelsekunde mehr oder weniger ankommt, ist die Frage »Sex oder nicht?«, wie gesagt, ganz und gar belanglos. Und alles, was ich im ersten Teil dieses Buches zum Thema Bewegung und zu den einzelnen Sportarten gesagt habe, gilt – Sex hin oder her – nach wie vor ohne Einschränkungen.

Ein persönliches Fazit meiner Studien erspare ich mir daher.

T wie Trinken: Macht reichliches Trinken eine glatte Haut?

Dass vertrocknetes Obst infolge nachlassender Spannung der Schale faltig und schrumpelig wird, hat jeder schon mal beobachtet. Und dass sich dieser Zustand rasch ändert, wenn man die Frucht in Wasser legt, möglicherweise auch. Da liegt es nahe, denselben Mechanismus ganz einfach auf die menschliche Haut zu übertragen und für deren Faltigwerden im Alter allein mangelnde Flüssigkeit verantwortlich zu machen. Doch so einfach ist die Sache nicht! Denn wie sämtliche anderen Gewebe und Organe unterliegt auch unsere Haut einem natürlichen Alterungsprozess, in dessen Folge sie in all ihren drei Schichten dünner, weniger elastisch und brüchiger wird. Im Lauf der Jahre und Jahrzehnte legt sie sich daher immer mehr in Falten, die dann – so unerfreulich das zum Teil auch sein mag – bestehen bleiben. Ein gewisser Trost besteht allenfalls in der Tatsache, dass dieser Prozess nicht bei allen Menschen gleich schnell und gleich ausgeprägt vonstattengeht, da er maßgeblich von inneren und äußeren Faktoren beeinflusst wird. Von innen heraus spielen vor allem der Stoffwechsel, das Immunsystem, aber auch Erbanlagen eine Rolle, während von den äußeren Einflüssen vor allem häufige Sonnenbestrahlung zur Faltenbildung beiträgt. Aber auch starkes Rauchen lässt die Haut erheblich schneller altern. Da dieser Prozess so gut wie nichts mit dem Verlust von Flüssigkeit zu tun hat, kann man ihn durch reichliches Trinken auch nicht aufhalten.

An dieser Tatsache ändert meiner Auffassung nach auch eine viel zitierte Studie von Wissenschaftlern der Charité in Berlin unter Leitung des Pharmakologen und Ernährungswissenschaftlers Michael Boschmann nichts. Die Forscher ließen sechs Frauen zwischen 25 und 35 Jahren jeweils einen halben Liter Leitungswasser trinken und maßen anschließend mit einem neu entwickelten, nicht invasiven Verfahren etwaige Stoffwechselveränderungen im Inneren der Haut. Tatsächlich zeigte sich, dass die geringe Flüssigkeitsmenge ausreichte, um die Durchblutung signifikant zu steigern – was natürlich eine verbesserte Sauerstoffversorgung zur Folge hatte. Daraus zogen die Wissenschaftler den allgemeinen Schluss, Wasser zu trinken sei gut für die Haut.

So weit, so gut. Doch das beantwortet natürlich noch lange nicht unsere Frage: Wird die Haut durch reichliches Trinken sichtbar glatter? Und genau das ist offensichtlich nicht der Fall. Ganz abgesehen davon, dass bei nur sechs Probandinnen von einer repräsentativen Untersuchung keine Rede sein kann, macht mich allein schon der Sponsor der Untersuchung, das Forum Trinkwasser e. V., skeptisch. Denn wie ich im ersten Teil dieses Buches ausführlich erläutert habe, sollte man mit Studien, deren Auftraggeber ein hohes Interesse an einem ganz bestimmten Ergebnis haben, grundsätzlich vorsichtig sein. Hinzu kommt, dass sich in der gesamten Liste medizinischer Untersuchungen und Analysen nicht eine einzige findet, die einen Effekt von reichlichem Trinken auf Aussehen und vor allem Glätte der Haut belegt. Entsprechend heißt es auch auf der Internetseite der Hautmedizin Bad Soden, eines der größten dermatologischen Zentren in Deutschland, lapidar: »Wasser trinken spendet der Haut KEINE Feuchtigkeit!«

Fazit meiner Studien: Man wird nicht schöner, wenn man älter wird. Ganz besonders zeigt sich das an der Haut, die immer mehr Runzeln, Flecken und Falten bekommt. Sicher ist das, abhängig von genetischer Ausstattung und Lebensführung, von Mensch zu Mensch verschieden. Aber dass man die Haut einfach dadurch glätten kann, dass man mehr trinkt, ist ein – wenn auch verbreiteter – Irrglaube. Sosehr man das auch bedauern mag.

U wie Urin: Ist es gesund, den eigenen Urin zu trinken?

Den eigenen Urin zu trinken, finden die meisten Menschen – mich eingeschlossen – eklig. Fakt ist aber, dass Urin-Trinkkuren vor allem in der östlichen Hemisphäre zur Erhaltung der Gesundheit von Körper, Geist und Seele propagiert und auch praktiziert werden. Unzähligen Berichten zufolge wurden – insbesondere in Kriegszeiten – zahlreiche Menschenleben durch die äußerliche Anwendung von Urin zur Wunddesinfektion oder durch Trinken der gelben Flüssigkeit zur Bekämpfung bakterieller Infektionen des Rachenraums gerettet. Und noch heute schwärmen begeisterte Anhänger der Eigenurin-Therapie davon, sie würde gegen jede Menge krankhafter Zustände helfen: gegen Infektionskrankheiten ebenso wie gegen alle möglichen Hautprobleme, ja, sogar gegen Krebs.

So etwas macht mich grundsätzlich stutzig. Denn auf irgendwelchen Inhaltsstoffen müssten die Wirkungen ja beruhen. Die aber sucht man im Urin vergebens. Er besteht zu 95 Prozent aus Wasser, die restlichen 5 Prozent sind Endprodukte des Stoffwechsels wie Harnstoff und Kreatinin sowie diverse Säuren. Daneben lassen sich mit hochempfindlichen Analyseverfahren Spuren von zahlreichen Substanzen nachweisen, die jedoch aus pharmakologischer Sicht irrelevant sind. Zwar ist etwa synthetischer Harnstoff, bekannt als Urea, in vielen Hautpflegemitteln enthalten, sodass eine positive Wirkung von Urin auf die Haut nicht ganz abwegig erscheint, doch Studien, die einen solchen Effekt gefunden haben, sucht man vergeblich.

Überhaupt existiert nicht eine einzige wissenschaftliche Untersuchung, die eine wie auch immer geartete therapeutische Wirkung der

Eigenurinbehandlung beweist Was natürlich auch daran liegt, dass niemand gern Geld in aufwendige Analysen steckt, ohne danach mit dem Verkauf der Ergebnisse ein Geschäft machen zu können. Man darf also wohl getrost davon ausgehen, dass die positiven Erfahrungsberichte auf einem Placeboeffekt beruhen – der ja nachweislich auch eine heilungsfördernde Wirkung hat.

Fazit meiner Studien: Davon abgesehen, dass ich den Gedanken, mich mit meinem Urin einzureiben oder ihn gar zu trinken, reichlich abstoßend finde, beweist meines Erachtens das Fehlen diesbezüglicher Studien klar, dass ich auf diese Heilmethode getrost verzichten kann – was natürlich nicht bedeutet, dass ich sie Mitmenschen, die an ihre Wirkung glauben, ausreden will.

V wie Verdauungsschnaps: Fördert Hochprozentiges die Verdauung?

Nach einem opulenten Mahl ein Schnäpschen – ein weitverbreitetes und überaus beliebtes Ritual, um die Verdauung zu erleichtern. Doch was sagt die Wissenschaft dazu? Beschleunigt Alkohol tatsächlich die Nahrungsverwertung in Magen und Darm?

Um das herauszufinden, haben Forscher des Universitätshospitals Zürich unter Leitung des Gastroenterologen Mark Fox folgendes Experiment gemacht: Sie verabreichten 20 Männern und Frauen zunächst 100 Gramm Weißbrot mit 200 Gramm geschmolzenem Käse, begleitet von einem großen Glas Weißwein oder der gleichen Menge Schwarztee. Eineinhalb Stunden nach der kalorienreichen Mahlzeit gab es dann noch entweder einen Kirschschnaps oder die gleiche Menge Wasser. Um herauszufinden, wie zügig die Nahrung verdaut wurde, hatten die Forscher den Käse vor dem Verzehr mit speziellen Kohlenstoffatomen (Isotop C-13) markiert. Diese werden beim Verdauungsprozess freigesetzt und mit dem Atem ausgeschieden, wo sie sich mithilfe eines Spektrometers nachweisen lassen.

Das Ergebnis: Die Weißweintrinker hatten weniger C-13 in ihrem Atem als die Teetrinker, verdauten also deutlich langsamer. Und wer sich dann noch ein Glas Hochprozentiges nach dem Essen gönnte, schaltete seinen Verdauungstrakt endgültig auf Schongang. Dann benötigte der Magen rund anderthalbmal so viel Zeit, bis er sich zur Hälfte entleert hatte. Kurz: Je mehr Alkohol man zum oder nach dem Essen zu sich nimmt, desto langsamer geht die Verdauung vonstatten.

Einen vorteilhaften Effekt hat der Alkohol laut der Studie jedoch, und zwar im Hinblick auf eventuelle Abnehmbemühungen. Die Trinker hatten nach dem Mahl deutlich weniger Lust auf Süßes. Wer also Gewicht verlieren will, ist daher nicht schlecht beraten, wenn er das Mahl mit einem Glas Wein begleitet und hinterher mit einem Schnaps abrundet.

Aber woran liegt es, dass Hochprozentiges nach dem Essen die Verdauung verzögert? Hierzu Studienleiter Mark Fox: »Der Alkohol entspannt offenbar die Muskeln der Magenwände und hemmt dadurch die Pumpbewegungen, die den Inhalt vorantreiben. Das führt zwar zu einem wohligen Wärmegefühl im Bauch, sorgt aber auch für eine deutlich verzögerte Magenentleerung.«

Doch es gibt tatsächlich etwas, das die Verdauung beschleunigt. Etwas, das nichts kostet und zudem Spaß macht: ein Spaziergang nach dem Essen. Das ist zumindest das Resultat einer Studie italienischer Wissenschaftler aus dem Jahr 2013. Offenbar fördert die Bewegung die Peristaltik, also die rhythmische Bewegung von Magen und Dünndarm, und sorgt so dafür, dass das Gegessene schneller durch die Verdauungsorgane befördert wird.

Fazit meiner Studien: Ich gebe zu, dass auch ich zu den Menschen gehöre, die sich nach einem reichlichen Mahl gern ein Schnäpschen schmecken lassen. Und bis zu den Recherchen für dieses Buch war ich tatsächlich der Ansicht, damit die Verdauung zu unterstützen und zu beschleunigen. Mit diesem Argument kann ich meine Vorliebe also in Zukunft nicht mehr rechtfertigen. Zum Glück bleibt noch der positive Effekt auf das Körpergewicht, der durch einen Spaziergang nach dem Essen sicher noch gefördert wird.

W wie Wunden: Brauchen Wunden Luft oder ein Pflaster?

Die Wundheilung ist ein höchst komplizierter Vorgang, der seit über 120 Jahren intensiv erforscht wird. Und immer noch kommen – speziell durch die Erkenntnisse der modernen Molekularbiologie – neue Details ans Licht. Auf die einzelnen Phasen möchte ich hier nicht näher eingehen, Ziel der Behandlung ist jedenfalls, einen raschen Wundverschluss mit einer belastbaren und möglichst unauffälligen Narbe zu erreichen. Und da stellt sich bei oberflächlichen Wunden, wie sie oft bei Kindern vorkommen, die Frage, ob man diese besser mit einem Pflaster abdeckt oder nach dem verbreiteten Motto »Wunden brauchen frische Luft« lieber offen lässt.

Dazu gab es von medizinischer Seite noch bis vor gar nicht langer Zeit die einhellige Meinung, ein Pflaster sei auf jeden Fall die bessere Lösung, weil es verhindere, dass die Wunde austrockne. Denn nur im feuchten Milieu könnten sich neue Zellen bilden, die die Wunde nach und nach verschlössen. Doch in den letzten Jahren setzt sich aufgrund mehrerer Studien die Tendenz durch, kleinere (!) Läsionen besser an der Luft heilen zu lassen. Das allein schon deshalb, weil wiederholter Pflasterwechsel die Wunde immer von Neuem irritiert, wenn nicht gar aufreißt. Inzwischen versorgen sogar Krankenhäuser selbst größere Wunden offen, also ohne Wundauflage oder -verband.

Ein Pflaster ist dagegen immer dann zu empfehlen, wenn bei der verletzten Person – etwa aufgrund des ausgeübten Berufes – die Gefahr besteht, dass Schmutz in die Wunde gelangt. Denn Wundaufla-

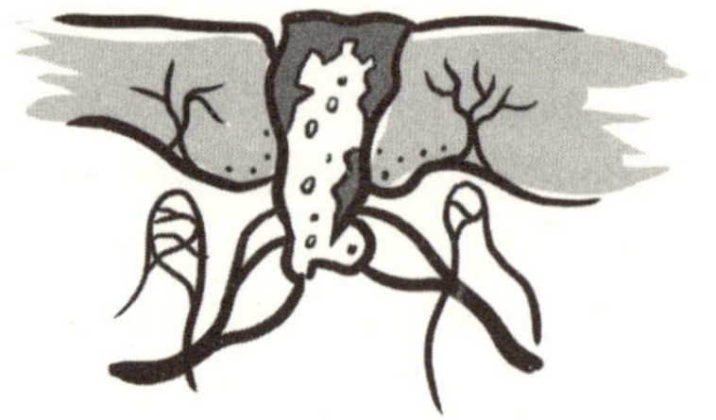

Vorläufiger Wundverschluss durch Koagulation. Aus den verletzten Gefäßen sickert Blut in die Wunde. Fibrinfäden verkleben die Wundränder und bilden den Wundschorf.

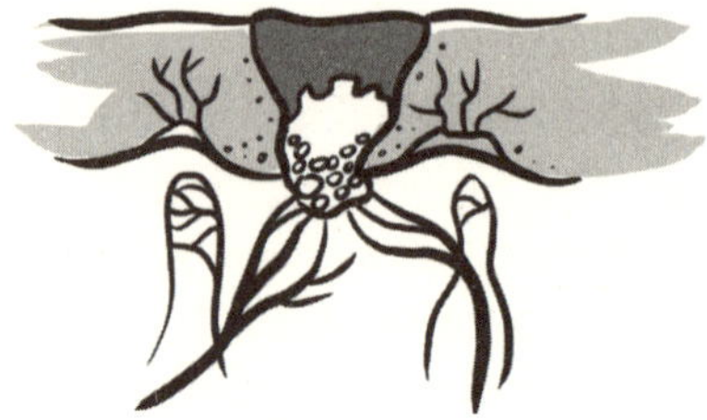

Gewebeneuaufbau durch Granulation aus angrenzendem Gewebe. Neue Zellen wandern ein.

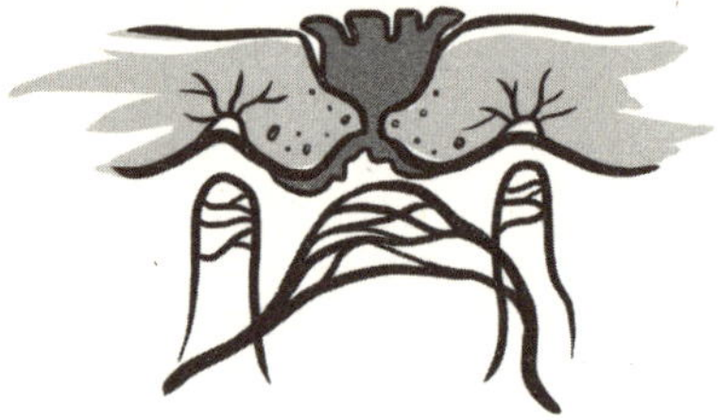

Endgültiger Wundverschluss und Bildung neuer Blutgefäße. Wundschorf löst sich ab.

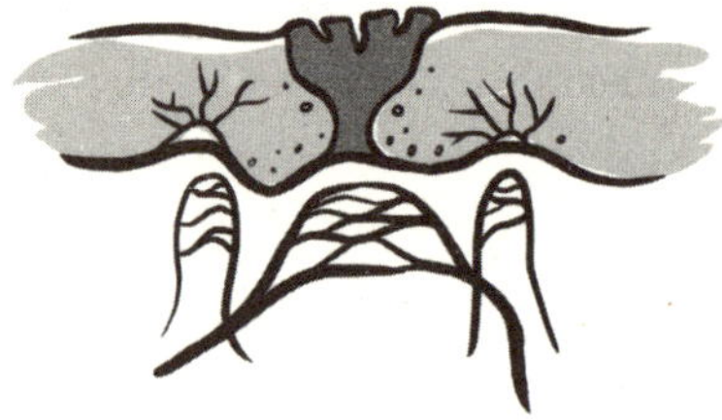

Schluss des Hautdefekts.

Die einzelnen Phasen des Wundverschlusses.

gen sorgen nicht nur für ein feuchtes Milieu, sie bilden zudem eine mechanische Barriere gegen das Eindringen schädlicher Keime wie Bakterien und Viren. Ist die Wunde verschmutzt, muss sie vor dem Verbinden gereinigt werden. Dass das nur im Notfall mit Leitungswasser geschehen sollte, habe ich ja schon unter »A wie Auswaschen« (S. 151 ff.) dargelegt. Im Allgemeinen kann man davon ausgehen, dass oberflächliche Schürfwunden nach etwa sechs Wochen abgeheilt sind, und zwar ohne hässliche Narben zu hinterlassen. Das ist bei tiefen Wunden nicht möglich, bei ihnen bleiben immer sichtbare Folgen zurück. Aber solche Verletzungen sollten ohnehin grundsätzlich von einem Arzt versorgt werden.

Fazit meiner Studien: Während ich selbst bislang immer propagiert habe, oberflächliche Wunden unbedingt mit einem Pflaster abzudecken, um eine weitere Verschmutzung zu verhindern und zudem ein feuchtes, die Heilung förderndes Milieu sicherzustellen, sehe ich das heute anders – wobei ich aber auch nicht davon überzeugt bin, dass das Offenlassen von entscheidendem Vorteil ist. Ich halte es daher so, dass ich blutende Wunden grundsätzlich erst einmal verpflastere und nach einigen Tagen dann offen lasse. Wenn ich an meine Kindheit zurückdenke, hat meine Mutter Schürfwunden, die ich mir reichlich zugezogen habe, vorzugsweise mit einem Pflaster abgedeckt. Hatte sie aber gerade keines zur Hand, hat sie die Wunde eben einfach so gelassen, wie sie war. Verheilt sind die oberflächlichen Läsionen so oder so.

Z wie Zecken: Hilft Knoblauch gegen Zecken?

Beißen Zecken oder stechen sie? Sie stechen. Ausgestattet mit scharfkantigen Mundwerkzeugen ritzen sie die Haut ihres Opfers auf, um anschließend ihren Stechrüssel im Gewebe des Wirts zu versenken. Und das ist erst einmal überhaupt nicht schlimm. Es tut nicht weh, brennt und juckt nicht, und in der Regel schwillt auch nichts an. Das bisschen Blut, das die Zecke aus ihrem Opfer saugt, spielt ebenfalls keine Rolle. Das einzig Fatale an der Sache ist, dass das kleine Spinnentier – Zecken sind keine Insekten! – bei ihrer Blutmahlzeit manchmal auch etwas in die Wunde abgibt, und zwar Viren und Bakterien. Die Viren können eine spezielle Form der Hirnhautentzündung mit dem komplizierten Namen Frühsommer-Meningoenzephalitis (FSME) auslösen und die Bakterien – sie heißen Borrelien – eine Krankheit namens Borreliose, die nicht selten üble Folgen nach sich zieht. Zum Glück kann man sich gegen die FSME vorbeugend impfen lassen, was bei der Borreliose leider nicht möglich ist. Dafür spricht die Borreliose – sofern man sie rechtzeitig erkennt – recht gut auf eine Behandlung mit Antibiotika an.

Besser ist aber natürlich, die winzigen Spinnen erst gar nicht stechen zu lassen. Dazu muss man wissen, dass sie den menschlichen Geruch mittels des sogenannten Haller'schen Organs wittern, das zwischen ihren Vorderbeinen sitzt und auf bestimmte chemische Verbindungen anspricht. Vor allem Kohlendioxid, Ammoniak und die im menschlichen Schweiß vorhandene Buttersäure finden Zecken höchst appetitlich. Es liegt also nahe, ihnen die Lust am Zustechen dadurch zu verderben, dass man für einen Hautgeruch sorgt, der sie abstößt. Ein in dieser Hinsicht wirksames Aroma scheint das von Knoblauch zu sein. Getestet haben das Forscher der schwedischen Lunds-Universität in Malmö unter Leitung der Professorin Louise Stjernberg. Die Wissenschaftler ließen ihre Versuchspersonen, 100 schwedische Soldaten, acht Wochen lang Kapseln mit Knoblauchpulver schlucken, und zwar jeweils eine Hälfte, während die andere als knoblauchfreie Kontrollgruppe diente. Dabei zeigte sich, dass die Knoblauchesser deutlich seltener von Zecken gestochen wurden als ihre geruchlich neutralen Kollegen. Wohlgemerkt seltener, ganz verschont blieben auch sie nicht.

Daher erhielten sämtliche Probanden eine Einweisung, wie sie im Fall eines Stiches vorgehen sollten. Wichtig ist dabei, die Zecke möglichst zügig aus der Haut zu ziehen, was am besten mit Hilfsmitteln wie speziellen Zangen, Karten oder Lassos geschieht. Hat man derlei Utensilien nicht zur Hand, kann man die kleinen Biester auch mit Daumen und Zeigefinger greifen und vorsichtig entfernen. Entscheidend ist dabei, die Zecke möglichst hautnah zu greifen, weil man so vermeidet, sie zu quetschen, was die Abgabe von Viren oder Bakterien nur unnötig ankurbeln würde. Dabei die Zecke weder mit einem kräftigen Ruck herausreißen noch drehen, schließlich haben Zecken kein Gewinde. Die goldene Regel lautet: hautnah, langsam und kontrolliert!

Dabei kann es durchaus vorkommen, dass Reste des Tierchens in Form eines kleinen schwarzen Knubbels in der Haut zurückbleiben.

Hierbei handelt es sich jedoch nicht um den Kopf, sondern um einen Teil des Stechapparates, dessen Verbleib nicht weiter schlimm ist. In der Regel wird der kleine Fremdkörper nach einiger Zeit ganz von selbst abgestoßen. Der vermeintliche »Zeckenkopf« stellt also kein erhöhtes Gesundheitsrisiko dar.

Fazit meiner Studien: Jedem, der sich – vor allem in der warmen Jahreszeit – viel in der freien Natur aufhält, ist anzuraten, reichlich Knoblauch zu verzehren. Das hält lästige Zecken wirksam ab, verhindert aber – vor allem, wenn man buttersäurereichen Schweiß ausströmt, was von Mensch zu Mensch unterschiedlich ist – nicht vollkommen, gestochen zu werden. Deshalb sollte man nicht in kurzen Hosen durch hohes Gras gehen und auch Büsche nicht mit bloßen Armen berühren. Am besten ist eine den Körper weitgehend verhüllende Kleidung, was allerdings bei sommerlicher Hitze alles andere als angenehm ist.

Ich persönlich bin leider kein Knoblauchfreund. Vor allem ist mir der intensive Nachgeschmack nach einer knoblauchreichen Mahlzeit unangenehm. Als leidenschaftlicher Jäger, der sich viel im Freien aufhält, bin ich jedoch besonders zeckenbissgefährdet. Und tatsächlich habe ich schon einmal eine schwere Borreliose durchlitten, von der dank intensiver Antibiotika-Therapie zum Glück keine üblen Folgen zurückgeblieben sind. Insgesamt gesehen scheinen mich aber, verglichen mit etlichen Jagdfreunden, Zecken nicht besonders zu mögen, was wohl an der Zusammensetzung meines Schweißes liegt. Deshalb beschränke ich mich darauf, nach jedem Aufenthalt in Wald und Feld meinen Körper gründlich nach den kleinen Spinnentierchen abzusuchen und diese, sollte ich fündig werden, möglichst unverzüglich und unter Beachtung obiger Regeln zu entfernen. Und wenn es mir einmal nicht gut geht und ich den Verdacht habe, dafür könnte eine Borreliose verantwortlich sein, lasse ich sofort eine Blutuntersuchung durchführen. Gegen die FSME bin ich selbstverständlich geimpft.

Unendliches Thema: Gesunde Ernährung

Damit sind wir bei der letzten großen thematischen Einheit dieses Buches angelangt: den Studien zur Ernährung. Ich habe sie bewusst ans Ende gesetzt, weil ihre Resultate und die sich daraus ergebenden Empfehlungen weit mehr als andere Erkenntnisse zur Gesundheit extrem kurzlebig sind. Vieles, was heute gilt, ist morgen schon wieder überholt. Und das trifft mit Sicherheit auch auf so manche Studie zu, die ich in diesem Kapitel zitiere, obwohl ich mir natürlich die größte Mühe gebe, Ihnen nur diejenigen vorzustellen, die ich nach dem aktuellen Stand der Wissenschaft für seriös und relevant halte. Dennoch sollten Sie sie, wie jede Gesundheitsstudie, mit einer gehörigen Portion Skepsis zur Kenntnis nehmen.

Bei all den Vorbehalten und Einschränkungen, die ich in Bezug auf den Wert von Ernährungsstudien angeführt habe, wäre es im Grunde folgerichtig, gar nicht erst auf die einzelnen Untersuchungen einzugehen. Doch Ziel dieses Buches ist ja, Gesundheitsempfehlungen anhand wissenschaftlicher Veröffentlichungen kritisch zu beleuchten. Da kann ich die Ernährung nicht einfach unerwähnt lassen. Deshalb möchte ich Ihnen ab dem Abschnitt »Macht Fett fett?« (S. 231 ff.) zu ausgewählten Themen einige aktuelle Studien vorstellen. Ich werde mich dabei weitgehend kritischer Kommentare oder Beurteilungen enthalten, denn wenn ich mich auf die Richtigkeit eines Studienergebnisses festlegen würde, müsste ich damit rechnen, schon bald durch andere Veröffentlichungen widerlegt zu werden. Deshalb liste ich die Untersuchungen ohne Garantie für deren Relevanz auf und überlasse es Ihnen, liebe Leserinnen und Leser, die jeweiligen Resultate für bare Münze zu nehmen oder auch nicht beziehungsweise sich bei Ihrer persönlichen Ernährung daran zu halten – oder eben nicht. Und darauf, zu den einzelnen Studien ein persönliches Fazit zu ziehen, lasse ich mich ganz bewusst nicht ein.

Warum man nicht jeder Gesundheitsstudie glauben darf

Weil kaum ein anderes Gesundheitsthema die Menschen so sehr beschäftigt wie die Ernährung, werden Wissenschaftler rund um den Globus nicht müde, in unzähligen Studien immer wieder neue Erkenntnisse zu Essen und Trinken zutage zu fördern. Viele davon werden von den Medien begierig aufgegriffen und verbreitet, und zwar umso eifriger, je spektakulärer die Ergebnisse zu sein scheinen. Doch immer wieder sorgen aktuelle Studien für Verwirrung, weil sie früher veröffentlichten diametral widersprechen. Alle paar Monate gibt es neue Trends. Das, was gestern noch als unumstößlich galt, ist heute schon wieder überholt und wird durch neue Empfehlungen ersetzt, die ihrerseits auch nur eine sehr begrenzte Gültigkeitsdauer besitzen. Heute ist Fett schädlich, morgen hilft es bei der Verdauung, heute schadet uns Zucker, morgen ist das Salz der Übeltäter, und übermorgen stimmt das Gegenteil. Heute ist vegan angesagt, morgen die Paläo-Diät, und eine Unverträglichkeit folgt auf die andere. So hieß es etwa lange Zeit, rotes Fleisch erhöhe das Risiko für einen Herzinfarkt, doch laut aktuellen Studienergebnissen stimmt das nicht. Rotwein, konnte man lesen, schütze das Herz. Doch dem widersprechen neuere Untersuchungen vehement. Omega-3-Fette galten lange als das Nonplusultra, doch seit Kurzem ist sich die Wissenschaft da nicht mehr so sicher, belegen doch neuere Studien einen möglichen schädlichen Einfluss auf die Darmschleimhaut.

Mittlerweile gibt es zu praktisch jedem Ernährungsthema so viele Studien, dass man, um es ein wenig überspitzt zu formulieren, nur lange genug suchen muss, um eine Empfehlung zu finden, die einem gerade ins Konzept passt. Zu Beginn dieses Buches habe ich generell davor gewarnt, jeder Studie kritiklos zu vertrauen, und dargelegt, warum das so ist. All das, was ich dort ausgeführt habe, gilt in ganz besonderem Maße für Untersuchungen und Analysen zu dem, was wir essen und trinken.

Aber woran liegt das? Warum sind gerade Veröffentlichungen zu Ernährungsthemen derart mit Vorsicht zu genießen? Warum warten sie immer wieder mit widersprüchlichen Ergebnissen auf, was ja zwangsläufig bedeutet, dass viele Resultate schlicht falsch sein müssen? Das liegt vor allem daran, dass sämtliche Schlussfolgerungen in der Regel das Ergebnis sogenannter Beobachtungsstudien sind. Dabei beobachten Wissenschaftler über längere Zeit mehrere Gruppen von Menschen, die sich unterschiedlich ernähren, und lassen sie über ihre Mahlzeiten Aufzeichnungen führen. Währenddessen wird in regelmäßigen Abständen der Gesundheitszustand der Probanden erfasst, und daraus zieht man dann allgemeine Schlüsse. Das gilt beispielsweise für viele Studien, die sich mit der Reduzierung des Herzinfarktrisikos beschäftigen. So haben Untersuchungen ergeben, dass 8 Gramm Schokolade pro Tag das Infarktrisiko um 39 Prozent senken. Eine andere Studie kam zu dem Schluss, täglich eine Handvoll Nüsse reduziere das Risiko sogar um 48 Prozent, und einer dritten Untersuchung zufolge kann man mit einmal fettem Fisch pro Woche die Infarktgefahr noch einmal um 44 Prozent herabsetzen. Das würde bedeuten, dass eine kombinierte Schokolade-Nüsse-Fisch-Diät das Herz praktisch unangreifbar macht. Dass das Blödsinn ist, liegt auf der Hand.

Ein großes Problem von Ernährungsstudien ist, dass die Teilnehmer, die bestimmte Lebensmittel konsumieren, sich in der Regel anderweitig höchst unterschiedlich verhalten, das heißt, dass sie gewohnheitsmäßig Dinge tun oder lassen, die der Gesundheit schaden oder nützen. So finden sich etwa in Studiengruppen, in denen die Probanden sehr viel gesättigte Fette zu sich nehmen, erfahrungsgemäß mehr Menschen mit insgesamt ungesünderem Lebensstil, also etwa gewohnheitsmäßige Raucher oder Trinker. Natürlich werden sie vor Beginn der Untersuchung entsprechend befragt, doch gerade wenn es um bekanntermaßen schädliche Verhaltensweisen geht, sagen viele nicht die Wahrheit. Mit der Folge, dass alle statistischen Berechnungen, die sich aus den Angaben dieser Teilnehmer ergeben, von vornherein mit Vorsicht zu genießen sind. So ergibt sich als Resultat einer solchen Studie möglicherweise, dass Menschen mit einem hohen Konsum an gesättigten Fettsäuren häufiger von Herz-Kreislauf-Erkrankungen betroffen sind – doch die Ursache für die Krankheiten müssen gar nicht die ungesättigten Fettsäuren sein, vielleicht ist es ja der allgemein ungesündere Lebensstil. Man spricht in diesem Zusammenhang von Störfaktoren, die besonders dann massiv ins Gewicht fallen, wenn sie in einer der Probandengruppen deutlich häufiger vorkommen als in den anderen.

So hat zum Beispiel eine Studie ergeben, dass der Verzicht auf Frühstück das Herzinfarktrisiko signifikant erhöht, doch warum das der Fall ist, geht aus der Untersuchung nicht hervor. Schließlich könnte es immerhin sein, dass sich vor allem gestresste Zeitgenossen keine Zeit nehmen, morgens etwas zu essen und zu trinken. Und dass ein direkter Zusammenhang zwischen Stress und Herzkrankheiten besteht, ist seit Langem bekannt – und zwar unabhängig davon, ob die Betroffenen frühstücken oder nicht.

Hinzu kommt, dass die Zahl der Teilnehmer oft sehr klein ist. Bei Probandengruppen von weniger als 100 Personen – manche Ernährungsstudien begnügen sich mit 50 oder noch weniger – ist die Gefahr von Zufallseffekten, die das Resultat verfälschen, einfach viel zu hoch. Besonders stark fällt dieses Argument ins Gewicht, wenn auch die Studiendauer eher kurz ist. Je länger – ich spreche hier von vielen Monaten, besser noch Jahren – möglichst viele Teilnehmer beobachtet werden, desto höher ist die Wahrscheinlichkeit verlässlicher Ergebnisse. Wenn eine Studie mit 20 Teilnehmern nach nur zwei Wochen feststellt, der tägliche Konsum eines halben Liters Kokosmilch senke die Brüchigkeit von Fingernägeln, darf man das getrost bezweifeln.

Ein weiteres Problem vieler Ernährungsstudien ist, dass die Teilnehmer aus dem Gedächtnis aufzählen sollen, was sie in den letzten Tagen gegessen oder getrunken haben. Aber wer weiß denn noch genau, was er vorgestern zu sich genommen hat? Schon kleine Erinnerungslücken mehrerer Teilnehmer können das Resultat der Studie aber massiv verfälschen. Hinzu kommt, dass viele Menschen, die an derlei Untersuchungen teilnehmen, dazu neigen, Antworten zu geben, von denen sie überzeugt sind, dass der Interviewer sie erwartet.

Zusammenfassend muss man klipp und klar konstatieren: Beobachtungsstudien können keine Kausalitäten, keine eindeutigen Ursache-Wirkungs-Beziehungen liefern. Alles, was man aus ihnen entnehmen kann, sind statistische Zusammenhänge, von denen man nie sagen kann, ob sie nicht auf irgendwelchen – bekannten oder unbekannten – Zufälligkeiten beruhen.

Ein weiterer, ganz entscheidender Grund für die Unzuverlässigkeit der Studien – auch das habe ich im ersten Kapitel dieses Buches schon dargelegt – liegt in deren Auftraggeber oder Sponsor. Denn der möchte sein Geld natürlich nicht umsonst ausgeben, sondern erwartet vielmehr, dass das am Ende veröffentlichte Ergebnis zu seinen Gunsten ausfällt. Stellt sich im Lauf der Untersuchung heraus, dass das voraussichtlich nicht der Fall sein wird, ist für die Forscher die Versuchung groß, ein paar missliebige Daten zu verändern oder unter den Tisch fallen zu lassen. Oder man ändert das Design so, dass das Resultat den Erwartungen des Auftraggebers entspricht. Schließlich möchte der Studienleiter ja auch weiterhin finanzielle Zuwendungen erhalten. Diesem Ziel dient auch, den Studienaufbau von vornherein so zu konzipieren, dass mit einem möglichst spektakulären Ergebnis zu rechnen ist. Denn je reißerischer sich dieses formulieren lässt, desto begieriger wird es von den Medien aufgegriffen und verbreitet. Eine Meldung mit dem Titel »Kokosöl verhilft zu Wahnsinns-Erektionen« lässt sich nun einmal besser vermarkten als eine mit der Überschrift »Paranüsse schmecken gut, sind aber nicht potenzfördernd«. Obwohl das natürlich auch eine Erkenntnis ist.

Ein gutes Beispiel für eine schlagzeilenträchtige, da bewusst fehlinterpretierte Studie ist die einer schwedischen Forschergruppe, die herausgefunden haben wollte, dass zu viel Kaffee die weibliche Brust schrumpfen lässt. Dieser Mythos hielt sich jahrelang in den Medien, dabei sagt die Studie das überhaupt nicht aus. Denn die Wissenschaftler hatten lediglich Frauen mit einer bestimmten Variante eines Gens namens CYP1A2 mit anderen verglichen, bei denen diese Variante nicht vorlag. Das Produkt dieses Gens spielt aber im Körper nachweislich sowohl bei der Verstoffwechslung von Koffein als möglicherweise auch bei der Entstehung von Brustkrebs eine Rolle. Als die Forscher bei den Probandinnen einmalig den Brustumfang maßen, stellte sich heraus, dass diejenigen, die viel Kaffee tranken und zugleich eine bestimmte Genvariante aufwiesen, tendenziell kleinere Brüste hatten. Auf der anderen Seite wiesen jedoch Frauen mit einer anderen Genkonstellation, die ebenfalls dem Kaffee zugetan waren, auffällig große Brüste auf. Viele Medien unterschlugen kurzerhand den zweiten Teil des Studienergebnisses und titelten Schlagzeilen wie »Kaffee lässt den Busen schrumpfen!«. Klar, dass sie damit viel mehr Aufsehen erregten als etwa mit der Meldung »Eine bestimmte Variante des Gens CYP1A2 tritt bei Kaffeetrinkerinnen bisweilen in Kombination mit einem geringeren Brustumfang auf«. Dieses selektive Herausgreifen scheinbar spektakulärer Schlussfolgerungen, wobei ein anderer Teil der Studie kurzerhand unberücksichtigt bleibt, ist besonders bei Journalisten beliebt, aber auch so mancher Wissenschaftler neigt dazu.

Um störende Einflüsse zu vermeiden und möglichst verlässliche Aussagen über Ursachen und Wirkungen zu ermöglichen, eignen sich sogenannte randomisiert-kontrollierte Studien am besten. Dabei wird per Los bestimmt, wer von den Freiwilligen etwa ein bestimmtes Medikament und wer stattdessen nur ein wirkstoffloses Scheinpräparat (Placebo) erhält. »Randomisiert« bedeutet, wie ich ja schon erläutert habe, so viel wie »wahllos« oder »zufällig«, und wenn dann noch die

Teilnehmerzahl groß ist, ist zumindest eine annähernde Gleichverteilung unbekannter Störfaktoren und damit eine möglichst ähnliche Ausgangssituation der verschiedenen Teilnehmergruppen gewährleistet. Wenn sich dann nach etlichen Monaten oder länger herausstellt, dass sich die Gesundheit in der Medikamentengruppe deutlich stärker verbessert als die der Placebogruppe, spricht viel für die Wirksamkeit des Präparates. Doch solche Studien gibt es in den Ernährungswissenschaften kaum. Schließlich sind nur die wenigsten Teilnehmer bereit, sich allein aufgrund einer Losentscheidung beispielsweise über Jahre hinweg vorwiegend von gekochtem Kabeljau zu ernähren – ganz abgesehen davon, dass die erzwungene Ernährungsweise ja möglicherweise alles andere als gesund ist. Angenommen, in der Studie würden die Auswirkungen regelmäßigen Gin-Konsums auf den Haarwuchs untersucht, so wäre eine Probandengruppe gezwungen, das alkoholische Getränk über einen längeren Zeitraum regelmäßig zu konsumieren. Das wäre vielleicht vergnüglich, aber aus gesundheitlicher Sicht natürlich sehr bedenklich. Dasselbe gilt für die zwangsweise Einnahme bestimmter Arzneimittel.

Anerkanntermaßen am zuverlässigsten sind daher die bereits mehrfach erwähnten Metastudien, denen die Auswertung größerer Mengen von Einzeluntersuchungen zugrunde liegt. Sie hinterfragen Studiendesigns, überprüfen Methoden zur Datenanalyse und checken die Ergebnisse auf ihre statistische Stichhaltigkeit. Je mehr dies sind, desto höher ist die Wahrscheinlichkeit, dass sich die erwähnten Schwächen und Fehler gegenseitig ausgleichen. Wenn dann noch ein Großteil der untersuchten Studien zum selben Resultat kommt, ist die Wahrscheinlichkeit hoch, dass das Gesamturteil zumindest in den entscheidenden Punkten zutrifft.

Doch das ändert nichts an der grundsätzlichen Problematik von Ernährungsstudien. Dazu Prof. Gerd Antes, ehemaliger Direktor des deutschen Cochrane-Zentrums, das die Qualität wissenschaftlicher Studien bewertet: »Die Ernährungswissenschaften sind in einer bemitleidenswerten Lage. Studien in diesem Bereich sind von vielen unbekannten oder kaum messbaren Einflüssen abhängig. Deswegen gibt es immer wieder völlig widersprüchliche Ergebnisse.« Oder wie es die *Deutsche Ärztezeitung* Anfang 2014 formulierte: »Untersuchungen, wie man sich gesund essen kann, gibt es im Überfluss. Doch die meisten sind mit größter Vorsicht zu genießen. Mithilfe von Beobachtungstudien kann nur festgestellt werden, ob zwei Konstellationen besonders häufig gemeinsam auftreten. Aus einem solchen Zusammentreffen lässt sich aber kein ursächlicher Zusammenhang ableiten.«

Fazit meiner Studien: In der Einleitung jeder Ernährungsstudie oder spätestens zu Beginn der daraus resultierenden Empfehlungen dürfte eigentlich niemals die vom Lotto bekannte Einschränkung »ohne Gewähr« fehlen. Zu widersprüchlich und oft auch kurzlebig sind die Resultate. Je intensiver ich mich mit den diversen Ernährungsstudien und den sich daraus angeblich ergebenden Warnungen und Ratschlägen beschäftigt habe, desto weniger beachte ich sie. Denn wenn ich mich nach den Resultaten einer bestimmten Studie richte, missachte ich zwangsläufig oft die Ergebnisse einer anderen – was umso mehr gilt, als es unumstößliche Wahrheiten auf diesem Gebiet schlicht nicht zu geben scheint. Das liegt nicht zuletzt daran, dass wir keinesfalls alle auf dieselbe Ernährungsweise identisch reagieren. Schuld sind wieder mal die Gene. Aber lesen Sie selbst.

Nutrigenomik: Wie Ernährung und Gene interagieren

Doch auch mit den aufwendigsten und sorgfältigsten Metaanalysen lässt sich ein grundsätzliches Problem aller Ernährungsstudien nicht aus der Welt schaffen: Menschen sind von ihren Erbanlagen her unterschiedlich. Was dem einen guttut, kann einem anderen durchaus schaden. Dieselbe Menge desselben Kaffees kann bei einer Person den Blutdruck in die Höhe treiben, während sich ein derartiger Effekt bei einer anderen nicht einmal ansatzweise erkennen lässt. Ein Nahrungsmittel, das ein Mensch problemlos verträgt, kann bei einem anderen, bei dem etwa Gene zur Produktion bestimmter Enzyme fehlen, Übelkeit, Erbrechen und Durchfall auslösen. Und jeder kennt doch Menschen, die schon dick werden, »wenn sie nur an Essen denken«, während andere sich jeden Tag hemmungslos den Bauch vollschlagen und dabei gertenschlank bleiben.

Seit einiger Zeit gibt es ein spezielles medizinisches Fachgebiet, das sich mit diesem Zusammenwirken zwischen Erbgut und Ernährung befasst: die Nutrigenomik. Zwar sind wir Menschen zu 99,7 Prozent genetisch identisch, doch die restlichen 0,3 Prozent können erhebliche Unterschiede zur Folge haben. Sie bestimmen unter anderem unsere Augen- und Haarfarbe, unsere Körpergröße und -statur sowie die Form unserer Nase. Und eben auch, wie jeder Einzelne von uns bestimmte Nahrungsmittel aufnimmt und verwertet.

Intensiv mit diesen Unterschieden und ihren Auswirkungen auf die Ernährung hat sich ein israelisches Forscherteam unter Leitung des Mediziners und Biologen Tal Korem beschäftigt. Mithilfe kontinuierlicher Blutzuckermessungen ermittelten die Wissenschaftler, wie diverse Lebensmittel bei verschiedenen Menschen verstoffwechselt werden und wie sich die jeweilige Mahlzeit auf den individuellen Blutzuckerspiegel auswirkt. Über den Zeitraum von einer Woche maßen sie bei 800 Probanden alle fünf Minuten die Zuckerkonzentration im Blut. Nebenbei befragten sie die Teilnehmer nach verschiedenen Gesundheitsaspekten, notierten ihre Körpermaße, nahmen Blut- und Stuhlproben und baten sie, ihre Lebensgewohnheiten zu dokumentieren. Obwohl die Versuchspersonen vollkommen identische Mahlzeiten erhielten, wirkten sich diese auf den Blutzuckerspiegel höchst unterschiedlich aus. So schoss etwa der Glukosewert bei mehreren Probanden nach dem Genuss von Sushi in die Höhe – erstaunlicherweise aber nicht nach dem Verzehr eines üppigen Eisbechers. Bei einem Mann ließen Bananen den Zucker rapide ansteigen, während er auf den Genuss süßer Kekse überhaupt nicht reagierte. Und bei einer übergewichtigen Probandin waren es ausgerechnet Tomaten – die gelten doch allgemein als kalorienarmes und ausgesprochen »gesundes«

Gemüse –, die den Blutzucker in bedenkliche Höhen jagten. Bei dieser Frau dürfte daher eine Diät zur Gewichtsabnahme auf keinen Fall Tomaten enthalten, dafür aber vielleicht Schokolade und Sahnetorte, von denen doch jeder überzeugt ist, sie seien ungesund und machten dick. Generell ist anzumerken, dass kein Mensch genau weiß, was gesunde Ernährung eigentlich sein soll.

Die verblüffenden Ergebnisse ihrer Untersuchungen nutzten die israelischen Forscher im nächsten Schritt zur Entwicklung eines Computerprogramms, das nach Eingabe von Details zum individuellen Lebensstil, zum medizinischen Hintergrund und zur Zusammensetzung der Darmbakterien tatsächlich erlaubte, die individuelle Reaktion einer Person auf bestimmte Nahrungsmittel vorherzusagen. Zum Schluss wollten die Wissenschaftler noch wissen, ob mithilfe ihres Programms sogar patientenspezifische Empfehlungen etwa zur Senkung des Blutzuckerspiegels – und damit zur Vermeidung oder Behandlung eines Diabetes – möglich wären. Dazu verabreichten sie Freiwilligen eine Woche lang für jeden Einzelnen individuell zusammengestellte »gute« und »schlechte« Mahlzeiten – jeweils mit demselben Kaloriengehalt, aber in ganz unterschiedlicher Zusammensetzung. Und tatsächlich hatten sie auch hiermit Erfolg. Während die personalisierte »gute« Ernährung bei den Probanden den Zuckerspiegel konstant auf einem optimalen Niveau hielt, katapultierten ihn die »schlechten« Mahlzeiten regelmäßig in schwindelnde Höhen.

Eine wichtige Rolle bei den individuellen Abweichungen könnte die unterschiedlich zusammengesetzte bakterielle Besiedelung des Darmes spielen. Das legen jedenfalls Analysen nahe, die die Forscher an Bakterienarten aus Stuhlproben durchgeführt haben. Schon länger ist bekannt, dass die Zusammensetzung der Darmflora maßgeblich beeinflusst, wie Nahrungsmittel verwertet werden. Umgekehrt hängt die individuelle Mikrobengesellschaft des Darms von dem ab, was jemand isst. »Unter Ernährungsspezialisten und Ärzten ist durchaus bekannt, dass Patienten sehr unterschiedlich auf verordnete Diäten ansprechen«, erklärt Prof. Korem dazu. »Deshalb helfen bestimmte

Empfehlungen einigen von ihnen, während sie bei anderen wirkungslos bleiben.«

Bestätigt werden die Ergebnisse der israelischen Untersuchung durch ein Forscherteam um den Ernährungswissenschaftler William Barrington von der texanischen A&M University. Bei Fütterungsversuchen an vier Stämmen von Labormäusen, die als Modell für individuelle genetische Unterschiede zwischen vier Menschen dienten, wirkte sich das vollkommen identische Futterangebot auf Körpergewicht und Herzgesundheit höchst unterschiedlich aus. Es sei daher fraglich, erklärten die Forscher auf einer Konferenz der *Genetics Society of America* in Orlando, ob es gerechtfertigt sei, eine bestimmte Ernährungsform generell als gut oder schlecht zu beurteilen. Die Wissenschaftler testeten die Auswirkungen von vier verbreiteten Ernährungsformen: mediterrane Küche, traditionelle japanische Kost, fett- und kohlenhydratreiche Speisen westlicher Industrieländer sowie eine spezielle Form der Atkins-Diät mit hohem Fett- und geringem Kohlenhydratanteil. Das japanische Essen wirkte sich auf die Gesundheit der meisten Stämme positiv aus. Dagegen hatte die in Westeuropa übliche Kost für die Nager überwiegend negative Folgen: Etliche Mäuse wurden fettleibig, ihr Cholesterinspiegel stieg massiv an – und damit auch das Risiko für Herz- und Gefäßkrankheiten. Allerdings waren diese Effekte bei den vier Nagerstämmen unterschiedlich stark ausgeprägt. Während die Mäuse eines Stammes auf Veränderungen im Speiseplan heftig reagierten, hatten diese auf das Wohlbefinden der Tiere eines anderen Stammes so gut wie keinen Einfluss. So führte die Atkins-Diät bei den meisten Mäusen eines Stammes zu Fettleibigkeit und anderen Stoffwechselstörungen, während die Tiere eines anderen davon weitgehend unbehelligt blieben.

Fazit der Forscher: Da davon auszugehen ist, dass die individuell unterschiedlichen Reaktionen auf diverse Nahrungsmittel bei uns Menschen ähnlich sind wie bei den Mäusen, wäre es ideal, wenn bei jedem von uns die optimale Ernährung mittels eines Gentests ermittelt würde. Erst dann wären zuverlässige Empfehlungen darüber möglich, welche Kost für eine bestimmte Person mehr und welche weniger geeignet ist.

Manche dieser genetischen Unterschiede und der daraus resultierenden Differenzen in der Nahrungsverwertung lassen sich evolutionsbiologisch erklären. So weiß man, dass es unter den Viehzucht betreibenden Mitteleuropäern vor rund 7500 Jahren zu einer Genmutation kam, die ihren Trägern erlaubte, nicht nur als Säuglinge, sondern auch im weiteren Leben Milch zu verdauen. Das erschloss unseren Vorfahren eine wichtige Nahrungsquelle. In Südostasien dagegen existiert diese Genvariante so gut wie gar nicht, mit der Folge, dass den Menschen dort ein Enzym fehlt, das zur Verstoffwechslung des Milchzuckers Laktose unentbehrlich ist. Deshalb können 98 Prozent der Asiaten Laktose nicht verwerten. Sobald sie Milchprodukte verzehren, bekommen sie Blähungen oder Durchfall. Immerhin 15 Prozent der Europäer leiden unter demselben genetisch bedingten Enzymdefekt und müssen, wenn sie Milch trinken oder zum Kochen verwenden wollen, darauf achten, dass diese laktosefrei ist.

Hinzu kommen sogenannte epigenetische Effekte. Darunter versteht man die Auswirkungen des individuellen Lebensstils auf die Erbanlagen. Zwar werden die Gene dabei nicht dauerhaft verändert, aber je nach Situation durch Anhängen oder Entfernen bestimmter chemischer Gruppen an- beziehungsweise ausgeschaltet. Wie sich das sogenannte Epigenom etwa durch Übergewicht verändert, wurde 2016 in einer großen Studie unter Federführung der Ernährungswissenschaftlerin Doreen Gille und des Chemikers Guy Vergères untersucht und in der *Schweizer Zeitschrift für Ernährungsmedizin* publiziert. Dabei kommen die Forscher zu dem Schluss, dass ein erhöhter Body-Mass-Index, gleichbedeutend mit Übergewicht, epigenetische Änderungen an rund 200 Stellen des Erbguts bewirkt. Deshalb reagiert etwa ein schlanker Mensch möglicherweise ganz anders auf bestimmte Nahrungsmittel als ein fülligerer.

Fazit meiner Studien: Wenn ich im Vorangegangenen geschrieben habe, dass ich den Empfehlungen und Warnungen der Ernährungsforscher immer weniger Bedeutung beimesse, dann nicht zuletzt deshalb, weil feststeht, dass diese gar nicht für alle Menschen zutreffen können. Zu sehr unterscheiden wir uns in unserer genetischen Ausstattung und damit in unserem Stoffwechsel von unseren Mitmenschen – was zwangsläufig zur Folge hat, dass wir auf ein und dieselbe Ernährungsweise zum Teil höchst unterschiedlich reagieren. Deshalb komme ich – wie übrigens etliche namhafte Ernährungsforscher auch – immer mehr zu dem Schluss, bei dem, was ich esse und trinke, in erster Linie auf meinen eigenen Hunger zu vertrauen. Und – wie das die Menschen seit Jahrtausenden getan haben – in erster Linie das zu essen, worauf ich wirklich Lust und Appetit habe. Vorausgesetzt natürlich, dass ich das, was ich mir einverleibe, problemlos vertrage.

Abnehmen: Warum es so verdammt schwer ist

Zwei Drittel der deutschen Männer (67 Prozent) und die Hälfte der Frauen (53 Prozent) sind entsprechend einer aktuellen Erhebung übergewichtig, ein Viertel der Erwachsenen (Männer: 23 Prozent, Frauen: 24 Prozent) sogar so stark, dass man sie als fettleibig oder – mit dem Fachausdruck – adipös bezeichnen muss. Und man kann getrost davon ausgehen, dass die Mehrzahl von ihnen schon mehrfach versucht hat, Gewicht zu verlieren, sprich: abzunehmen. Was ja – so ein verbreiteter Irrglaube – im Grunde gar nicht schwierig ist: Man muss nur mehr Energie verbrauchen, als man zu sich nimmt. Oder mit anderen Worten: Man muss die Kalorienaufnahme durch Weniger-Essen drosseln und den Kalorienverbrauch durch Mehr-Bewegen anheizen.

Doch so einfach ist die Sache leider nicht. Denn von unseren Erbanlagen her leben wir noch immer in der Steinzeit und sind deshalb genetisch darauf geprägt, uns, wo immer möglich, Energiereserven anzufuttern, das heißt, uns den Bauch vollzuschlagen, wann immer sich die Gelegenheit bietet. Das ist zwar heutzutage in Zeiten des Nahrungsüberschusses ganz und gar unnötig, aber ein über Jahrtausende in unserem Erbgut verankertes Programm lässt sich nicht so einfach abschütteln oder willentlich negieren. Vor allem eine Genkombination auf Chromosom Nummer 16, die in fast 90 Varianten vorkommt, ist gleichbedeutend mit einer erblichen Neigung zum Dickwerden, und zwar deshalb, weil sie die Bildung von weißem Fett fördert, das, anders als sein braunes Pendant, keine Kalorien durch Umwandlung in Wärme verbraucht.

Wenn uns also unser evolutionäres Erbe geradezu zwingt, mehr zu essen, als uns guttut, dann müssen wir den Hebel eben beim Kalorienverbrauch ansetzen, sprich: uns mehr bewegen. Dass das unbedingt zu empfehlen ist, habe ich ja schon ausführlich im Kapitel »Gesund durch Bewegung?« (S. 53 ff.) dargelegt. Dort können Sie aber auch lesen, dass Sport nur sehr bedingt beim Abnehmen hilft, ja manchmal sogar den gegenteiligen Effekt hat. Das liegt vor allem daran, dass Bewegung höchstens zu einem Drittel zum körperlichen Energieverbrauch beiträgt, während zwei Drittel auf den Grundumsatz, das heißt auf die Versorgung der inneren Organe und des Gehirns im Ruhezustand, entfallen. Und mehrere Studien, unter anderem die einer Forschergruppe vom American College of Sports Medicine, zeigen, dass der Körper bei über längere Zeit erhöhtem Energieverbrauch vorsichtshalber den Grundumsatz weiter herunterfährt als normal. Auch dabei handelt es sich um einen evolutionären Mechanismus, der sicherstellen soll, dass es gar nicht erst zu einem gefährlichen Energiemangel kommt. Einstmals half er unseren Vorfahren, auch bei gesteigerter körperlicher Aktivität, etwa der Jagd, nicht zu verhungern, heute führt er dazu, dass Sport weitaus weniger schlank macht, als man gemeinhin denkt.

Den »Erfolg« dieses Energiesparprogramms beweist eine Untersuchung des Hunter Colleges in New York unter Leitung des Evolutionsbiologen David A. Raichlen bei den Hadza, einer Volksgruppe im ostafrikanischen Staat Tansania, deren Zahl auf ungefähr 1000 Personen geschätzt wird. Demnach verbraucht ein Hadza-Jäger, obwohl er fast den ganzen Tag in teils unwegsamem Gelände unterwegs ist, pro Tag nicht mehr als 2600 Kilokalorien – das sind gerade mal 100 mehr als der Grundumsatz eines deutschen Büroangestellten.

Bei den meisten Abnehmwilligen kommt erschwerend hinzu, dass sie über viel zu wenig Muskelmasse verfügen. Denn nur wenn die Muskeln so viel Energie verbrauchen, dass der Körper gezwungen ist, den Nachschub durch Verbrennen von Fett sicherzustellen, nimmt man dauerhaft ab. Aber dazu muss man sich die Muskeln erst einmal antrainieren. Und das ist mehr als mühsam. Durch regelmäßiges Krafttraining lässt sich pro Jahr etwa 1 Kilo Muskelmasse aufbauen, die den täglichen Energieverbrauch um rund 100 Kilokalorien steigert – das entspricht gerade mal zwei Schokokeksen.

Also doch weniger essen? Das funktioniert. Aber nur, wenn man die Nahrungsaufnahme dauerhaft reduziert. Zwar nimmt man auch mit temporären Diäten ab, aber der Effekt beruht leider so gut wie ausschließlich auf dem Verlust von Wasser und Muskelmasse. Und gerade die Muskulatur bräuchte man ja für einen dauerhaften Erfolg. Kein Wunder daher, dass die Waage, kaum ist man zum gewohnten Essverhalten zurückgekehrt, schon bald wieder den Ausgangswert anzeigt oder gar über diesen nach oben ausschlägt: der berühmte »Jo-Jo-Effekt«. Zudem können vor allem häufige und radikale Diäten den Körper in einen Alarmzustand versetzen, der als eine Art Überlebensmechanismus diverse hormonelle Prozesse in Gang setzt. Die können schlimmstenfalls zu einer dauerhaften Reduktion des Grundumsatzes führen, und zwar umso heftiger und länger anhaltend, je radikaler und häufiger die Diäten waren.

Das haben US-Wissenschaftler vom National Institute of Health bewiesen, die 14 Kandidaten einer Fernsehshow, in der es um unterschiedliche Diäten ging, die folgenden sechs Jahre regelmäßig untersucht haben. Dabei stellte sich heraus, dass der Stoffwechsel der Probanden, die anfänglich infolge Radikaldiäten erheblich abgenommen hatten, selbst nach dieser langen Zeit noch immer gegen den Schock der Gewichtsabnahme ankämpfte. Ihr Grundumsatz war nach wie vor deutlich geringer, als das bei Menschen ihrer Körpergröße üblich ist. Mit der Folge, dass sämtliche Kandidaten ihr ehemaliges Gewicht wieder erreicht oder gar übertroffen hatten. Vor allem das energieintensive körperliche Heizsystem – fachlich »Thermogenese« genannt – arbeitete auch sechs Jahre nach den Diäten noch immer auf Sparflamme.

Rechne man ihr gestiegenes Alter und ihr verändertes Gewicht mit ein, schreibt das Forscherteam um den Physiologen Kevin Hall, liege ihr Grundumsatz im Schnitt 500 Kilokalorien unter dem, was man erwarten würde. Das bedeutet, dass die Teilnehmer, um nicht zuzunehmen, jeden Tag auf 500 Kilokalorien verzichten müssen – was beispielsweise 250 Gramm Sahneeis oder 1,5 Kilo Erdbeeren entspricht.

Wie extrem gering die Erfolgsaussichtigen jedweder Diät sind, beweist eine große Übersichtsstudie, die 2015 im *American Journal of Public Health* erschienen ist. Darin analysierten die Forscher um Alison Fildes von der School of Psychology der Universität Leeds die Daten von rund 77 000 fettleibigen Männern und 100 000 adipösen Frauen, die mittels diverser Diäten ihr Gewicht reduzieren wollten. Ein paar Jahre nach dem Abnehmprogramm war der Erfolg mehr als dürftig: Nur 0,8 Prozent der Frauen hatten das angestrebte Normalgewicht erreicht und dieses auch behalten; bei den Männern lag die Quote sogar unter 0,5 Prozent. Das sollte doch zu denken geben!

Kompensationsmechanismen unseres Organismus wie die langfristige Reduktion des Grundumsatzes sind es, die den Erfolg vieler, auch längerfristig angelegter Gewichtsreduktionsbemühungen früher oder später wieder zunichtemachen. Das zeigt sich vor allem an Diäten, die ganze Lebensmittelgruppen wie Fette (Low Fat) oder Kohlenhydrate (Low Carb) kategorisch verbieten. Denn wer etwa die Fette komplett von seinem Speiseplan streicht und stattdessen mehr Kohlenhydrate zu sich nimmt, regt den Körper dazu an, mehr Insulin zu produzieren. Und das hemmt wiederum die Fettverbrennung. Verzichtet man dagegen komplett auf Kohlenhydrate, baut der Körper irgendwann Muskelmasse ab, um deren Proteine zur Energiegewinnung zu nutzen.

Eine wichtige Rolle bei der Speicherung von Fett spielt das Hormon Leptin. Das wird vom Fettgewebe selbst freigesetzt und erzeugt unter Vermittlung des Hypothalamus im Gehirn ein Sättigungsgefühl. Doch gar nicht so wenige Menschen können dieses Hormon aufgrund einer genetischen Mutation nicht produzieren, was zwangsläufig zu einer zunehmenden Fettleibigkeit führt. Es kommt aber auch vor, dass der Leptinspiegel eigentlich hoch genug ist, der Organismus aber eine Resistenz gegen das Hormon entwickelt hat, sodass es nicht mehr wirkt. Auch dann spürt der Betreffende trotz reichlich Fett in der Mahlzeit kein Sättigungsgefühl.

Ebenfalls an der Regulation von hungrig oder satt beteiligt ist das Belohnungszentrum im Gehirn. Das reagiert vor allem auf den Neurotransmitter Dopamin. Besitzt es, was bei adipösen Menschen nicht selten vorkommt, dafür zu wenige Andockstellen, benötigen die Betroffenen stärkere Reize, um das Zentrum zu aktivieren – was wiederum das Verlangen nach mehr Nahrung ankurbelt. Der Fachausdruck für diese sich bis zu ständigen Heißhungerattacken steigernde Gier nach Essbarem ist »hedonische Hyperphagie«, was etwa so viel bedeutet wie »lustbetonte Fresssucht«. Die kann bis zu einem schier unerträglichen Verlangen nach bestimmten Genussmitteln gehen, etwa nach Kartoffelchips. Schuld daran scheint deren spezielle Rezeptur zu sein. Versuche von Wissenschaftlern der Universität Erlangen mit Ratten haben nämlich gezeigt, dass der Appetit der Tiere geradezu ins Unermessliche steigt, wenn man ihnen Nahrungsmittel mit einem Kohlenhydrat-zu-Fett-Verhältnis von 45 zu 35 vorsetzt, wenn ihr Fressen also, grob gesagt, zur Hälfte aus Kohlenhydraten und zu einem Drittel aus Fett besteht. Und vieles spricht dafür, dass das bei uns Menschen ganz genauso ist. Untersuchungen, bei denen man dem Gehirn mittels Magnetresonanztomografie gewissermaßen bei der Arbeit zugesehen hat, haben jedenfalls ergeben, dass bei Versuchspersonen, die derlei Lebensmittel aßen, sofort das besagte Belohnungszentrum ansprang und das Verlangen nach mehr auslöste. Warum gerade diese Zusammensetzung einen derartigen Heißhunger auslöst, darüber gibt es bislang nur Theorien, genau weiß man es noch nicht.

Das magische Kohlenhydrat-Fett-Verhältnis von 45 zu 35 spielt offensichtlich auch bei dem manchmal fast unwiderstehlichen Verlangen nach Schokolade eine entscheidende Rolle. Hinzu kommt der süße Geschmack. Evolutionsforscher sind nämlich fest davon überzeugt, dass uns das Verlangen nach Süßem angeboren ist. Schon unsere steinzeitlichen Vorfahren aßen mit Vorliebe Süßes, wann immer sie es bekommen konnten. Erstens liefert Zucker besonders rasch Energie, und zweitens ist süß Schmeckendes so gut wie nie giftig. Tollkirschen machen vielleicht eine Ausnahme, aber so richtig süß sind die ja auch nicht. Heute wissen wir, dass unser Gehirn, wenn wir Zucker essen, Dopamin und Serotonin freisetzt, und die stimulieren wiederum das Belohnungszentrum. Außerdem scheint speziell Fruchtzucker (Fruktose) Hunger erzeugende Hormone zu unterstützen, sodass wir gar nicht mitbekommen, dass wir eigentlich längst satt sind und, weil es ja so gut schmeckt, immer mehr von dem süßen Zeug in uns hineinstopfen.

Womit wir endlich zu der alles entscheidenden Frage kommen: Wie schafft man es, dauerhaft Gewicht zu verlieren? Nun, auch zu dieser Frage gibt es natürlich eine große Anzahl von Studien. Das Dumme ist nur, dass die sich in entscheidenden Punkten widersprechen. Einig sind sie sich weitgehend darin, dass Zucker und vor allem Weißmehl den Blutzuckerspiegel besonders rasch in die Höhe treiben. Mit der Folge, dass man viel schneller wieder Hunger hat als nach einer Mahlzeit mit reichlich Eiweiß und Ballaststoffen (auf die kommen wir gleich noch ausführlicher zu sprechen). In diesem Zusammenhang spielt der Begriff »glykämischer Index« als Maß für die Wirkung eines kohlenhydrathaltigen Lebensmittels auf den Blutzuckerspiegel eine wichtige Rolle. Doch auch dieses Konzept ist umstritten. Verschiedene Wissenschaftler propagieren sogar, dass die »richtigen« Kohlenhydrate möglicherweise vorbeugend gegen Diabetes und koronare Herzerkrankungen wirken. Einige populäre Diäten schwören sogar auf den

»Glyx« als effektives Mittel, um das Idealgewicht zu erreichen. Überhaupt die Diäten: Da gibt es wirklich nichts, was es nicht gibt. Was von den Entwicklern einer Methode in den höchsten Tönen gepriesen wird, wird von anderen rundweg abgelehnt, wenn nicht gar verdammt. Dabei zeigen große Metastudien zum Thema Gewicht verlieren vor allem eines: Wer Erfolg haben will, kommt um eine dauerhafte (!) Umstellung seiner Ernährung nicht herum.

Steigern lässt sich der Erfolg durch eine einfache Maßnahme: langsam essen! Das ist jedenfalls das Resultat einer umfangreichen Studie mit rund 60 000 Teilnehmern der Ernährungswissenschaftler Yumi Hurst und Haruhisa Fukuda von der Kyushu University im japanischen Fukuoka. Bewusst langsam zu essen, länger zu kauen und jeden Bissen zu genießen könne mithelfen, Übergewicht und gesundheitliche Folgen wie Diabetes, Herz-Kreislauf- und Krebserkrankungen zu verhindern, schreiben die Wissenschaftler im *British Medical Journal*. Der Grund: Bei Langsam-Essern stellt sich wesentlich schneller, das heißt schon nach dem Verzehr relativ geringer Nahrungsmittelmengen, ein Sättigungsgefühl ein. Auch der Verzicht auf abendliche Snacks und auf Mahlzeiten weniger als zwei Stunden vor dem Schlafengehen schützt der Studie zufolge vor dem Dickwerden. Auf diesen Punkt komme ich auch noch näher zu sprechen.

Unter Berücksichtigung verschiedener Einflussfaktoren wie Alter oder Medikamenteneinnahme ermittelten die Wissenschaftler, dass die Wahrscheinlichkeit, krankhaftes Übergewicht zu entwickeln, bei gemächlichen Essern um 29 Prozent geringer ist als bei Menschen, die ihre Nahrung hastig hinunterschlingen. Wer sogar ausgesprochen gemächlich isst, kann den Wert auf bis zu 40 Prozent steigern. Der Nachteil dieser Methode – darüber schweigen die Forscher wohlweislich – ist, dass heißes Essen nicht heiß bleibt. Und Kalt-Gewordenes schmeckt nun einmal nicht – was bei einer häuslichen Mahlzeit, wo vielleicht eine Mikrowelle zur Verfügung steht, allerdings nicht allzu sehr ins Gewicht fällt. Deshalb habe ich mir angewöhnt, zu Hause bewusst langsam zu essen und den Tellerinhalt zwischendurch in der Mikrowelle wieder aufzuwärmen. Dagegen versuche ich bei einer Mahlzeit im Lokal und ganz besonders im Freien, so zügig zu Werke zu gehen, dass auch die letzten Bissen noch halbwegs warm sind.

Der entscheidende Punkt jeder Ernährungsumstellung ist, dass sie langsam, aber dauerhaft erfolgt. Jeden Tag etwa 500 Kilokalorien einzusparen, hat auf Dauer (!) einen deutlich messbaren Effekt. Und *was* soll man essen? Vertraut man einer großen Metastudie der Harvard-Universität mit rund 1000 Teilnehmern, bringt die sogenannte Mittelmeer-Diät (ich würde lieber von mediterraner Kost oder Küche sprechen) im Vergleich zu Low-Fat-, Low-Carb- und ADA (American Diabetes Association)-Diät langfristig den größten Erfolg. Mit ihr verloren die Probanden in einem Jahr zwischen 4 und 10 Kilo. Falls Sie sich intensiver mit dieser speziellen Form der Ernährung befassen wollen, haben Sie die Auswahl unter einer Menge Bücher, auch auf YouTube finden Sie zahlreiche Anleitungen und Rezepte. Kurz gefasst sind die entscheidenden Prinzipien: weitgehender Verzicht auf Fette wie Butter und Margarine, stattdessen Verwendung hochwertiger Öle, wobei Olivenöl eine zentrale Rolle spielt. Nur ausnahmsweise rotes Fleisch, stattdessen viel helles, etwa von Geflügel, und mindestens zweimal pro Woche Fisch. Anstelle von Kuhmilchprodukten lieber solche aus Ziegen- oder Schafsmilch, reichlich frisches Obst und täglich Gemüse, Hülsenfrüchte und Salat. Dazu hin und wieder ein Glas Wein.

So viel zu der Harvard-Studie. Dazu möchte, ja muss ich allerdings anmerken, dass es eine andere viel beachtete und ebenfalls sehr aufwendige Metaanalyse gibt, derzufolge es bei der Gewichtsreduktion vollkommen unerheblich ist, welcher Ernährungsform – »Low Carb«, »Low Fat«, »Fünf Tage schlemmen, zwei Tage fasten«, »Nach 18 Uhr keine Kohlenhydrate« und so weiter – man den Vorzug gibt. Autoren dieser Publikation, die 2014 in der renommierten Medizinzeitschrift *Journal of the American Medical Association* erschienen ist, sind der Ernährungswissenschaftler Bradley C. Johnston und sein Team von der Dalhousie University im kanadischen Halifax. Die gelangten bei der

Auswertung von mehr als 50 Einzelstudien zu dem Resultat, der Erfolg oder Misserfolg einer Diät hänge einzig und allein von der Gesamtkalorienzahl beziehungsweise der Energiebilanz ab. Damit bestätigten sie eine Veröffentlichung der Deutschen Adipositas-Gesellschaft aus demselben Jahr, wonach die Zusammensetzung der Mahlzeiten aus Kohlenhydrat, Fett und Protein beim Abnehmen praktisch keine Rolle spielt. Entscheidend ist schlicht und einfach, weniger Kalorien zu sich zu nehmen, als man verbraucht, und das auf Dauer! Betrachtet man Bilder hungernder Menschen, etwa aus Kriegszeiten oder Gefangenenlagern, die allesamt über längere Zeit zu wenig zu essen bekommen, kommt man schwerlich umhin, den kanadischen Forschern oder der Adipositas-Gesellschaft recht zu geben.

Und wie ist das mit dem Zeitpunkt der Mahlzeiten? Spielt die für den Abnehmerfolg ebenfalls eine Rolle? Auch zu diesem Thema existieren eine Reihe von Studien, unter anderem eine aus dem Jahr 2013 von Wissenschaftlern der Harvard-Universität unter Leitung der Pharmakologin und Ernährungswissenschaftlerin Marta Garaulet. Dabei wurden 420 übergewichtige Probanden fünf Monate lang auf Diät gesetzt. Heraus kam, dass diejenigen, die spät aßen – also ihre Hauptmahlzeit nach 16 Uhr einnahmen – am Ende weniger und langsamer Gewicht verloren hatten als die Teilnehmer der anderen Gruppe, die deutlich früher mit dem Essen aufgehört hatten. Eine neuere Studie, die vier Jahre später im Fachmagazin *International Journal of Obesity* veröffentlicht wurde, scheint diese Ergebnisse zu bestätigen. Darin kommen die Verhaltensforscherin Susan Carnell und ihr Team zu dem Schluss, dass die Konzentration des sogenannten Hungerhormons Ghrelin im Blut tagsüber ansteigt und abends ihren Höhepunkt erreicht. Gemeinerweise nimmt gleichzeitig die Ausschüttung des Sättigungshormons Leptin immer weiter ab. Fazit: Weniger zu essen fällt uns abends am schwersten. Das erklärt auch, warum viele Abnehmwillige ihr Diätprogramm tagsüber tapfer durchhalten, aber abends ihren Gelüsten nicht mehr widerstehen können – und gierig Pizza, Schokolade und sonstige Leckereien hinunterschlingen.

Die neueste Studie zu der Frage, ob an dem Ratschlag »Iss morgens wie ein Kaiser, mittags wie ein König und abends wie ein Bettelmann« wirklich etwas dran ist, stammt aus Deutschland. Wissenschaftler der Universität Lübeck veröffentlichten sie im Juni 2020 in der Fachzeitschrift *Journal of Clinical Endocrinology & Metabolism.* Die Forscher hatten 16 normalgewichtige Männer in zwei Gruppen eingeteilt, von denen die eine besonders reichhaltig frühstückte, um den Rest des Tages eher wenig zu essen. Die Probanden der anderen Gruppe taten genau das Gegenteil: Sie hielten sich tagsüber mit dem Essen zurück, um dann am Abend voll zuzuschlagen. Jeweils vor und nach einer Mahlzeit wurde der Energieverbrauch gemessen. Resultat: Der Körper verbraucht nach dem Frühstück mehr als doppelt so viele Kalorien wie am Abend. Dafür fällt der Anstieg des Blutzuckerspiegels – das ist speziell für Diabetiker interessant – nach dem Frühstück deutlich gemäßigter aus als nach dem Abendessen. Und noch etwas: Die Probanden, die jeweils mit dem Spar-Frühstück an der Reihe waren, klagten tagsüber erheblich öfter über Hungergefühle als ihre Kollegen, die sich morgens den Bauch gefüllt hatten.

Was mich angeht, so kann ich den Effekt eines reichlichen Frühstücks nur bestätigen. Seit ich mir angewöhnt habe, einen Großteil der täglichen Kalorienaufnahme gleich morgens zu erledigen, habe ich mit meinem Gewicht keine Probleme mehr. Und mein Verlangen nach Essbarem und ganz besonders nach Süßem hält sich während des Tages in engen Grenzen (mit Ausnahme gelegentlicher Schokolade-Heißhungerattacken nach dem Mittagessen). Sollten Sie daher bislang zu den Frühstücksmuffeln gehören, rate ich Ihnen, der morgendlichen Mahlzeit künftig mehr Bedeutung beizumessen. Das gilt ganz besonders, wenn Sie Probleme mit Ihrem Gewicht haben.

Ich möchte allerdings nicht verschweigen, dass es eine ganze Reihe von Wissenschaftlern gibt, die der Abnehmempfehlung, abends möglichst wenig oder gar nichts mehr zu essen, vehement widersprechen. So etwa ein Forscherteam vom Queens College der Universität New York in der sogenannten NHANES-Studie, bei der das Essverhalten von 7000 Menschen unterschiedlichen Alters und Geschlechts über immerhin zehn Jahre lang verfolgt und dokumentiert wurde. Nach Auffassung der die Untersuchung leitenden Ernährungswissenschaftlerin Ashima Kant kommt es allein auf die Gesamtmenge an Kalorien an, die wir täglich zu uns nehmen, während der Zeitpunkt der Mahlzeiten keine Rolle spielt. Zum Beweis ihrer These führen sie die Spanier an, die ihre Abendmahlzeit regelmäßig sehr spät einnehmen, dabei aber auch nicht dicker sind als wir – was für die Franzosen im Übrigen genauso gilt. Hier zeigt sich wieder einmal deutlich die Widersprüchlichkeit von Ernährungsstudien. Je mehr man davon liest, desto weniger weiß man, was Sache ist.

Einen relativ neuen Trend zur Gewichtsabnahme, der einen regelrechten Hype ausgelöst hat, möchte ich nicht vergessen zu erwähnen: das sogenannte Intervallfasten. Das Prinzip: Der Übergewichtige verzichtet nur zeitweise auf Nahrung – je nach Fastenmethode an 16 Stunden am Tag (16:8-Methode), an zwei Tagen in der Woche (5:2-Methode) oder an jedem zweiten Tag. In der übrigen Zeit darf er nach Belieben zuschlagen. Das soll nicht nur eine zuverlässige Gewichtsreduktion ohne Hungern garantieren, sondern auch den berüchtigten Jo-Jo-Effekt unterdrücken. Doch der Erfolg ist aktuellen Untersuchungen zufolge eher bescheiden und hält im Vergleich zu anderen Diäten auch nicht länger an. So berichtet einer der Leiter der am Deutschen Krebsforschungszentrum Heidelberg durchgeführten HELENA-Studie: »Es gab keinen Unterschied zwischen der Gruppe, die intermittierend fastete, und der Gruppe, die eine herkömmliche Reduktionsdiät durchführte. Und dies nicht nur hinsichtlich der Gewichtsreduktion, sondern auch bei sämtlichen Stoffwechselparametern.«

Im Rahmen dieser Studie fastete eine Gruppe von insgesamt 150 übergewichtigen Probanden unter Aufsicht der Forscher zwölf Wochen lang nach der 5:2-Methode, während die Teilnehmer einer Kontrollgruppe sich einer konventionellen Diät unterzogen. Die Kalorienreduktion betrug in beiden Fällen 20 Prozent. Schließlich gab es noch eine dritte Gruppe von Probanden, die sich lediglich ausgewogen ernähren sollten, ohne jedoch ihre Kalorienaufnahme einzuschränken. Nach zwölf Wochen endete das eigentliche Experiment, anschließend wurden aber Gewicht und Gesundheitszustand der Teilnehmer weiter beobachtet. Nach Abschluss der Studie hatten die Intervallfastenden mit 7,1 Prozent ihres Körpergewichtes zwar etwas mehr abgenommen als die Probanden mit den herkömmlichen Diäten (minus 5,2 Prozent). Aber schon nach knapp einem Jahr konnten die Wissenschaftler zwischen beiden Gruppen keinen signifikanten Unterschied mehr feststellen.

Zu nahezu identischen Ergebnissen kamen auch zwei andere Studien aus Norwegen und Australien. Dennoch sehen die Forscher im Intervallfasten nach der 5:2-Methode gegenüber bekannten Diäten durchaus Vorteile, und zwar vor allem deshalb, weil es Abnehmwilligen offenbar leichter fällt, auf Nahrung zu verzichten und mehr oder weniger zu hungern, wenn auf die Diättage wieder solche mit den üblichen Essgewohnheiten folgen.

Populärer ist laut Umfragen aber ohnehin die 16:8-Methode, bei der die Nahrungsaufnahme nur in einem Zeitfenster von acht Stunden – etwa von 9 Uhr morgens bis 17 Uhr nachmittags – erlaubt ist. Der Vorteil dieses Verfahrens: Ein Großteil der täglichen Fastenzeit fällt in die Nachtstunden und wird daher schlicht verschlafen. Dass aber auch diese Methode eher bescheidene Erfolge liefert, bewies ein Experiment amerikanischer Mediziner, an dem 116 Frauen und Männer mit einem Body-Mass-Index zwischen 27 und 46 teilnahmen. Zur Erläuterung: Ein BMI von 18,5 bis 25 ist normal, von 25 bis 30 spricht man von Übergewicht und jenseits der 30 von Adipositas oder Fettleibigkeit. Auch bei dieser Untersuchung musste sich eine Gruppe der Probanden zwölf Wochen lang streng an die Vorgabe halten, nur an 8 Stunden des Tages – konkret: von 12 bis 20 Uhr – zu essen und die restlichen 16 Stunden konsequent zu fasten. Die Versuchspersonen der Kontrollgruppe dagegen aßen pro Tag drei – eher karge und an keine bestimmten Zeiten gebundene – Mahlzeiten, außerdem war zwischendurch ein Snack erlaubt. Resultat nach zwölf Wochen: Die Intervallfaster hatten im Schnitt knapp ein Kilo und die Kontrollgruppen-Esser 700 Gramm abgenommen. Nicht gerade ein berauschender Erfolg!

Zum Schluss noch ein paar Anmerkungen zum Schlaf als Schlankmacher. Erkenntnisse dazu liefert unter anderem eine Studie von Wissenschaftlern der Universität von Chicago, die zu dem Ergebnis kommt, die Dauer des nächtlichen Schlafes während einer Diät könne den Verlust an Muskelmasse beeinflussen. Zwar hat der nächtliche Schlummer keine Auswirkung auf das Abnehmen an sich, er entscheidet aber darüber, ob eher ungeliebtes Fett oder wichtige Muskeln verloren gehen. Für die Studie mussten zehn übergewichtige Männer und Frauen insgesamt vier Wochen in einem Schlaflabor verbringen. Sie bekamen eine kalorienreduzierte Diät, dann wurde in zwei Blöcken zu je zwei Wochen der Einfluss der Schlafdauer auf den Abnehmprozess untersucht.

Das Ergebnis ist eindeutig: In den beiden Wochen, in denen die Teilnehmer während einer laufenden Diät 8,5 Stunden schliefen, bestanden mehr als 50 Prozent der verlorenen Pfunde aus Fett. Bekamen die Probanden aber nur 5,5 Stunden Schlaf pro Nacht, sank dieser Wert auf lediglich 25 Prozent. Das bedeutet, dass drei Stunden Schlaf weniger pro Nacht den Fettverlust um 55 Prozent verringerten. Grund dafür könnte die bei Schlafmangel erhöhte Freisetzung des Stresshormons Cortisol sein, das dem Körper dabei hilft, seine Muskelproteine als schnelle Energiequelle heranzuziehen. Andere Studien belegen, dass Schlafentzug zudem die Produktion des Hungerbremsers Leptin hemmt. Allerdings ist – wie ich im Entspannungskapitel ja schon ausgeführt habe – das Schlafbedürfnis, genetisch bedingt, von Mensch zu Mensch sehr unterschiedlich. Man kann aus der Studie daher nur den allgemeinen Schluss ziehen, dass reichlich Schlaf das Abnehmen dadurch unterstützt, dass vor allem Fett abgebaut wird, mehr nicht.

Fazit meiner Studien: Wie so viele andere Menschen mit Bäuchlein habe auch ich mehrfach einen Anlauf gemacht, mein Gewicht zu reduzieren, sprich abzunehmen. Und wie so viele andere hatte ich damit durchaus Erfolg – aber eben leider nicht auf Dauer. Spätestens ein halbes Jahr nach Abschluss meiner Bemühungen hatte ich mein ursprüngliches Gewicht wieder, ja manchmal sogar ein, zwei Kilo mehr. Mittlerweile ist mir auch klar, warum ich scheitern musste: Ich habe eine Zeit lang weniger gegessen, bin dann aber nach und nach wieder in den alten Ernährungstrott zurückgefallen – in die Art Ernährungsweise, der ich schließlich mein Übergewicht verdankt habe. Das musste einfach schiefgehen.

Seit einiger Zeit befasse ich mich intensiv mit der Mittelmeerküche, und ich muss sagen, sie macht mir Spaß und schmeckt mir. Und zwei Kilo habe ich auch schon abgenommen – in einem Vierteljahr! Das ist natürlich nicht viel, aber ich bin sicher, dass mit der Zeit weitere Pfunde folgen werden. Ich muss nur beharrlich den einmal eingeschlagenen Weg weitergehen und – das kann man tatsächlich lernen – konsequent mit dem Essen aufhören, wenn ich satt bin. Wobei ich mir im Hinblick auf die mediterrane Kost natürlich vollkommen im Klaren bin, dass auch die Untersuchung, auf die ich mich dabei beziehe und der ich vertraue, eine reine Beobachtungsstudie ist und daher keinesfalls Beweise für ihre Schlussfolgerungen liefern kann. Entscheidend ist wohl, mit dem Essen grundsätzlich aufzuhören, wenn man gerade eben satt ist – oder besser noch ein klein wenig früher. Ob ich das auch weiter schaffen werde, wenn ich mein Wunschgewicht erreicht habe, erscheint mir doch eher zweifelhaft. Früher oder später werde wohl auch ich den Jo-Jo-Effekt zu spüren kommen, da mache ich mir gar keine falschen Hoffnungen.

Vielleicht könnte ich meinen Erfolg steigern, wenn ich ein persönliches genetisches Profil anfertigen und dieses von einem Experten auswerten ließe. Möglicherweise würde sich dabei herausstellen, dass ich den einen oder anderen Nahrungsbestandteil durch einen anderen ersetzen sollte. Aber darauf verzichte ich. Ich glaube, ich würde das tun, wenn ich trotz der grundsätzlichen Ernährungsumstellung keinen Erfolg hätte. Aber das ist ja zum Glück nicht der Fall. Auch hormonelle Gründe scheinen meinem

Erfolg nicht im Weg zu stehen. Also mache ich einfach weiter und vertraue auf die Zeit. Und raffe mich jeden Tag zu ein bisschen Muskeltraining auf. Ich weiß, ich sollte in dieser Beziehung eifriger sein, aber ein bisschen, denke ich, ist immerhin besser als gar nichts. Und noch etwas habe ich mir fast total abgewöhnt: abends beim Fernsehen Knabbersachen in mich hineinzustopfen. Vor allem Kartoffelchips sind absolut tabu. Dagegen erlaube ich mir hin und wieder ein Stück Schokolade. Das genieße ich dann ganz bewusst und lasse es mir langsam auf der Zunge zergehen.

Falls Sie, liebe Leserinnen und Leser, auch gerne ein paar Kilos weniger am Leib hätten, haben Ihnen meine Studien vielleicht geholfen zu verstehen, warum es bei Ihnen mit dem Abnehmen nicht vorangeht. Ich wünsche Ihnen, dass Sie mögliche Ursachen des Scheiterns abstellen können und endlich auch Erfolg haben. Aber eines steht fest: Ohne Geduld geht gar nichts. Viel Glück!

Ist Bio gesünder?

Bio boomt. Obwohl die Produkte deutlich teurer sind als andere, werden sie in großen Mengen gekauft und verspeist. Doch warum eigentlich? Sind sie wirklich gesünder als herkömmliche Lebensmittel? Der Frage ist im Jahr 2007 eine Untersuchung der Universität Hohenheim nachgegangen, in der 175 Studien berücksichtigt wurden, die konventionelle und Biolebensmittel miteinander verglichen. Dabei kamen die Autoren zu dem Schluss, Biolebensmittel würden:

- bei Kleinkindern das Risiko für Ekzeme, also Hautausschläge, um 36 Prozent verringern,
- bei Männern die Anzahl der Spermien auf das Doppelte steigern,
- den Blutdruck senken und das Immunsystem stärken,
- das Wachstum von Krebszellen hemmen.

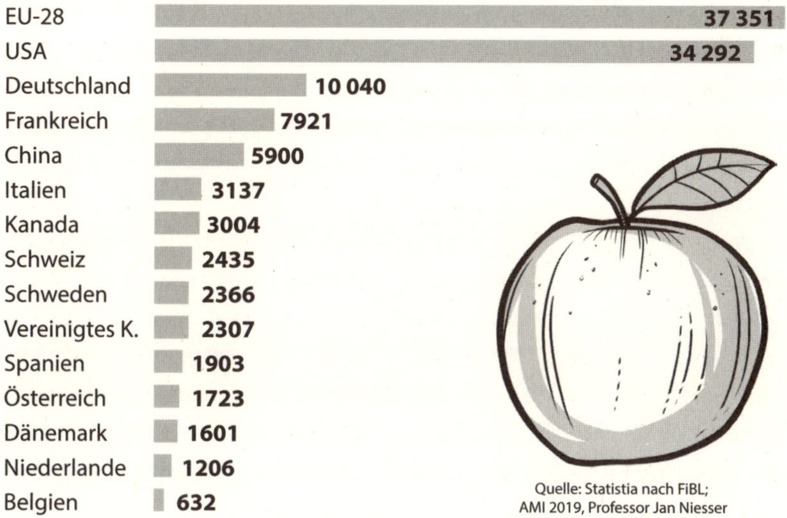
EU-28 37 351
USA 34 292
Deutschland 10 040
Frankreich 7921
China 5900
Italien 3137
Kanada 3004
Schweiz 2435
Schweden 2366
Vereinigtes K. 2307
Spanien 1903
Österreich 1723
Dänemark 1601
Niederlande 1206
Belgien 632
Quelle: Statistia nach FiBL;
AMI 2019, Professor Jan Niesser

Umsatz mit Bio-Lebensmitteln in ausgewählten Ländern weltweit 2017 (in Mio. Euro).

Als Ursache dieser positiven gesundheitlichen Effekte nennt der Koordinator der Studie, Prof. Carlo Leifert von der britischen Universität Newcastle, vor allem den um mehr als 40 Prozent höheren Gehalt an Oxidantien sowie die im Vergleich zu herkömmlichen Lebensmitteln fast doppelt so hohe Konzentration von Vitaminen und anderen bioaktiven Stoffen.

Doch wie bei Ernährungsstudien nicht anders zu erwarten, ließen die scheinbar spektakulären Ergebnisse andere Wissenschaftler nicht ruhen, und so kam es, dass zwei Jahre später im Fachblatt *Annals of Internal Medicine* die Untersuchung einer Forschergruppe der Universität Stanford erschien, derzufolge Biolebensmittel nur wenig gesünder sind als konventionelle. Für ihre Metastudie sichteten die Wissenschaftler um die Ernährungsexpertin Dena Bravata insgesamt Tausende von Einzelanalysen und wählten davon 223 aus, die strengen wissenschaftlichen Maßstäben genügten. Dabei fanden die Forscher keine wirklichen Gesundheitsvorteile der Bioprodukte. Weder im Vitamingehalt noch in der Verteilung von Fetten und Proteinen bestand ein wesentlicher Unterschied zu herkömmlichen Lebensmitteln. Eine Ausnahme machte lediglich Phosphor, der in Bioprodukten häufiger vorkommt. Doch das sei ohne praktisch-medizinische Relevanz, schreiben die Wissenschaftler, weil Phosphormangel nur bei extremer Abmagerung eine Rolle spiele.

Auch besonders gesunde Biofrüchte oder Biogemüse konnten sie nicht ausmachen. Der einzig bemerkenswerte Unterschied der Bioerzeugnisse im Vergleich zu herkömmlich produzierten bestand in der geringeren Kontamination mit Pestiziden – aber ganz frei davon waren sie auch nicht, wobei die Schadstoffbelastung auch bei den konventionellen Produkten im Rahmen des Erlaubten lag. »Viele Menschen glauben, dass Biolebensmittel grundsätzlich sicherer und gesünder sind«, erläutert dazu Crystal Smith-Spangler, eine der Co-Autorinnen der Studie. »Wir waren ein bisschen überrascht, dass wir das nicht bestätigen konnten.«

Zu einem ähnlichen Resultat kam die Stiftung Warentest im Jahr 2010 bei der Bilanz aus 85 Lebensmitteltests der vorausgegangenen acht Jahre. Zitat: »Unsere Antwort mag Öko-Anhänger enttäuschen: Biolebensmittel sind nach den Qualitätsurteilen unserer Tests im Durchschnitt nicht besser als herkömmliche Produkte. Auf beiden Seiten gibt es sehr gute, aber auch mangelhafte Produkte – und das in recht ausgewogenem Maße. In unsere Statistik flossen die Qualitätsurteile aus 52 Tests ein. Dabei prüften wir 249 biologische und 1007 konventionelle Produkte unter anderem auf Schadstoffe, Keime, Geruch und Geschmack. Die Bioware stellte dabei einen Anteil von durchschnittlich 20 Prozent.«

Liest man diese Studien, so kommt man zu folgender Erkenntnis: Im Grunde gibt es nur einen Punkt, in dem sich Bio- von herkömmlich erzeugten Lebensmitteln maßgeblich unterscheiden: im Preis. Der ist bei Bioprodukten im Schnitt 30 bis 50 Prozent höher.

Macht Fett fett? Und wie steht es mit dem Zucker?

Als ich den Ergebnissen von Ernährungsstudien noch vertraute und mich bemühte, möglichst penibel danach zu handeln, hat sich ein Satz unauslöschlich in mein Gehirn gebrannt: »Fett macht fett!« – »Low Fat« war die Devise. Fette, hieß es, lieferten viel zu viele Kalorien, sie verstopften die Gefäße und seien daher maßgeblich an Herzinfarkten und Schlaganfällen schuld. Doch dann kam die PURE-Studie. Dazu befragten Wissenschaftler weltweit 135 000 Teilnehmer eingehend zu ihren Essgewohnheiten, checkten sieben Jahre lang regelmäßig deren Gesundheitszustand und hielten fest, wie viele der Probanden starben. Dabei kamen sie zu dem höchst überraschenden Resultat, dass Viel-Fett-Esser länger leben als Fett-Vermeider. Und das traf sogar auf Menschen zu, die reichlich gesättigte Fette – also zum Beispiel aus Fleisch und Sahne – verzehrten, die bis dahin immer als ausgesprochen schädlich galten, weil sie den Spiegel des »schlechten« LDL-Cholesterins ansteigen lassen. Damit bestätigte die Studie die Ergebnisse einer Untersuchung, die spanische Wissenschaftler zwei Jahre zuvor veröffentlicht hatten. Im Rahmen dieser Untersuchung hatte eine Probandengruppe reichlich Kohlenhydrate und nur sehr sparsam Fett (Low Fat) verspeist, während sich die andere Gruppe – jeden Tag Nüsse, viel Öl, kaum Kohlenhydrate (Low Carb) – ausgesprochen fettreich ernährt hatte. Ergebnis: Die Versuchspersonen mit der Fett-Kost erlitten 30 Prozent weniger Herzinfarkte als die Kohlenhydrat-Esser.

Dass übermäßiger Verzehr von Kohlenhydraten – seit den 1950er-Jahren hat sich unser Zuckerkonsum verdreifacht – offenbar das Leben verkürzt, erklären die PURE-Forscher folgendermaßen: Kohlenhydrate lassen im Blut den Spiegel an Insulin steigen, einem aus der Bauchspeicheldrüse stammenden Hormon, das nicht nur für die Aufnahme von Zucker in die Zellen sorgt, sondern auch die Fettverbrennung hemmt. Das führt – weit mehr als die fettreiche Ernährung selbst – zu einer Erhöhung der Blutfettwerte. Allerdings unterschieden die Wissenschaftler nicht nach der Art der verzehrten Kohlenhydrate, das heißt, ob sie etwa aus Vollkornprodukten oder Schokoriegeln stammten. Mittlerweile sind sich die meisten Ernährungsforscher darin einig, dass vor allem kurzkettige Kohlenhydrate, also etwa der aus den beiden Einheiten Trauben- und Fruchtzucker zusammengesetzte Haushaltszucker (ein sogenanntes Disaccharid), den Insulinspiegel rasch in die Höhe treiben, während langkettige, wie sie etwa in Stärke (ein Polysaccharid) vorliegen, erst nach und nach in ihre Untereinheiten zerlegt werden müssen und daher nur bedingt schaden.

Kaum waren die spektakulären Ergebnisse der PURE-Studie in zahlreichen Medien verbreitet worden, da meldeten sich schon Kritiker zu Wort, die den Forschern im Hinblick auf ihr Vorgehen eine ganze Reihe methodischer Fehler sowie Schwächen bei der Auswertung vorwarfen. Ich möchte darauf im Einzelnen nicht eingehen. Fakt ist jedenfalls, dass die Fett-Hysterie seither immer mehr Anhänger verliert und anstelle von Fett zunehmend Zucker ins Visier der Ernährungswissenschaftler geraten ist. Das hat nicht zuletzt damit zu tun, dass mittlerweile die Angst, Nahrungsfette könnten über eine Steigerung des Cholesterinspiegels das Risiko für Herz-Kreislauf-Erkrankungen steigern, kaum noch existiert. Ich komme noch näher darauf zu sprechen.

Mittlerweile warnen Experten nicht mehr generell vor zu viel Fett, sondern betonen, dass es vielmehr auf die Art der Fette ankommt. Einen besonders guten Ruf erwarben sich in diesem Zusammenhang die sogenannten Omega-3-Fette (die Bezeichnung hat mit der genauen chemischen Struktur zu tun). Diese finden sich besonders in fettem Fisch, aber auch in bestimmten Samen sowie in Nüssen und pflanzlichen Ölen.

Doch wie es mit Ernährungsstudien so ist: Meist dauert es nicht lange, da werden ihre Ergebnisse schon wieder angezweifelt oder gar widerlegt. So haben auch die viel gepriesenen Omega-3-Fette, die sogar im Ruf standen, die Intelligenz zu fördern, im wahrsten Sinne des Wortes »ihr Fett wegbekommen«, nachdem im April 2020 eine Forschergruppe der Universität Innsbruck unter Leitung von Lisa Mayr und Felix Grabherr im Fachblatt *Nature Communications* eine Studie veröffentlicht hat, wonach Omega-3- und andere mehrfach ungesättigte Fette im Darm entzündliche Reaktionen auslösen können, die denen von Morbus Crohn ähneln. Das gelte, schreiben sie, vor allem für Menschen, die mehr davon zu sich nähmen, als ihr Körper benötige, das heißt, mehr, als etwa in 100 Gramm Lachs enthalten ist.

Menschen mit Morbus Crohn – die Krankheit ist bis heute nicht heilbar – leiden an Symptomen wie krampfartigen Bauchschmerzen, chronischem Durchfall, Gewichtsverlust sowie Fistel- und Abszessbildungen. Experten raten gesunden Menschen dennoch, den gewohnten Verzehr von fettem Fisch und Pflanzenölen beizubehalten, um in den Genuss der grundsätzlich positiven Wirkungen von Omega-3-Fetten zu kommen. Empfahlen Ernährungsexperten jedoch noch bis vor Kurzem, die mit der Nahrung aufgenommene Menge durch die tägliche Einnahme von Fischölkapseln zu erhöhen, so raten jetzt immer mehr Wissenschaftler aufgrund der neuen Erkenntnisse davon ab.

Das werden allerdings viele Männer nur ungern hören, haben doch dänische Forscher herausgefunden, dass die Einnahme von Fischölkapseln die Produktion von Samenflüssigkeit und Spermien deutlich steigert. »Unsere Ergebnisse weisen darauf hin, dass gesunde Männer davon profitieren könnten, Fischölpräparate als Nahrungsergänzung einzunehmen«, schreiben die Forscher um Tina Kold Jensen von der University of Southern Denmark in Odense. An ihrer Studie beteiligten sich 1679 dänische Männer im Alter von durchschnittlich 19 Jahren, von denen diejenigen, die mindestens 60 Tage lang Fischölkapseln einnahmen, mit der Zeit größere und vor allem signifikant produktivere Hoden entwickelten. Überspitzt könnte man formulieren: Junge Männer haben die Wahl zwischen mehr Nachkommen oder einem gesunden Darm.

Bleiben wir noch ein bisschen beim Zucker, der ja die Rolle des Ernährungs-Buhmanns vom Fett übernommen hat. Er ist, wie allgemein bekannt sein dürfte, keinesfalls nur in Süßigkeiten wie Schokolade und Marzipan, sondern auch in Erfrischungsgetränken wie Cola und Obstsäften sowie in den allermeisten Fertignahrungsprodukten reichlich enthalten. Dass das alles andere als belanglos ist, belegt eine im Juni 2020 im Fachblatt *European Journal of Preventive Cardiology* veröffentlichte Studie von Forschern der Universität von Minnesota in Minneapolis. Demnach lässt reichlicher Zuckergenuss nicht nur Fettpolster an den Hüften und im Bauchbereich wuchern, sondern bewirkt auch, dass das Fettgewebe um Herz und Herzbeutel zunimmt. Und dieses Fett gilt schon lange als Risikofaktor für Herzkrankheiten. Lyn Steffen, eine der beiden Hauptautorinnen der Untersuchung, stuft die Ablagerungen in unmittelbarer Nähe der Herzkranzgefäße als höchst riskant ein, da das Fettgewebe Hormone bilde, die unmittelbare Wirkungen auf unsere Blutpumpe und die sie ernährenden Gefäße haben könnten.

Aufmerksamkeit erregt hat zudem die Studie US-amerikanischer Forscher des Weill-Cornell-Medicine-Labors in New York, die bei Mäusen mittels Gentechnik, das heißt dem gezielten Eingriff in das Erbgut, ein spezielles Gen ausschalteten, von dem bekannt ist, dass es auch bei 90 Prozent der Menschen mit Dickdarmkrebs defekt ist. Versetzten die Wissenschaftler das Trinkwasser der Versuchstiere mit Maissirup, der reichlich Trauben- und Fruchtzucker enthielt, wurden die Mäuse zwar nicht sichtbar dicker, zeigten jedoch im Vergleich zu zuckerfrei ernährten Artgenossen ein beschleunigtes Wachstum von Darmtumoren. Inwieweit dieser Effekt auch bei Menschen zu befürchten ist, muss noch näher untersucht werden. Da der gewöhnliche Haushaltszucker aber, wie bereits erwähnt, aus gleichen Anteilen Glukose und Fruktose besteht, die bei der Verdauung freigesetzt werden, vermuten die Forscher eine ähnlich krebsfördernde Wirkung auch bei uns Menschen.

Würde ich hier sämtliche Studien aufführen, in denen es um die schädlichen Wirkungen von zu viel Zucker geht, nähme das Kapitel kein Ende. Deshalb will ich mich zum Schluss auf eine Untersuchung von Forschern der Harvard Medical School beschränken, die sich mit der Frage beschäftigt, warum übermäßiger Zuckerkonsum – wobei die

Mengenangabe »übermäßig« bereits mit mehreren Gläsern Fruchtsaft oder Softdrinks am Tag erreicht wird – zur Ausbildung einer nichtalkoholischen Fettleber führt. Genauer gesagt, welcher Zuckerbestandteil dafür verantwortlich ist. Ich möchte Sie hier nicht mit der genauen Beschreibung der komplexen Experimente langweilen, bei denen die Wissenschaftler Versuchstiere mit sechs verschiedenen Diäten fütterten, sondern beschränke mich auf das Resultat der Studie: Es ist die Fruktose, nicht die Glukose, die die Leber schädigt.

Das ist insofern nicht ohne Brisanz, als Fruktose, wie der deutsche Name Fruchtzucker ja schon sagt, natürlicher Bestandteil zahlreicher Früchte ist. Doch die darin enthaltene Menge ist beim Verzehr üblicher Obstrationen kaum problematisch, viel schlimmer wiegt die Tatsache, dass hochkonzentrierte Fruktose von der Lebensmittelindustrie Produkten wie Süßigkeiten, Softdrinks und vor allem Fertiggerichten in nicht unerheblichen Mengen zugesetzt wird. Dabei erkennt man die zuckerreichen Fertiggerichte keinesfalls daran, dass sie besonders süß schmecken, man muss sich schon die Mühe machen, die Liste der enthaltenen Stoffe genauer unter die Lupe zu nehmen. Fruktose hemmt die Leber nämlich dabei, Fette ordnungsgemäß zu verstoffwechseln. Bei Glukose, dem anderen Bestandteil von Haushaltszucker, konnten die Forscher eine derartige Wirkung nicht beobachten. Vielmehr scheint Glukose die Fettverarbeitung in der Leber sogar zu fördern. »Fruktose führt dazu«, erklärt Prof. Ronald Kahn, einer der Leiter der Studie, »dass sich in der Leber Fett anreichert, fast so, als esse man Fett und nicht Zucker.«

Ist Süßstoff die Lösung?

Aus all dem kann man nach Aussage der Wissenschaftler nur eine vernünftige Schlussfolgerung ziehen: Zucker, wo immer es geht, vermeiden! Ein guter Ansatz besteht allein schon darin, sich bei Erfrischungsgetränken und Fruchtsäften zurückzuhalten und stattdessen lieber Wasser zu trinken. Daran kann man sich durchaus gewöhnen. Viel schwieriger ist es jedoch, auf Süßigkeiten zu verzichten – sicher nicht für jeden, aber doch für die allermeisten von uns. Vielleicht gehören Sie – so wie ich – ja auch dazu. Dann werden Sie mir zustimmen, dass das Verlangen nach Schokolade und sonstigen Schleckereien derart heftig werden kann, dass es nicht übertrieben ist, von Sucht zu sprechen. Dass dafür offenbar maßgeblich das tückische Kohlenhydrat-Fett-Verhältnis von 45 zu 35 verantwortlich ist, habe ich ja schon erwähnt.

Auch auf die Theorie, hinter unserer Vorliebe für Süßes stecke ein urzeitlicher, in unseren Genen angelegter Mechanismus, der unseren steinzeitlichen Vorfahren erlaubte, zucker- und damit energiereiche Nahrungsmittel von weniger nahrhaften zu unterscheiden, bin ich schon näher eingegangen. Seit Kurzem gibt es für das manchmal schier unstillbare Verlangen nach Schokolade und Co. jedoch noch eine andere Erklärung, die Forscher der Columbia University New York im April 2020 im Fachblatt *Nature* veröffentlich haben. Demnach nehmen wir den süßen Geschmack über Sinneszellen im Mund wahr, die entsprechende Signale an das Gehirn senden. Daneben gibt es für die Empfindung »süß« jedoch noch einen zweiten Übertragungsweg. Gelangt Zucker in den Darm, aktiviert er dort spezielle Zellen des Vagusnervs, der dann seinerseits Signale zum Hirnstamm leitet und dort spezielle Neuronen aktiviert. Nach Auffassung der Wissenschaftler löst allein diese Reaktion, nicht aber die vom Mund ausgehende Geschmacksempfindung, ein immer stärker werdendes Verlangen nach Süßem aus. Das funktioniert jedoch nur mit Zucker; künstlicher Süßstoff kann diesen Signalweg der Darm-Hirn-Achse nicht nutzen.

»Auch wenn Zucker und Süßstoff ganz ähnlich schmecken«, erklärt Hwei-Ee Tan, einer der Versuchsleiter, »das Gehirn kann genau unterscheiden, womit ein Getränk gesüßt ist. Zwar aktivieren beide Stoffklassen dieselben Geschmacksrezeptoren auf der Zunge und in der Schleimhaut von Mund und Rachen. Aber die Nervenverbindung zwischen Darm und Gehirn reagiert ausschließlich auf Zucker und nicht auf Süßstoff. Nur Zucker löst daher ein Verlangen nach immer mehr aus.« Das ist zwar eine ganz neue Erkenntnis, es fragt sich nur, ob sie einen praktischen Nutzen hat. Denn für die Hersteller von Süßigkeiten ist ja deren suchterzeugender Effekt ein wahrer Segen, treibt er doch die Verkaufszahlen von Bonbons, Pralinen und sonstigem Naschwerk in gewaltige Höhen. Warum also sollten sie bei der Produktion ihrer Schleckereien freiwillig Süßstoff statt Zucker verwenden?

Apropos Süßstoff: Wer glaubt, er könne abnehmen, indem er statt Zucker künstlich hergestellte Süßungsmittel in Kaffee oder Tee schüttet, sollte sich einmal mit Schweinemästern unterhalten. Die verwenden nämlich derartige Substanzen, um ihre Tiere möglichst rasch in einen schlachtreifen Zustand zu bringen, sprich, um sie dick zu machen. Zwar müssen wir Menschen zum Glück nicht mit einem solch harten Schicksal rechnen, doch unser Körper reagiert auf den Süßstoff kein bisschen anders als der der Borstentiere. Denn wie der Name schon sagt, ist Süßstoff süß, und süßen Geschmack interpretiert unser Gehirn seit Urzeiten als Signal, dass aus dem Mund gleich Zucker in den Magen gerutscht kommt und kurz danach im Blut erscheint. Prompt löst es die erforderlichen Maßnahmen aus und schickt an die Bauchspeicheldrüse den Befehl, unverzüglich Insulin auszuschütten. Das hat die Aufgabe, den erwarteten Zucker möglichst rasch in die Zellen zu transportieren, wo er für die Energieerzeugung benötigt wird. Folge: Der süße Powerlieferant verschwindet aus dem Blut, und der Blutzuckerspiegel sinkt wieder auf den Normalwert.

Nun erscheint im Blut aber gar kein Zucker, sondern Süßstoff, mit dem das Insulin absolut nichts anzufangen weiß. Da es aber nichts anderes kann, als Zucker aus dem Blut in die Zellen zu bugsieren, greift es eben auf den dort vorhandenen zurück und sorgt so für ein massives Absinken der Blutzuckerkonzentration. Das interpretiert unser Gehirn aber als bedrohliches Alarmsignal. Umgehend löst es ein Hungergefühl aus, das uns veranlassen soll, das Defizit möglichst schnell zu beheben. Der Süßstoff – eigentlich dazu gedacht, Kalorien zu sparen –

macht also hungrig und zwingt denjenigen, der ihn verwendet, dazu, möglichst rasch möglichst viel zu essen.

Dass Süßstoff tatsächlich hungrig macht und zur Nahrungsaufnahme verführt, beweist ein Experiment von Wissenschaftlern der Universität Texas, bei dem sich vier Gruppen von Probanden zum Frühstück vier verschiedene Joghurts schmecken lassen mussten: einen naturbelassenen, einen ungesüßten mit Stärkezusatz, einen mit Zucker und einen mit Süßstoff. Den Rest des Tages konnten sie essen und trinken, was und soviel sie wollten. Schon nach kurzer Zeit war das Ergebnis eindeutig: Diejenigen, die den Süßstoff-Joghurt verspeist hatten, waren anschließend nicht nur am hungrigsten, sondern aßen bis zum Schlafengehen auch signifikant mehr als die Teilnehmer der Kontrollgruppen. Wer Gewicht verlieren will, sollte also besser möglichst wenig Zucker verwenden oder ganz darauf verzichten; dann kurbelt er nicht unnötig die Insulinproduktion an. Ihn jedoch durch Süßstoff zu ersetzen, setzt einen fatalen Prozess in Gang, an dessen Ende der Abnehmwillige zwangsläufig mehr wiegt als zuvor.

Und Diabetiker? Sind für sie Süßstoffe nicht geradezu ideal, um den Blutzuckerspiegel niedrig zu halten? Im Gegenteil. Eine australische Forschergruppe um den Ernährungswissenschaftler Richard Young von der Universität in Adelaide hat bei Versuchen mit 20 gesunden Probanden herausgefunden, dass Süßstoff auf Dauer die bakterielle Darmflora, das sogenannte Mikrobiom, derart verändert, dass im Endeffekt mehr Zucker aufgenommen wird als bei Nicht-Süßstoff-Benutzern. Noch zwei weitere Studien zum Thema Süßstoff möchte ich der Vollständigkeit halber – und natürlich mit den obligatorischen Vorbehalten Ernährungsstudien gegenüber – erwähnen. Laut einer 2017 im Fachblatt *Stroke* erschienen Publikation erkranken Menschen, die häufig zu künstlich gesüßten Diätgetränken greifen, später dreimal häufiger an Schlaganfall und Demenz. Und laut einer anderen, ebenfalls aus dem Jahr 2017 stammenden Untersuchung derselben Autoren – veröffentlicht in der Fachzeitschrift *Alzheimer's & Dementia* – haben ältere Menschen, die reichlich Süßstoff konsumieren, mit der Zeit signifikant kleinere Gehirne und ein schlechteres Gedächtnis. Süßstoff statt Zucker scheint für Menschen, die ein paar Pfunde verlieren wollen, also ganz sicher nicht die Lösung zu sein.

Salz: Wie viel oder wenig ist gesund?

Dass der häufige Verzehr stark salzhaltiger Lebensmittel den Blutdruck erhöht, ist seit Langem bekannt und durch zahlreiche wissenschaftliche Untersuchungen bestätigt. Deshalb empfehlen Ernährungsexperten der Weltgesundheitsorganisation (WHO), der Deutschen Gesellschaft für Ernährung (DGE) sowie diverse kardiologische Fachgremien, den Salzverzehr so weit wie möglich einzuschränken. Als unbedenklich werden 5 bis 6 Gramm Kochsalz (Natriumchlorid) täglich angesehen, eine Menge, die etwa einem Teelöffel voll entspricht. Tatsächlich nehmen wir Deutschen aber jeden Tag durchschnittlich 8 bis 10 Gramm Salz zu uns, wobei verarbeitete Produkte wie Brot und Käse eingeschlossen sind.

Und tatsächlich existieren etliche Studien, die Salz eine ausgesprochen schädliche Wirkung attestieren. So wird es wegen der blutdruckerhöhenden Wirkung für zahlreiche Herz-Kreislauf-Erkrankungen verantwortlich gemacht, die in den Industrieländern die häufigste Todesursache darstellen. Eine von Forschern des Weill Cornell Medical College in New York durchgeführte Studie an Mäusen ergab etwa als Effekt einer salzigen Nahrung, dass sich die Blutgefäße nicht mehr erweitern konnten, was unter anderem eine gestörte Hirnfunktion zur Folge hatte. Bereits eine für wenige Wochen erhöhte Salzaufnahme bewirkte, dass die Nager bekannte Gegenstände nicht mehr erkannten und sich an vergangene Ereignisse nicht mehr erinnerten. Kurz: Salz ließ die Versuchstiere mehr und mehr verblöden. Eine australische Studie aus dem Jahr 2011 belegt sogar, dass schon eine einzige kochsalzreiche Mahlzeit den Arterien schadet. Und eine aktuelle Untersuchung von Forschern des Instituts für Experimentelle Immunologie der Universität Bonn aus dem Jahr 2020 kommt zu dem Schluss, dass zu viel Salz im Essen nachhaltig das Immunsystem schädigt.

Doch wie so oft bei Ernährungsstudien gibt es auch abweichende Auffassungen, will heißen: Untersuchungen, die die Ergebnisse anderer Veröffentlichungen abschwächen, wenn nicht gar das Gegenteil behaupten. So kommt eine aktuelle Veröffentlichung von Wissenschaftlern um Prof. Andrew Mente des Population Health Research Institute im kanadischen Hamilton zu dem Schluss, es gebe bislang nicht eine einzige Studie, die den positiven Effekt einer Salzreduktion auf Herz- und Gefäßerkrankungen zweifelsfrei belege. Die Forscher werteten die über einen Zeitraum von acht Jahren bei vier internationalen Studien (PURE, EPIDREAM, ONTARGET, TRANSCEND) erhobenen Daten von rund 95 000 Personen aus 18 Ländern aus. Dabei galt ihr besonderes Augenmerk den Angaben zum Kochsalzkonsum sowie den objektiven Befunden von Urinuntersuchungen speziell im Hinblick auf die Natrium- und Kaliumaufnahme. Um es kurz zu machen: Einen Zusammenhang von reichlichem Salzkonsum und Schlaganfall fanden die Forscher nur in Gebieten mit traditionell salzigem Essen, ganz besonders in China, wo seit jeher von klein auf große Mengen herzhafter Sojasoße verspeist werden. Dort sei es im Sinne der Vermeidung von Herz-Kreislauf-Komplikationen sinnvoll, die Kochsalzaufnahme zu beschränken. In anderen Ländern, so auch in Deutschland, werde üblicherweise nicht so viel Salz konsumiert, dass mit schädlichen Auswirkungen zu rechnen sei. Erstaunlicherweise zeige sich sogar, dass sehr niedrige Natriumwerte das Risiko für Herzinfarkt und Schlaganfall eher erhöhen als verringern. Für Menschen mit moderatem Salzkonsum gibt es daher nach Auffassung der kanadischen Wissenschaftler keinen Grund, ihr Essen möglichst salzarm zu verzehren, um nicht zu sagen hinunterzuwürgen.

Wenn ich das alles lese und vielleicht sogar versuche, mich bei meiner täglichen Nahrungsaufnahme irgendwie nach den widersprüchlichen Empfehlungen zu richten, kommt mir unweigerlich ein bekanntes Sprichwort in den Sinn: »Wie man's macht, macht man's falsch.«

Ballaststoffe: Das Allheilmittel schlechthin?

Ballaststoffe – bei dem Namen könnte man denken, es handle sich um unnötige, ja schädliche Nahrungsbestandteile, Ballast eben. Doch das täuscht. Zahlreiche Veröffentlichungen belegen den gesundheitlichen beziehungsweise krankheitsverhindernden Nutzen dieser Faser- und Quellstoffe für unseren Körper. Ja, in manchen Publikationen werden sie sogar als eine Art Wunderlebensmittel mit ausschließlich positiven Effekten gepriesen. Ballaststoffe heißen die weitgehend aus Pflanzenfasern bestehenden Nahrungsbestandteile deswegen, weil sie von unserem Verdauungsapparat nicht zerlegt werden können und daher keine Energie liefern. Doch unnütz oder gar überflüssig sind sie deswegen ganz und gar nicht. Vielmehr deuten erstaunlich viele Studien darauf hin, dass reichlich Ballaststoffe in der Nahrung gut gegen Diabetes Typ 2 sowie Herz-Kreislauf-Erkrankungen helfen und dazu beitragen, Darmkrebs zu verhindern. Dabei muss aber wieder einmal einschränkend betont werden, dass es systembedingt nicht eine einzige Untersuchung gibt, die die ermittelten Effekte klar und eindeutig auf die Ballaststoffe zurückführen kann.

Die positive Wirkung auf Typ-2-Diabetes hat unter anderem die sogenannte OptiFiT-Studie (OptiFiT: Optimal Fibre Trial for Diabetes Prevention) des Deutschen Instituts für Ernährungsforschung in Potsdam belegt. Dabei musste die eine Hälfte der 180 Probanden mit Diabetes-Vorstufe zwei Jahre lang (!) jeden Tag zweimal einen ballaststoffhaltigen Drink zu sich nehmen, während die andere Hälfte ein identisch schmeckendes Getränk ohne derartige Zusätze schluckte. Am Ende zeigte sich, dass der sogenannte Langzeit-Blutzuckerwert (HbA1c) bei der Kontrollgruppe kontinuierlich anstieg, während er bei den Ballaststoff-Konsumenten konstant blieb.

Ballaststoffe gibt es grundsätzlich in zwei Varianten: lösliche und unlösliche. Die löslichen – hierzu gehören etwa die Pektine aus Früchten sowie die Verdickungsmittel aus Algen – quellen in Wasser auf und bilden ein schleimiges Gel (Sie können das leicht durch Vermischen mit Wasser ausprobieren), das vor allem von Bakterien im Dickdarm aufgenommen und verstoffwechselt wird. Dabei entstehen kurzkettige Fettsäuren, die den Darmwandzellen als wertvolle Energiequelle dienen und so deren permanente Regeneration unterstützen. Man bezeichnet sie daher auch als »Präbiotika«, was laut einer anerkannten Definition so viel bedeutet wie »Substrate, die selektiv von Wirtsmikroorganismen genutzt werden und einen gesundheitlichen Nutzen vermitteln«.

Ballaststoffgehalt ausgewählter Nahrungsmittel

Lebensmittel	Gesamt-Ballaststoffgehalt (g/100 g)	Wasserlösliche Ballaststoffe (g/100 g)	Wasserunlösliche Ballaststoffe (g/100 g)
Linsen, Samen, trocken	17,0	1,6	15,4
Erbsen, Samen, trocken	16,6	5,1	11,6
Weizen, ganzes Korn	13,3	2,9	10,4
Erdnüsse, geröstet	11,4	k. A.	k. A.
Haselnüsse	8,2	0,4	7,8
Weizenmehl, Type 405	4,0	1,7	2,3
Karotten	3,6	1,7	1,9
Birnen	3,3	0,6	2,7
Brokkoli	3,0	1,3	1,7
Blumenkohl	2,9	0,5	2,4
Apfel	2,0	0,5	1,5
Kartoffeln	2,1	0,9	1,2

Dagegen liegt der Vorteil unlöslicher Ballaststoffe vor allem darin, dass sie infolge von Wasseraufnahme das Volumen des Darminhalts erhöhen und dadurch die Tätigkeit unseres Hauptverdauungsorgans wirksam unterstützen. Auf Dauer macht sich das in regelmäßigem Stuhlgang ebenso bemerkbar wie im Ausbleiben von Verstopfungen und Durchfall. Unlösliche Ballaststoffe, zu denen etwa Zellulose und Lignin gehören, sind, grob gesagt, vor allem in Getreide und Hülsenfrüchten, lösliche, etwa Pektin und Inulin, dagegen vorzugsweise in Obst und Gemüse enthalten. Wer seine Ernährung mit Ballaststoffen – empfohlen werden 30 Gramm täglich – aufpeppen will, sollte daher reichlich pflanzliche Kost, Hülsenfrüchte, Nüsse und Vollkornprodukte zu sich nehmen. Sehr gute Quellen sind zudem Leinsamen, Flohsamenschalen und Weizenkleie.

Doch wenden wir uns nun einigen Studien zu, die sich konkret mit diversen Wirkungen der Ballaststoffe beschäftigen. Da ist etwa die bemerkenswerte Untersuchung einer Forschergruppe um Gary Frost vom Imperial College London, die zu dem Schluss kommt, dass Ballaststoffe den Appetit zügeln und daher Abnehmbemühungen wirksam unterstützen können. Als die Wissenschaftler nämlich Mäuse mit Ballaststoffen fütterten, setzten Mikroben im Darm der Nager daraus Essigsäure frei. Die gelangte mit dem Blutstrom unter anderem auch ins Zentralnervensystem und damit auch in das Gehirnzentrum, das die Nahrungsaufnahme reguliert, und veranlasste dieses, den Appetit der Versuchstiere zu unterdrücken. Die Essigsäure wirke direkt als Botenstoff, ohne dass Sättigungshormone beteiligt wären, schreiben die Wissenschaftler im Fachjournal *Nature Communications.* Sollten die Ergebnisse auf den Menschen übertragbar sein – und davon könne man eigentlich ausgehen –, ergäben sich ganz neue Möglichkeiten, Fettleibigkeit wirksam zu behandeln oder von vornherein zu verhindern.

Jedes Jahr erleiden in Deutschland etwa 270 000 Menschen einen Schlaganfall. Etwa ein Viertel von ihnen stirbt daran, und fast ein Drittel trägt lebenslange Behinderungen davon. Dass viele dieser fatalen Ereignisse allein durch eine Umstellung der Ernährung verhindert werden könnten, legt eine der größten wissenschaftlichen Studien der Welt, die im Februar 2020 im *European Heart Journal* veröffentlichte sogenannte EPIC-Kohorte, nahe. Der Veröffentlichung waren Untersuchungen an mehr als 400 000 Teilnehmern in neun europäischen Ländern vorausgegangen. Dabei kamen die Wissenschaftler vom Nuffield Department of Population Health der Universität Oxford zu dem Schluss, dass Ballaststoffe der im Hinblick auf die Schlaganfallvorsorge mit Abstand wirksamste Bestandteil der Nahrung sind. Schon eine tägliche Mehraufnahme von nur 10 Gramm – das entspricht etwa zwei Scheiben Vollkornbrot und einer Portion Brokkoli – senkt demnach das Risiko um rund 23 Prozent.

Im selben Fachblatt erschien – ebenfalls 2020 – eine Megaanalyse von Ernährungswissenschaftlern der Universität in Dunedin in Neuseeland unter Leitung des Diabetologen Andrew Reynolds. Auch diese groß angelegte Studie kommt zu dem Resultat: Je mehr Ballaststoffe jemand konsumiert, desto geringer ist sein Risiko für wichtige Zivilisationsleiden wie Herz-Kreislauf-Erkrankungen, Diabetes Typ 2 und Darmtumoren. Für ihre Analyse werteten die Forscher insgesamt 185 prospektive Beobachtungsstudien sowie Resultate von 58 klinischen Untersuchungen aus. Da an den Studien zusammen über 4600 Probanden teilnahmen, summierte sich die Beobachtungsdauer auf beeindruckende 135 Millionen Personenjahre. Freilich muss auch hier wieder – ich weiß, ich wiederhole mich – einschränkend bemerkt werden, dass die Studie letztlich nicht belegen kann, ob es tatsächlich die Ballaststoffe sind, die derart positive Wirkungen haben. Wahrscheinlich sind auch noch andere Inhaltsstoffe einer ballaststoffreichen Ernährung zumindest mitbeteiligt.

Und es gibt offenbar noch einen weiteren Grund, für reichlich Ballaststoffe in der Ernährung zu sorgen: Eine Menge Darmbakterien ernähren sich bevorzugt von ihnen, ja ein Großteil davon ist auf die Zufuhr der darin enthaltenen Vielfachzucker (Polysaccharide) regelrecht angewiesen. Fehlen diese, knabbern die winzigen Mikroben notgedrungen die Darmschleimhaut an. Das haben amerikanische Forscher von der University of Michigan herausgefunden. Nach ihren Erkenntnissen führt schon ein kurzfristiger Mangel an Ballaststoffen zum Abbau der Schleimschicht, was die Darmwand für infektiöse Bakterien durchlässiger macht. Für ihre Experimente verwendeten die Wissenschaftler Mäuse, deren Verdauungstrakt sie mit menschlichen Darmkeimen besiedelt hatten. Es sei deshalb wahrscheinlich, betonen die Forscher, dass die Ergebnisse der Studie auch auf uns Menschen übertragbar seien. Im weiteren Sinne könne hier eine der Hauptgründe für die Tatsache liegen, dass eine einseitige, ungesunde Ernährung die Entstehung entzündlicher Darmerkrankungen fördere. Oder, wie es Mahesh Desai, einer der Studienautoren, plakativ formuliert: »Wenn du die Bakterien nicht fütterst, fressen sie dich.«

So weit zu den Ballaststoffen. Ob sie tatsächlich derart gesundheitsfördernd sind, wie die Studien behaupten, möchte ich mal dahingestellt sein lassen. Fest steht jedenfalls, dass ich keine einzige Veröffentlichung gefunden habe, die ihnen schädliche Effekte unterstellt. Allenfalls gibt es solche, die ihre Wirkung relativieren. So wie die Untersuchung einer israelischen Forschergruppe vom Weizmann Institute of Science in Rehovot, die den gesundheitlichen Wert von Vollkornbrot infrage stellt. Denn die Studie, bei der jeweils eine Probandengruppe vorzugsweise Weiß- und die andere Vollkornbrot aß, zeigte keinen signifikanten Unterschied zwischen den beiden Brotsorten hinsichtlich der Darmflora – das ergab die DNA-Analyse von Kotproben und gesundheitsrelevanten Blutwerten wie Zucker, Cholesterin, Fett, Mineralstoffe und Entzündungsmarker. Womit wir wieder bei der Nutrigenomik wären. Denn das Resultat ergab sich nur, wenn die Messwerte für die jeweilige Teilnehmergruppe zusammengefasst und gemittelt wurden. Die personenbezogene Auswertung der Daten lieferte dagegen ein ganz anderes Ergebnis: Danach erhöhte sich der Blutzuckerspiegel bei der Hälfte der Probanden stärker nach dem Verzehr von Vollkornbrot, während bei der anderen Hälfte das Weißbrot den größeren Effekt hatte. Verantwortlich dafür sei die von Mensch zu Mensch – genetisch bedingt – unterschiedliche Zusammensetzung der Darmbakterien. Man kann getrost davon ausgehen, dass es derartige Unterschiede in der Wirkung auch bei anderen Ballaststoffen gibt. Aber das ist für uns ja eigentlich nichts Neues.

Geschadet hat das Vollkornbrot jedenfalls weder der einen noch der anderen Probandengruppe. Und das gilt wohl generell. Allenfalls, darin sind sich die Wissenschaftler einig, kann es nach einer Umstellung der Nahrungszusammenstellung zu Problemen wie Durchfall, Verstopfung und Blähungen kommen vor allem bei Menschen, die sich bisher weitgehend ballaststofffrei ernährt haben. Doch meist handelt es sich dabei um vorübergehende Störungen. Betroffene sollten vor allem eine Weile ihren Obstkonsum einschränken, wobei es meist gar nicht die Ballaststoffe, sondern eher Fruchtsäuren und -zucker sind, die die Probleme verursachen. Sollten die Beschwerden andauern, empfiehlt es sich daher, unlösliche Ballaststoffe vorzuziehen.

Nüsse: Gesunde Kraftpakete?

Wenn man sich mit Studien zur Ernährung befasst, kommt man um das Thema Nüsse nicht herum. Haben doch weltweit Wissenschaftler zahlreiche Untersuchungen über die kleinen Knabbereien veröffentlicht, die Überraschendes zutage gefördert haben. Beim Stichwort »Nüsse« fallen einem spontan meist nur Wal- und Haselnüsse und vielleicht gerade noch Erdnüsse ein. Erst wenn man nachdenkt, kommen einem vielleicht auch Macadamia-, Cashew-, Para- und Pekannüsse in den Sinn. Aber auch Esskastanien, Mandeln und Pistazien sind Nüsse. Erdnüsse dagegen, streng botanisch betrachtet, nicht. Die gehören vielmehr zu den Hülsenfrüchten. Aber darum geht es hier nicht.

Fest steht, dass Nüsse neben reichlich Ballaststoffen eine Menge wertvoller Bestandteile wie diverse Vitamine, Mineralstoffe und antioxidative Substanzen enthalten. Dennoch meiden viele Menschen sie, weil sie bekanntermaßen sehr fetthaltig sind. Tatsächlich bestehen sie im Durchschnitt zu mehr als der Hälfte aus diversen Fettstoffen, wobei Pekannüsse mit 72 Prozent die Rekordhalter sind. Und da in vielen Köpfen nach wie vor der – offenbar nicht auszurottende – Grundsatz »Fett mach fett« herumspukt, gelten Nüsse allgemein als Dickmacher.

Dass sie dieses negative Image zu Unrecht haben, beweisen gleich mehrere Studien übereinstimmend. So etwa eine über fünf Jahre laufende und 2018 publizierte Untersuchung von Forschern der International Agency for Food and Cancer im französischen Lyon mit mehr als 370 000 Teilnehmern im Alter von 25 bis 70 Jahren. Dabei stellte sich heraus, dass die Nüsse essenden Probanden nicht nur nicht zunahmen, sondern dass ein höherer Nusskonsum die Wahrscheinlichkeit, übergewichtig oder fettleibig zu werden, sogar um 5 Prozent senkte. Zwei andere, 2018 von chinesischen Wissenschaftlern veröffentlichte Studien bescheinigten Nüssen sogar nicht nur eine vorbeugende Wirkung gegen Übergewicht, sondern dazu auch noch einen positiven Einfluss auf den Fettstoffwechsel sowie eine Verringerung des Risikos von Herz-Kreislauf-Erkrankungen.

Ähnliche Resultate erbrachte eine Untersuchung von Forschern der Universität von Kalifornien in San Diego aus dem Jahr 2017. Dabei mussten sich zwei Gruppen übergewichtiger Frauen und Männer von Diäten ernähren, die sich lediglich darin unterschieden, dass eine davon mit etwa 15 Prozent Walnüssen angereichert war. Dabei zeigte sich, dass die Teilnehmer der Nuss-Probandengruppe ihr Körpergewicht und ihren Taillenumfang im selben Umfang reduzierten wie diejenigen mit der energieärmeren Diät. Die Studienteilnehmer, die sich während der Diät Walnüsse schmecken lassen durften, wiesen am Ende aber eindeutig die besseren Cholesterin- und Blutdruckwerte auf.

Dass der regelmäßige Verzehr speziell von Walnüssen den Spiegel des »schlechten« LDL-Cholesterins senkt, hat bereits 2014 eine Dissertation an der Universität München belegt, deren Ergebnisse 2018 in einer Folgestudie bestätigt wurden. Demnach verbessern schon 43 Gramm Walnüsse am Tag – das sind nicht ganz zwei Handvoll – nachweislich den Fettstoffwechsel und senken das LDL-Cholesterin um circa 5 Prozent. »Und das unabhängig davon, ob man bei der Ernährung Fette oder Kohlenhydrate anstelle der Walnüsse weglässt«, erklärt Prof. Klaus Parhofer, Oberarzt am Klinikum der Universität München und leitender Autor der Untersuchung. »Somit können wir mit unserer Studie nachweisen, dass allein der Nussverzehr der ausschlaggebende Faktor für den positiven Effekt auf den Cholesterinspiegel ist.« In einer ergänzenden Untersuchung hat das Forscherteam zudem belegt, dass es keinen Unterschied macht, ob die Nüsse mit der Hauptmahlzeit oder als Zwischendurch-Snack konsumiert werden.

Wenn man von Nüssen im Zusammenhang mit wissenschaftlichen Veröffentlichungen spricht, darf man eine Metastudie auf keinen Fall vergessen: die des Teams um den Norweger Dagfinn Aune von der School of Public Health des Imperial College London. Sie beruht auf 20 Einzeluntersuchungen, an denen insgesamt 820 000 Personen in Amerika, Europa und Südostasien teilgenommen haben, und ist eine wahre Lobeshymne auf die universelle Heilkraft der Nüsse. Darin kommen die Autoren zu dem Schluss, dass jemand, der täglich mindestens 28 Gramm (also etwa eine Handvoll) davon isst, gegenüber anderen Menschen erheblich seltener von etlichen Krankheiten heimgesucht wird. So ist etwa das Risiko, eine koronare Herzkrankheit zu bekommen, satte 29 Prozent geringer, bei den Kreislauf-Erkrankungen sind es 21 Prozent und beim Schlaganfall beträgt die Risikominderung immer noch 7 Prozent. Die Gesamtmortalität, also die Gefahr, in einer bestimmten Zeitspanne zu sterben, ist um durchschnittlich 22 Prozent niedriger, darunter die Sterblichkeit durch Atemwegserkrankungen um 52, durch Diabetes um 39, durch neurodegenerative Erkrankungen um 35, durch Nierenleiden um 73 und durch Infektionskrankheiten sogar um sage und schreibe 75 Prozent. Wenn das nichts ist!

Dass es sich bei den Nüssen tatsächlich um ganz besonders gesunde Kraftpakete handelt, scheint bei aller Skepsis also bewiesen. Ich selbst habe mir deshalb seit einiger Zeit angewöhnt, mir jeden Tag mindestens eine Handvoll davon einzuverleiben. Zugenommen habe ich dabei nicht, und wenn mein Risiko, an einer der genannten Erkrankungen zu sterben, dadurch sinkt, soll es mir jedenfalls recht sein.

Eier: Zum Frühstück besser nicht?

Ein Ei zum Frühstück ist etwas Feines. Schade nur, dass es so viel Cholesterin enthält. Das ist ja bekanntlich ungesund. So denken nach wie vor viele und verzichten daher entweder auf den morgendlichen Genuss oder haben bei jedem Ei, das sie sich trotzdem schmecken lassen, ein schlechtes Gewissen.

Dabei ist das ganz und gar nicht angebracht. Sicher, Eier enthalten vergleichsweise viel Cholesterin, und von dem weiß man ja seit Langem, dass es in der »schlechten« LDL-Form das Risiko für Herzkrankheiten und Schlaganfall deutlich erhöht. Deshalb propagierte etwa die amerikanische Herzgesellschaft jahrzehntelang, die tägliche Cholesterinaufnahme auf maximal 300 Milligramm zu begrenzen – das sind gerade mal rund 100 Milligramm mehr, als in einem Ei der Gewichtsklasse L enthalten ist. Daneben steckt das vermeintliche Teufelszeug auch noch in vielen anderen Lebensmitteln, etwa in Fisch, Butter, Eiscreme und Leberwurst, um nur einige zu nennen. Muss man die Aufnahme durch den Verzehr von Eiern dann noch unnötig ankurbeln? Doch die Frage stellt sich gar nicht, denn Cholesterin ist für unseren Körper allein schon deshalb unverzichtbar, weil es in sämtlichen Zellmembranen dafür sorgt, dass diese vital und geschmeidig bleiben. Außerdem bildet es das Grundgerüst etlicher Vitamine. Besonders viel davon findet sich in unserem Gehirn. Das macht mit einem durchschnittlichen Gewicht von rund 1,4 Kilo zwar nur 2 Prozent unseres Gewichts aus, beinhaltet aber ein Viertel des in unserem Körper enthaltenen Cholesterins. Und weil unser Organismus Cholesterin unbedingt benötigt, stellt er es – vor allem in der Leber – selbst in ausreichender Menge her. Und jetzt kommt es: Diese Produktion wird sofort heruntergeschraubt, wenn der Darm meldet, dass er mit der Nahrung zusätzliches Cholesterin aufgenommen hat! Dabei wird der Übergang ins Blut zusätzlich dadurch gedrosselt, dass überflüssiges Cholesterin einfach im Darm verbleibt und auf natürlichem Weg ausgeschieden wird.

Cholesteringehalt verschiedener Lebensmittel

Nahrungsmittel	Cholesteringehalt in mg pro 100 g
Hirn	3000
Eigelb	1400
Vollei	470
Leber/Niere	350
Butter	280
Herz/Zunge	140
Wurst	100
Sahne	100
Käse 60 % Fett i. Tr.	100
Rind- und Schweinefleisch	90
Geflügel	70
Hammelfleisch	65
Hering	60
Milch	12

Deshalb kann für das Frühstücksei getrost Entwarnung gegeben werden. Zu diesem Ergebnis kam unter anderem schon 2013 eine Metastudie von Forschern der Universität Washington, die die Ergebnisse von 17 Einzeluntersuchungen zusammenfassten. Ihr Fazit: Selbst wer jeden Tag mehr als ein Ei verspeist, erkrankt nicht öfter an Herz-Kreislauf-Leiden als ein Ei-Abstinenzler. Und weil das auch die US-

Herzgesellschaft mittlerweile so sah, rückte sie von ihrer 300-Milligramm-These ab.

Doch kaum hatte sie das getan, als auch schon eine neuere US-amerikanische Analyse aus sechs Studien mit insgesamt 29 600 Teilnehmern, deren Ernährungsgewohnheiten im Schnitt 17 Jahre lang registriert wurden, zu dem Schluss kam, die Cholesterinaufnahme mittels Eiern sei vielleicht doch nicht ganz unproblematisch. Aber die Entwarnung erfolgte prompt. Denn andere Wissenschaftler kamen zu dem Schluss, dass sich die Studienergebnisse nicht ohne Weiteres auf Menschen außerhalb der USA übertragen ließen. Denn Eier würden in den Vereinigten Staaten bevorzugt mit Speck konsumiert, und so bestehe durchaus die Möglichkeit, dass es der Speck und nicht das Ei sei, das negative gesundheitliche Folgen zeitige.

2018 ließ dann die bis dahin größte Studie zu diesem Thema aufhorchen, die von chinesischen Wissenschaftlern des Peking University Health Science Centers in der Fachzeitschrift *Heart* veröffentlicht wurde. In der rund 400 000 Teilnehmer umfassenden Untersuchung kommen die Autoren – man mag es kaum glauben –zu dem Schluss, dass Eier nicht nur nicht schaden, sondern dass derjenige, der täglich eines verzehrt, im Vergleich zu Ei-Verächtern sogar ein geringeres Risiko für Herz- und Gefäßkrankheiten hat. »Die in Eiern enthaltenen Phospholipide können den Blutspiegel des positiven HDL-Cholesterins anheben und die Funktion der negativen HDL-Variante verbessern, was das Fortschreiten einer Arteriosklerose verlangsamt«, erklären die Forscher ihre Studienergebnisse.

Auf genauere biochemische Details möchte ich hier nicht eingehen, Fakt scheint – bei aller Skepsis Ernährungsstudien gegenüber – jedenfalls zu sein, dass kein Grund besteht, sich das tägliche Frühstücksei zu versagen. Ja es gibt sogar eine finnische Studie, die überzeugende Hinweise darauf liefert, dass Männer, die sich Woche für Woche vier Eier schmecken lassen, ein deutlich geringeres Risiko haben, an Diabetes Typ 2 zu erkranken, als ihre Geschlechtsgenossen, die es bei einem einzigen bewenden lassen. Eier bestehen eben aus noch vielen anderen Inhaltsstoffen als nur Cholesterin, und so einfach, wie vieles auf den ersten Blick erscheint, ist es auf den zweiten nun mal nicht.

Milch: Nur für Babys gesund?

Der Mensch ist das einzige Lebewesen, das auch nach dem Babyalter noch Milch trinkt und damit ein Getränk zu sich nimmt, das von Tieren stammt, also das Produkt einer gänzlich anderen Spezies ist. Das ist insofern bemerkenswert, als Kuh- im Vergleich zu Muttermilch etwa dreimal so viel Protein und das Vierfache an Kalzium enthält. Das klingt erst mal so, als könnten wir auf Milch nur schwer verzichten, doch die Bevölkerung von Ländern, in denen die weiße Flüssigkeit nicht zu den Grundnahrungsmitteln gehört, beweist eindeutig: Es geht auch problemlos ohne.

Während Milch in meiner Jugend – vor allem, wenn sie noch »kuhwarm« war – als ausgesprochen gesund galt (Stichwort »Milch macht müde Männer munter«), hat sich das Bild inzwischen erheblich gewandelt. Dabei gibt es wohl kein anderes Lebensmittel, bei dem die Studienlage – gesund, ungesund, neutral? – derart widersprüchlich ist. Das mag mal wieder an der Tatsache liegen, dass ein Großteil der dazu veröffentlichen Untersuchungen von der Milchindustrie bezahlt wurde und damit von vornherein skeptisch zu beurteilen ist. So verwundert es nicht, dass es Studien gibt, die der Milch aufgrund ihres Kalziumgehalts eine vorbeugende Wirkung gegen Knochenbrüche attestieren, während andere einen derartigen Effekt verneinen und wieder andere sogar behaupten, das Gegenteil, also ein erhöhtes Knochenbruchrisiko, herausgefunden zu haben. Für diese These sprechen unter anderem Studien, denen zufolge es in Ländern, in denen traditionell wenig Milch getrunken wird, deutlich weniger Fälle von Osteoporose gibt.

Doch die Daten sind, wie gesagt, widersprüchlich und umstritten. So konnte etwa eine Harvard-Studie an 43 000 Milch trinkenden Männern, die bereits 1997 im Fachblatt *Journal of Nutrition* veröffentlicht wurde, keine Hinweise auf eine verstärkte Bruchneigung an Armen oder Hüfte feststellen. Das liegt möglicherweise aber auch daran, dass eine hohe Kalziumzufuhr allein noch nicht für starke Knochen sorgt. Denn Kalzium aus der Nahrung kann nur dann verwertet werden, wenn gleichzeitig ausreichend Vitamin D zur Verfügung steht. Und das wird wiederum erst durch Sonnen- oder zumindest Tageslicht aus einer inaktiven in eine aktive Form überführt. Demnach kann man literweise Milch trinken und trotzdem schwache Knochen haben, sofern man sich nicht gleichzeitig auch ausreichend lange in der Sonne aufhält. Daneben scheint für die Knochenbruchneigung auch mangelnde Bewegung ein wichtiger Faktor zu sein.

Milch besteht zu rund 87 Prozent aus Wasser, der Rest setzt sich vor allem aus Proteinen, Fett und Milchzucker (Laktose) zusammen. Daneben enthält die weiße Flüssigkeit noch zahlreiche Mineralstoffe, wobei das bereits erwähnte Kalzium mengenmäßig weit herausragt. Man könnte daher durchaus annehmen, viel davon zu trinken sei speziell im Hinblick auf die Gesundheit des knöchernen Skeletts sinnvoll. Doch Fakt ist, dass rund drei Viertel der Weltbevölkerung Milch schlicht nicht verträgt. Trinken etwa Asiaten Milch, bekommen sie Bauchschmerzen, Blähungen und Durchfall. Das liegt daran, dass ihnen das Enzym Laktase fehlt, das den Milchzucker in Bruchstücke spaltet, die der Körper problemlos verwerten kann. Bei uns in Deutschland leidet zwar schätzungsweise nur rund jeder Vierte unter einer solchen »Laktoseintoleranz«, aber Untersuchungen deuten darauf hin, dass die Betroffenen immer mehr werden. Während Babys während der Stillzeit in ihrem Darm nämlich noch genügend Laktase besitzen, um die Muttermilch problemlos zu vertragen, wird dieses Enzym im Lauf der ersten Lebensjahre bei vielen Menschen nach und nach stillgelegt. Wenn die Betroffenen trotzdem nicht auf Milch verzichten wollen, weil sie sie nach wie vor für besonders gesund halten, müssen sie zwangsläufig auf die laktosefreie Variante zurückgreifen.

Und da es keine Studien gibt, die den Verzicht auf Milch eindeutig für bestimmte Krankheiten verantwortlich machen, braucht man die Menschen, die sie nicht vertragen, eigentlich auch nicht groß zu bedauern. Ein oft gehörtes Argument für die Schädlichkeit von Milch ist der Gehalt an einem Wachstumshormon namens IGF1 (Insulin-like Growth Factor), das, wie der Name schon sagt, das Zellwachstum steuert. Mit einer gewissen Wahrscheinlichkeit kann man davon ausgehen, dass dieses IGF-1 für die Tatsache verantwortlich ist, dass Milchtrinker im Durchschnitt größer werden als gleichaltrige Milch-Verweigerer. Darauf verweisen gleich mehrere Studien, so etwa die einer Forschergruppe um Catherine S. Birken von der Universität im kanadischen Toronto, bei der die Wissenschaftler die Größendaten von insgesamt mehr als 5000 Kindern zwischen zwei und sechs Jahren ausgewertet haben.

Stärkeres Größenwachstum bedeutet aber auch mehr Zellteilungen, und dabei kann immer etwas schiefgehen. Sprich: Das Risiko, dass sich irgendwo im Körper ein bösartiger Tumor entwickelt, steigt. Durch Studien belegt ist das bislang allerdings erst für Prostatakrebs, und das auch nur bei Männern, die jeden Tag fast eineinhalb Liter Milch trinken. Und wer tut das schon? Für andere Krebsarten steht Milch zwar ebenfalls als möglicher Einflussfaktor im Verdacht, doch ob das Kuh-, Schaf- oder Ziegenprodukt tatsächlich die maßgebende Ursache ist, steht alles andere als fest. Schließlich haben viele andere Faktoren – neben einer genetischen Veranlagung etwa Alkoholkonsum, Rauchen und Bewegung – auf die Krebsentstehung nachweislich einen weitaus größeren Einfluss.

Insgesamt liefert die Studienlage folgendes Bild: In vielen Untersuchungen zeigt Milch einen positiven Effekt, in etlichen anderen dagegen einen negativen oder gar keinen. Fazit: Eindeutige Aussagen gibt es nicht. Wenn Sie also gerne Milch trinken, weil sie Ihnen schmeckt, tun Sie das getrost weiter. Es muss ja nicht gleich jeden Tag ein ganzer Liter sein. Wenn Sie aber bisher Milch nur deshalb getrunken haben, weil Sie der Meinung waren, Ihrer Gesundheit damit einen Gefallen zu tun, so lassen Sie es von nun an einfach bleiben.

Kaffee: Teufelszeug oder gesunder Fitmacher?

Es ist noch nicht lange her, da galt Kaffee zwar als schmackhafter Muntermacher, aber auch als ernst zu nehmendes Gesundheitsrisiko. Bluthochdruck wurde ihm angedichtet, an Magenschleimhautentzündungen sollte er schuld sein, und wer ihm zu oft zusprach, musste sich nach allgemeiner Auffassung nicht wundern, wenn er nachts nicht schlafen konnte. Doch wie bei so vielen Dingen, die die Ernährung angehen, hat sich auch hier die Auffassung der Experten grundlegend geändert: Seit einiger Zeit halten sie Kaffee nicht nur für vollkommen ungefährlich, er gilt sogar als ausgesprochen gesund. Und das bei Weitem nicht nur für die Leber.

Anlass für diesen Gesinnungswandel sind mehrere Studien, unter anderem diejenige von Forschern aus dem renommierten National Cancer Institute im US-Staat Maryland. Deren eindeutiges Ergebnis lautet: Wer Kaffee trinkt, hat bessere Leberwerte. Und wer noch bessere haben will, muss einfach noch mehr Kaffee trinken. Zu diesem erfreulichen Resultat kamen die Forscher, nachdem sie zehn Jahre lang rund 28 000 US-Bürger zu ihren Ess- und Trinkgewohnheiten befragt und sie regelmäßig untersucht hatten. Dabei stellte sich heraus, dass diejenigen Probanden, die in den letzten 24 Stunden vor der Blutabnahme mindestens drei Tassen Kaffee genossen hatten, günstigere Leberwerte aufwiesen als die Nicht-Kaffeetrinker. Der Zusammenhang war auch dann noch evident, wenn die Wissenschaftler andere Faktoren, die die Leberwerte in die Höhe treiben, wie etwa einen hohen Body-Mass-Index, Rauchen, Diabetes oder eine bestehende Hepatitis, herausrechneten.

Zuerst denkt man natürlich, das kommt vom Koffein. Doch das kann nicht sein, weil koffeinfreier Kaffee dieselben Effekte zeigt. Aber woran liegt die segensreiche Wirkung dann? Das steht noch nicht fest. Mögliche Kandidaten sind Bestandteile des Kaffeeöls, die in Versuchen die Leber von Versuchstieren vor dem Schimmelgift Aflatoxin schützten. Es könnte sein, dass diese Substanzen die Synthese von Glutathion fördern, das bei Entgiftungsvorgängen in der Leber eine entscheidende Rolle spielt.

Eine andere bemerkenswerte Studie zum Thema Kaffee und Leber ist diejenige japanischer Forscher unter Leitung der international anerkannten Krebsforscherin Manami Inoue, die herausgefunden haben, dass Kaffeesäure die Vermehrung von Hepatitis-C-Viren hemmt, die ja ihrerseits wieder Leberzirrhose und -krebs auslösen können. Wie die Wissenschaftler darauf gekommen sind? Nun, sie infizierten Leberzellen außerhalb des Körpers mit Hepatitis-C-Viren, die sich dann auch bald sowohl in den Zellen selbst als auch in dem umgebenden Kulturmedium nachweisen ließen. Anschließend gaben die Forscher zu einer Hälfte der Kulturgefäße Kaffeeextrakt und warteten ab. Einige Tage später maßen sie dann jeweils die Menge der vorhandenen Viruspartikel, und die war in den Kaffeeextrakt-Kulturen deutlich niedriger als in den unbehandelten. Die Wissenschaftler vermuten, dass die Kaffeesäure den Hepatitis-C-Viren gleich zu Beginn des infektiösen Geschehens, wenn sie in die Leberzellen eindringen, zu Leibe rückt und ihre Vermehrung hemmt.

Inzwischen haben andere Forschergruppen das Thema vertieft. Als Resultat all dieser Studien kann man heute mit für Ernährungsstudien ungewöhnlich hoher Wahrscheinlichkeit – ich wage hier sogar von Sicherheit zu sprechen – festhalten: Vier, noch besser sechs Tassen Kaffee pro Tag schaden nicht, sondern schützen im Gegenteil die Leber. So ist das Risiko, irgendwann einmal Leberkrebs zu bekommen, bei Kaffeefreaks um sagenhafte 75 Prozent geringer als bei ihren Zeitgenossen, die dem braunen Getränk nur wenig abgewinnen können. Neuere Untersuchungen deuten sogar stark darauf hin, dass Kaffee selbst einer bereits geschädigten Leber guttut, da unter seinem segensreichen Einfluss der Umbau eines kranken Organs Richtung Leberzirrhose (narbiger Zellumbau mit Funktionsverlust) deutlich langsamer und milder vonstattengeht. Doch damit nicht genug: Mittlerweile propagiert auch eine Studie des Deutschen Instituts für Ernährungsforschung gleich mehrere gesundheitsfördernde Wirkungen von Kaffee – wobei diese Effekte angeblich besonders ausgeprägt sind, wenn man mehr als vier Tassen täglich konsumiert. Dabei berufen sich die Autoren ihrerseits wiederum auf diverse Studien, auf die ich hier nicht näher eingehen möchte. Insgesamt kommt die Untersuchung zu dem Ergebnis, dass Kaffee, von den segensreichen Wirkungen auf die Leber abgesehen,

- die Aufmerksamkeit verbessern kann,
- das Risiko für Brustkrebs senkt,
- vor Diabetes Typ 2 schützt,
- das Risiko für Prostatakrebs herabsetzt,
- bei Depressionen helfen kann,
- gegen Alkohol-Kater wirkt und
- vor Demenz schützt.

Wenn man das gelesen hat, schmeckt einem der braune Muntermacher doch gleich noch viel besser! Doch die Regel »Viel hilft viel« gilt hier offenbar nur begrenzt. Denn Forscher der University of South Australia warnen in einer neueren Studie, bei der sie Daten von 47 000 Menschen im Alter von 37 bis 73 Jahren zu Gesundheit und Lebensführung ausgewertet haben, vor Übertreibung. Demnach können Kaffeetrinker mit den erwähnten erfreulichen Effekten nur rechnen, wenn sie es bei höchstens sechs Tassen pro Tag bewenden lassen. Darüber hinaus steigt das Risiko für Herz-Kreislauf-Erkrankungen angeblich wieder an. Ob dieser Effekt allein auf den Kaffee zurückzuführen ist, klärt die Untersuchung allerdings nicht. Wie dem auch sei, ich denke, mit einer Beschränkung auf höchstens sechs Tassen pro Tag kann auch der größte Kaffeefreak gut leben.

Alkohol: Verwirrung komplett

»Der Wein erfreut des Menschen Herz.« Das sagte nicht nur Johann Wolfgang von Goethe (mit dem Zusatz »... und die Freudigkeit ist die Mutter aller Tugenden«), es steht sogar schon in der Bibel, genauer gesagt in Psalm 104,15. Was das Herz vieler Menschen auch überaus freut, sind wissenschaftliche Studien, die dem Alkohol eine gesundheitsfördernde Wirkung bescheinigen. Und von denen gibt es in der Tat Hunderte. Allesamt attestieren sie moderatem Alkoholgenuss eine positive Wirkung auf das Herz-Kreislauf-System und kommen zu dem Schluss, dass Menschen, die komplett auf Alkohol verzichten, ein um bis zu 30 Prozent höheres Risiko haben, einen Herzinfarkt zu erleiden. Das ist beispielsweise das Resultat einer Studie des renommierten University College London, bei dem Daten von knapp 2 Millionen Briten ausgewertet wurden. Zu einem ähnlichen Ergebnis kommt eine Untersuchung US-amerikanischer Forscher von der Universität Texas, bei der die Wissenschaftler über einen Zeitraum von 20 Jahren mehr als 1800 Personen beobachteten, von denen einige gern mal ein Glas Wein oder Bier tranken, während andere in puncto Alkohol vollkommen enthaltsam lebten. Im Untersuchungszeitraum starben 69 Prozent aller Abstinenzler frühzeitig, während es bei den Gelegenheitstrinkern nur 41 Prozent waren. Die Autoren der Studie führen dies auf das ausgeprägtere Sozialleben der Alkoholliebhaber zurück. Mir scheint der Schluss, den sie aus ihrer Studie ziehen, jedoch reichlich gewagt. Immerhin neigen Menschen, die konsequent auf irgendetwas verzichten, das anderen Personen Freude macht, auch auf anderen Gebieten zu eher ungewöhnlichen bis hin zu radikalen Denk- und Verhaltensweisen. Es ist doch durchaus möglich, dass der frühe Tod der eingeschworenen Abstinenzler genau mit einer solchen Lebensform zusammenhängt.

Wie gesagt gibt es von derartigen Studien, die Alkohol eine positive Wirkung auf die menschliche Gesundheit attestieren, eine ganze Menge. Eine aktuelle Untersuchung von Wissenschaftlern des Shanghai

Mental Health Center unter Leitung von Ruiyuan Zhang kommt sogar zu dem Schluss, dass mäßiger Alkoholgenuss dazu beitragen kann, bei älteren Menschen den geistigen Verfall zu stoppen und ihre kognitiven Fähigkeiten, speziell das Gedächtnis, zu verbessern.

Geradezu originell ist in diesem Zusammenhang jedoch, dass eine andere Veröffentlichung französischer Forscher von der Universität Paris aus dem Jahr 2018 zu exakt dem gegenteiligen Ergebnis kommt. Demnach steigert Alkoholkonsum in hohem Maß das Risiko, dement zu werden. Und das schon vor dem 65. Lebensjahr. Die Wissenschaftler führen das auf die Schädigung bestimmter Hirnstrukturen zurück, mit denen auch schon bei mäßigen Trinkern zu rechnen sei – wobei sich der Effekt mit der Menge des konsumierten Alkohols deutlich steigere.

Dagegen behauptet wieder eine andere Studie, diesmal von Wissenschaftlern des Norwegian Institute of Public Health in Oslo, dass die Frage, wie sich Alkoholkonsum auf die Gesundheit von Herz und Blutgefäßen eines Menschen auswirkt, nicht nur von der Menge des konsumierten Getränks, sondern maßgeblich auch von dessen sozialem Status abhängt. Zwar habe jeder, der mäßig Alkohol konsumiere, schreiben die Forscher im Fachblatt *PLoS Medicine*, ein geringeres Risiko für Herz- und Gefäßkrankheiten als Wenigtrinker. Dieser Zusammenhang sei jedoch in der oberen Gesellschaftsschicht deutlich stärker ausgeprägt als in der unteren. Und vor allem steigere häufiger Alkoholkonsum das Sterberisiko fast nur für Menschen mit niedriger sozialer Stellung. Die Forscher vermuten, dass gar nicht der Alkohol selbst für diese Menschen besonders gefährlich ist, sondern dass das berauschende Getränk die Auswirkungen anderer Ernährungsgewohnheiten und möglicher schädlicher Verhaltensweisen – etwa starkes Rauchen – verstärkt. Die Auswirkungen des Alkoholkonsums auf andere Aspekte der Gesundheit, wie zum Beispiel das Krebsrisiko, werden in der Arbeit nicht untersucht.

Womit wir zu den Studien kommen, die die gesundheitsfördernde Wirkung von Alkohol strikt verneinen. Da ist zum Beispiel die

Untersuchung ungarischer Mediziner von der Semmelweis-Universität in Budapest. Die haben mit einer speziellen Form der Computertomografie, der sogenannten CT-Angiografie, die Durchlässigkeit der Herzkranzgefäße bei fast 2000 Probanden untersucht und dabei festgestellt, dass diejenigen, die regelmäßig moderate Alkoholmengen zu sich nehmen, in ihren Arterien genauso viele Ablagerungen aufweisen wie diejenigen, die grundsätzlich keinen Alkohol trinken. Dabei spielt die Art des konsumierten alkoholischen Getränks keine Rolle, das heißt, Rotwein ist auch nicht besser oder schlechter als Bier.

Ein ausgewiesener Experte in Bezug auf Alkohol und seine Wirkungen ist Prof. Helmut Seitz, ehemaliger Chefarzt des Krankenhaus Salem in Heidelberg sowie Gründer und langjähriger Direktor des Alkoholforschungszentrums an der dortigen Universität. Seit 1976 forscht er zum Thema Alkohol und kommt zu dem ernüchternden Schluss: »Es kann durchaus sein, dass es einem Menschen nicht schadet, ab und an ein Glas Alkohol zu trinken. Aber das als gesund zu bezeichnen, ist schlichtweg falsch.«

Eine Studie, die diese These eindrucksvoll untermauert, ist diejenige, die 2018 in der Fachzeitschrift *Lancet* erschien. In der groß angelegten Untersuchung, die sich auf 195 Länder und über einen Zeitraum von 26 Jahren erstreckt, wurden die relevanten Daten von nicht weniger als 28 Millionen Menschen im Alter zwischen 15 und 95 Jahren erfasst. Dabei kommen die Wissenschaftler zu dem Schluss, dass bereits der Konsum von 100 Gramm reinem Alkohol pro Woche – das entspricht etwa einem Liter Wein, 2,5 Liter Bier oder einem drittel Liter Schnaps – die Lebenserwartung signifikant verkürzt. Und zwar vor allem deshalb, weil dadurch das Risiko für Herz-Kreislauf-Erkrankungen deutlich ansteigt.

Der angeblich positive Einfluss speziell von Rotwein auf die Gesundheit wird ja vor allem auf dessen Gehalt an antioxidativ wirkenden Polyphenolen wie Quercetin und vor allem Resveratrol zurückgeführt. Doch auch dazu schüttelt Pro. Seitz den Kopf: »Man müsste riesige Mengen Alkohol trinken, damit die Menge von Resveratrol oder

Quercetin zum Tragen kommt. Alkohol ist eine Substanz, die oxidativen Stress macht. Resveratrol und Quercetin sind antioxidative Stressfaktoren. Die Substanzen wirken also grundsätzlich schon gegen den Alkohol – aber der Alkohol ist viel stärker als die positiven Inhaltsstoffe. Wer bewusst lebt und gerne so etwas wie Resveratrol zu sich nehmen möchte, sollte lieber Traubensaft oder grünen Tee trinken. Alkohol hingegen ist keine Medizin, sondern ein Genussmittel mit nicht unerheblichen Risiken.«

Tatsächlich haben Wissenschaftler weltweit herausgefunden, dass Alkohol bis zu 200 Krankheiten direkt auslösen oder zumindest verstärken kann. Vor allem besteht heute kein Zweifel mehr daran, dass er die Entstehung von Krebs fördert. Das sieht auch die Weltgesundheitsorganisation WHO so und listet die berauschende Substanz als einen der Hauptfaktoren für die Entstehung bösartiger Tumoren auf. Daneben hat Alkohol auch eine negative, verstärkende Wirkung auf chronische Erkrankungen wie Morbus Crohn oder Schuppenflechte (Psoriasis).

Grundsätzlich ist zu sagen, dass das Risiko gesundheitsschädigender Folgen – zu denen im Übrigen auch Gehirn- und Leberschäden, erhöhte Blutungsgefahr, Bauchspeicheldrüsenentzündung, Nervenleiden sowie Herzschwäche und Herzrhythmusstörungen gehören – mit steigender täglicher Ration immer größer wird. Dabei darf man natürlich auch nicht die Gefahr von Verletzungen durch Verkehrsunfälle und sonstige Gewalteinwirkung vergessen. In besagter *Lancet*-Studie kann man lesen, dass etwa 2016 weltweit fast 3 Millionen Todesfälle mittel- und unmittelbar auf Alkohol zurückzuführen waren, davon 12 Prozent bei Männern in der Altersgruppe von 15 bis 49 Jahren.

Heißt das nun, dass man auf das abendliche Bier, das Glas Wein oder auch das »Schnäpschen« nach schwerem Essen – selbst wenn dieses, wie Sie ja nun wissen, die Verdauung nicht beschleunigt – schweren Herzens vollkommen verzichten muss? Dazu Prof. Seitz: »Das ist sicherlich utopisch. Alkohol ist ein gutes soziales Schmiermittel und gesellschaftlich anerkannt. Wenn man gesund ist und ihn in Maßen

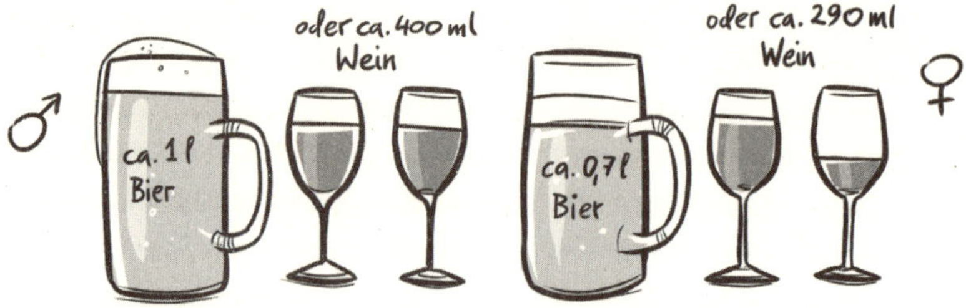

Täglicher durchschnittlicher Alkoholkonsum deutscher Männer und Frauen zwischen 15 und 95 Jahren.

genießt, kann man ihn in geringen Mengen vertreten. Aber gut für uns ist er deshalb noch lange nicht.«

Uff, da haben wir ja noch mal Glück gehabt! Aber wie viel Alkohol halten Mediziner denn nun für unbedenklich? Wie viel Bier, Wein oder Schnaps ist erlaubt? Die Frage ist alles andere als leicht zu beantworten. Denn die Fachgesellschaften verschiedener Länder interpretieren erstaunlich unterschiedlich, was als risikoarmer Alkoholkonsum zu gelten hat. Als Wissenschaftler der Universität Sussex Anfang 2013 die Empfehlungen aus insgesamt 57 Ländern durchforsteten, stießen sie auf »eine bemerkenswerte Uneinigkeit darüber, was als mäßiger Alkoholkonsum gilt«. Manche Länder geben überhaupt keine Werte an, einige nennen Maße, die weit von denen anderer entfernt sind. Ein Muster ist kaum zu erkennen. So können sich Männer in den USA auch dann noch als moderate Trinker fühlen, wenn sie sich fast dreimal so viel Alkohol genehmigen, wie den Finnen zugestanden wird. Und wenn eine Slowenin viermal mehr bechert, als Ärzte ihres Landes ihr erlauben, ist sie immer noch im Limit dessen, was in Mexiko und den USA als harmlos gilt.

Deutschland ist mit seiner aktuellen Definition der risikoarmen Trinkmenge vergleichsweise streng. Frauen werden maximal 12 Gramm, Männern 24 Gramm Alkohol pro Tag zugestanden. Grob auf Getränke umgerechnet liegt die tägliche Höchstdosis für Frauen damit bei 0,3 Litern Bier, 0,15 Litern Wein oder 0,03 Litern Schnaps.

Als Grenzwert für Männer gelten entsprechend 0,6 Liter Bier, 0,3 Liter Wein oder 0,06 Liter Schnaps.

Nun ja: Viel ist das nicht. Und trotz dieser Minimalmengen empfiehlt die Deutsche Gesellschaft für Ernährung auch noch, mindestens an zwei Tagen pro Woche ganz auf Alkohol zu verzichten. Aber inwieweit Sie sich persönlich an diese Werte halten wollen, liegt natürlich ganz in Ihrem Ermessen.

Eines noch zum Schluss: In welcher Reihenfolge man alkoholische Getränke zu sich nimmt, ist für die Wirkung unerheblich. Insofern ist der bekannte Spruch »Bier auf Wein, das lass sein; Wein auf Bier, das rat ich dir!« schlichtweg Unsinn. Man vermutet, dass er aus dem Mittelalter stammt und dass man damit die Teilnehmer an Festgesellschaften dazu veranlassen wollte, mehr von dem (billigen) Bier zu trinken und den (teuren) Wein den Edelleuten zu überlassen. Tatsache ist jedenfalls, dass es ganz und gar belanglos ist, in welcher Reihenfolge man Wein, Bier und Schnaps zu sich nimmt; der Kater am nächsten Morgen ist stets derselbe und hängt von der Gesamtmenge des getrunkenen Alkohols ab sowie im Fall von Weißwein sicher auch vom Quantum des damit aufgenommenen Schwefels. Bezeichnenderweise ist die Bier-auf-Wein-Regel in anderen Ländern, in denen sowohl dem Bier als auch dem Wein reichlich zugesprochen wird, gänzlich unbekannt.

Dass die Getränkereihenfolge für die Alkoholwirkung unerheblich ist, haben unter anderem Forscher des Klinikums der Universität Witten/Herdecke in einer umfangreichen Studie bewiesen, auf deren Einzelheiten ich hier nicht näher eingehen möchte. Als sie drei Gruppen von Teilnehmern jeweils dieselbe Menge Alkohol in diversen Getränken, aber in unterschiedlicher Abfolge zu trinken gaben, waren die darauf folgenden Symptome der Probanden wie Kopfschmerzen, Durst, Übelkeit, Bauchweh und Appetitlosigkeit absolut identisch.

Rauchen: Viele Studien, eine Meinung

Ich weiß, Rauchen hat prinzipiell nichts mit Ernährung zu tun. Und doch liste ich es hier auf. Schließlich führt man dem Körper ja auch beim Rauchen Substanzen zu, die – größtenteils über die Lunge – letztendlich im Blut landen. Und mit dem erreichen sie genau wie die Verdauungsprodukte jede Zelle des Körpers – von den Haarbälgen der Kopfhaut über sämtliche inneren Organe bis hin zum Nagelbett des kleinen Zehs. Im Wesentlichen sind das Nikotin und Teerprodukte, und die richten – darin sind sich sämtliche Veröffentlichungen zu dem Thema einig – allesamt nichts Gutes an.

Weil ich zum Tabakkonsum tatsächlich nicht eine einzige Studie gefunden habe, die ihm irgendeinen positiven Effekt – vielleicht abgesehen von einer kurzfristigen Steigerung der Leistungsfähigkeit – attestiert, verzichte ich in diesem Kapitel ausnahmsweise darauf, die Untersuchungen einzeln aufzuführen, sondern beschränke mich auf die Resultate (ohne sie im Detail näher zu erklären). Sollten Sie an den Einzelstudien, die sich jeweils mit unterschiedlichen Effekten des Rauchens beschäftigen, interessiert sein, sehen Sie bitte im Literaturverzeichnis nach. Sie werden folgende erschreckende Fakten finden:

- Jahr für Jahr sterben in Deutschland knapp 130 000 Menschen an den Folgen des Rauchens.
- Viele davon rauchen gar nicht selbst, sondern sind Opfer des eingeatmeten Rauches, den andere produzieren.
- Die im Tabak enthaltenen Giftstoffe greifen Lunge und Atemwege an. Folge: häufiger Husten mit Auswurf sowie Luftnot bei körperlicher Anstrengung, schlimmstenfalls chronisch obstruktive Lungenerkrankung (COPD). Außerdem verschlimmert Rauchen akute Atemwegserkrankungen wie Erkältungen, Grippe oder Bronchitis.

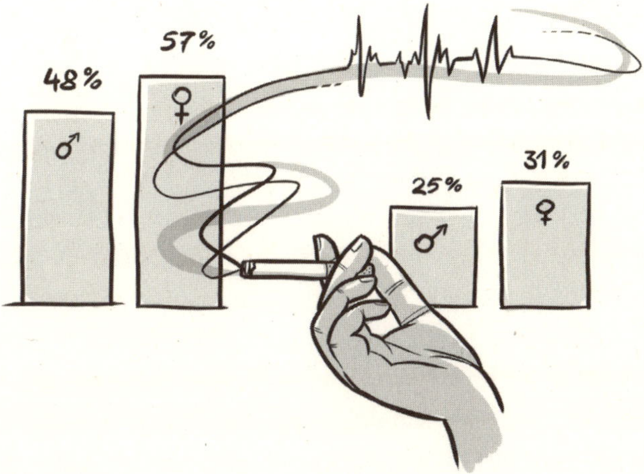

So schädlich ist bereits eine einzige Zigarette am Tag: Erhöhung des Risikos für Herzkrankheiten (Diagramm links) und Schlaganfälle (Diagramm rechts) gegenüber Nichtrauchern.

- Durch Verengung der Blutgefäße steigt der Blutdruck. Deshalb ist das Risiko für Herzinfarkt oder Schlaganfall doppelt so hoch wie bei Nichtrauchern.
- Rauchen fördert die Entstehung zahlreicher Krebsarten, wobei Lungenkrebs an erster Stelle steht. Aber auch Blutkrebs (Leukämie), Leber-, Kehlkopf-, Speiseröhren-, Nieren-, Bauchspeicheldrüsen-, Blasen-, Brust- und Gebärmutterhalskrebs treten bei Rauchern gehäuft auf.
- Raucher leiden zudem öfter unter Augenschäden wie dem grauen Star (Katarakt) und der altersbedingten Makuladegeneration (AMD).
- Sowohl der Geruchs- als auch der Geschmackssinn werden erheblich in Mitleidenschaft gezogen.
- Die Gefahr von Osteoporose und damit von Knochenbrüchen steigt.
- Raucher sind häufiger von schmerzhaften Gelenkentzündungen (rheumatoide Arthritis) betroffen.

- Impotenz kommt bei männlichen Rauchern wesentlich häufiger vor als bei Zigaretten-Abstinenzlern. Zudem – und das betrifft Männer ebenso wie Frauen – sind Tabakliebhaber öfter unfruchtbar. Sogar die Erfolgschancen einer künstlichen Befruchtung sind bei qualmenden Frauen deutlich geringer.
- Bei Raucherinnen, die mit der Pille verhüten, besteht ein erhöhtes Risiko für Gefäßverschlüsse (Thrombosen), die lebensbedrohliche Folgen, etwa einen Schlaganfall, haben können.
- Manchmal hört oder liest man, Rauchen senke das Risiko für die chronische Darmentzündung Colitis ulcerosa. Das ist jedoch laut einer Studie der Londoner St. George's University keineswegs der Fall. Im Gegenteil: Auch unter folgenden Erkrankungen des Verdauungstraktes leiden Raucher häufiger als Nichtraucher: Morbus Crohn, chronische Bauchspeicheldrüsenentzündung (Pankreatitis) sowie gesteigerter Rückfluss von saurem Magensaft in die Speiseröhre (Refluxkrankheit).
- Rauchen schädigt den Stoffwechsel der Haut, mit der Folge, dass diese immer dünner wird und ihre Elastizität verliert. Massive Faltenbildung ist die Folge. Auch Hautkrankheiten wie Akne und Neurodermitis treten bei Rauchern häufiger und heftiger auf.
- Die Wissenschaft bringt Rauchen mit einem schnelleren Abbau der Denkleistung und einem erhöhten Risiko für Alzheimer in Verbindung. Für diese Annahme spricht, dass die kognitive Leistung von Versuchspersonen in Tests umso schlechter war, je mehr sie rauchten.

Erstaunlicherweise wissen fast alle Raucher, dass ihr »Laster« alles andere als gesund ist, und hören trotzdem nicht damit auf. Das verstehe, wer will. Wobei es nicht damit getan ist, nur die eine oder andere Zigarette weniger zu rauchen. Sicher, jeder Verzicht ist ein Schritt in die richtige Richtung, aber erholen kann sich der Körper erst, wenn überhaupt kein Rauch mehr in ihn hineinströmt. Dazu möchte ich doch noch einmal eine Studie anführen. Autoren sind Forscher des University College London um den Epidemiologen und Onkologen Allan Hackshaw. Sie haben 140 Veröffentlichungen zu den gesundheitlichen Folgen des Rauchens ausgewertet und ziehen daraus unmissverständlich folgenden Schluss: Schon ein einziger Glimmstängel erhöht das Risiko für eine Herzkrankheit oder einen Schlaganfall ganz erheblich, wobei das für Frauen – man mag das für ungerecht halten, aber so ist es offenbar – noch mehr gilt als für Männer. Bei ihnen besteht, verglichen mit ihren abstinenten Geschlechtsgenossinnen, eine mehr als doppelt so hohe (genau: 57 Prozent) Gefahr, eine koronare Herzkrankheit zu erleiden. Bei Männern sind es »nur« 48 Prozent. Das Schlaganfallrisiko ist bei den Damen um gut ein Drittel (31 Prozent) und bei den Herren um ein Viertel (25 Prozent) erhöht.

Bei jemandem, der nur eine einzige Zigarette am Tag raucht, ist das Erkrankungsrisiko, bezogen auf Herz und Gefäße, fast halb so hoch wie bei einem 20-Zigaretten-Verbraucher. Die Annahme, dass die Gefahr, durch Rauchen krank zu werden, mit der Anzahl der Zigaretten proportional steigt, ist also schlichtweg falsch. Anders sieht es lediglich beim Lungenkrebs aus. Dort nimmt das Risiko tatsächlich mit jeder Zigarette zu. Wer sich also 20 Glimmstängel pro Tag anzündet, bekommt mit einer 20-fach höheren Wahrscheinlichkeit einen Lungenkrebs als derjenige, der es bei einem einzigen belässt. Offensichtlich ist das Herz-Kreislauf-System gegenüber den Inhaltsstoffen von Zigaretten deutlich empfindlicher als die Lunge.

Aus all dem ergibt sich ganz klar folgendes Fazit: Wer mit dem Rauchen aufhören will – und dazu kann man nur dringend raten –, sollte konsequent sein und sich nie wieder (!) eine Zigarette anzünden.

Wie ich es persönlich mit Ernährung und Genussmitteln halte

Meine Großeltern väterlicherseits sind beide fast 90 Jahre alt geworden. Und der Onkel eines Freundes hat vor einigen Monaten sogar die magische 100er-Grenze überschritten. Bei allen dreien glaube ich nicht, dass einer von ihnen jemals im Leben Ausdrücke »Low Carb«, »Low Fat«, »glykämischer Index« oder »Laktoseintoleranz« benutzt geschweige denn sich irgendwie danach gerichtet hat. Und doch haben meine Großeltern, soweit ich mich erinnere, nie an irgendwelchen schlimmen Krankheiten gelitten, und auch besagter 100-Jährige erfreut sich bis heute bester Gesundheit.

Was ich damit sagen will, ist schlicht Folgendes: Ich halte es für sehr zweifelhaft, um nicht zu sagen unsinnig, sich ständig nach den aktuellsten Erkenntnissen auf dem Gebiet der Ernährung richten zu wollen. Zumal die dazu veröffentlichten Studien – ich weiß, ich wiederhole mich schon wieder – zum Großteil doch eher zweifelhaft sind und sich nicht selten geradezu widersprechen. Ich lese die daraus abgeleiteten Empfehlungen zwar und mache mir darüber vielleicht auch – nicht selten schmunzelnd – meine Gedanken, doch ich denke gar nicht daran, ihretwegen ständig meine Ess- und Trinkgewohnheiten zu ändern. Lediglich in vier Punkten, das gebe ich ehrlich zu, versuche ich, die sich aus Studien ergebenden Erkenntnisse der Ernährungswissenschaft einigermaßen zu befolgen:

- Ich bemühe mich, so gut es geht, Zucker zu vermeiden.
- Bei Ölen achte ich darauf, dass sie reichlich mehrfach ungesättigte Fettsäuren enthalten.
- Ich esse nur wenig Fleisch, dafür gerne Fisch und vor allem – der Ballaststoffe wegen – viel Gemüse und Salat. Und jeden Tag eine Handvoll Nüsse.

- Ich trinke Alkohol nur hin und wieder, und auch dann nur in geringen Mengen.

Und weil ich mir dann noch zum Prinzip gemacht habe, mit dem Essen grundsätzlich – und egal, wie gut es mir schmeckt – aufzuhören, wenn ich satt bin, tue ich im Hinblick auf eine »gesunde« Ernährung, denke ich, schon eine ganze Menge. Ansonsten versuche ich, meinen Speiseplan möglichst abwechslungsreich zu gestalten, also mich, wie es so schön heißt, »ausgewogen« zu ernähren. Deshalb habe ich auch keine Hemmungen, öfter mal Weißmehl-Brötchen mit Marmelade zu essen, mir einen Schokoriegel oder ein Stück Sahnetorte schmecken zu lassen oder im Lokal als Beilage zu einem Schnitzel fettige Pommes frites zu bestellen.

Dass mich dabei kein schlechtes Gewissen plagt, liegt sicher auch daran, dass ich mich mit meinem Essverhalten im Einklang mit namhaften Stoffwechselspezialisten und Ernährungswissenschaftlern wie etwa Prof. Andreas Fritsche von der Universität Tübingen oder Prof. Andreas Pfeiffer von der Charité in Berlin weiß.

Und was das Rauchen angeht, so habe ich mich dem Laster früher viele Jahre lang mit Eifer hingegeben. Vor allem als Student, wenn ich stundenlang über Büchern brüten musste, konsumierte ich Zigaretten – selbst gerollt und filterlos – in beachtlichen Mengen. Später Zigarillos und Pfeife. Und dann, eines Tages, als mir beim Bergaufwandern die Luft wegblieb und ich japsend auf den Waldboden sank, war da auf einmal der Entschluss: nie wieder rauchen! Ich gebe zu, das war schwer, sehr schwer sogar. Ein volles Jahr lang hatte ich zu kämpfen. Aber ich habe es geschafft. Jetzt rauche ich schon viele Jahre nicht mehr und frage mich, warum ich so dumm war, als junger Mann überhaupt damit anzufangen. Das würde ich heute mit Sicherheit nicht mehr tun. Aber sei's drum. Man wird eben nicht nur älter, sondern zum Glück auch klüger.

Zum guten Schluss: Fünf verblüffende Studien zum Schmunzeln

Putzen bringt Männer um

Die Forscher Laura Van den Borre und Patrick Deboosere von der Freien Universität Brüssel haben – was mag sie dazu veranlasst haben? – in einer aktuellen Studie untersucht, ob Mitarbeiterinnen und Mitarbeiter des belgischen Reinigungsgewerbes im Vergleich zu Büroangestellten durchschnittlich früher sterben. Dazu haben sie Todesfälle von 200 000 männlichen sowie knapp 59 000 weiblichen Reinigungskräften ausgewertet und dabei herausgefunden, dass vor allem putzende Männer ein bis zu 45 Prozent höheres Sterberisiko haben als ihre Kollegen mit Bürojobs. Für Frauen fiel der Unterschied mit nur 16 Prozent deutlich geringer aus. Dabei haben die Forscher Alter, Geschlecht und Ausbildungsstand der Probanden sowie deren Tätigkeitsumfang – Voll- oder Teilzeit – berücksichtigt.

Falls das Resultat der Untersuchung stimmt und nicht auf methodischen Fehlern beruht, muss man sich natürlich fragen, was für das erhöhte Gefährdungspotenzial der männlichen Putzkräfte im Vergleich zu ihren Kolleginnen verantwortlich sein könnte. Und da bieten die Autoren der Studie auch gleich eine mögliche Erklärung an: Männer gehen mit den teils aggressiven Putzmitteln sorgloser und oft schlicht fahrlässig um. Falls das tatsächlich der Grund für die erhöhte Sterbewahrscheinlichkeit ist, sollte das speziell für die Herren der Schöpfung, die öfter im häuslichen Umfeld Reinigungsarbeiten übernehmen, Anlass sein, künftig die Herstelleranweisungen auf den Putzmittelflaschen genauer zu beachten.

Allerdings wurden nach Veröffentlichung der Studie zahlreiche kritische Stimmen laut, die den Verfassern vorwarfen, andere potenzielle Einflussfaktoren – so etwa, ob männliche Putzkräfte vielleicht überdurchschnittlich stark rauchen – nicht berücksichtigt zu haben. Vielleicht ernähren sich viele männliche Reinigungskräfte ja auch ungesünder als Büroangestellte, oder sie fühlen sich beim Umgang mit Schrubber, Putzlappen und Staubtüchern im Vergleich zu ihren weiblichen Kolleginnen einfach nur derart unter Druck gesetzt, dass die ständige Ausschüttung von Stresshormonen ihnen irgendwann den Rest gibt. Denkbar auch, dass sie am Ende eines Arbeits- und Putztages so erschöpft sind, dass sie keine Zeit mehr finden, sich sportlich zu betätigen. Man weiß es nicht. Mir scheinen jedenfalls sowohl die Ergebnisse als auch die sich daraus ergebenden Schlussfolgerungen der belgischen Studie derart wacklig zu sein, dass sie Männern, die zu Hause putzen, meines Erachtens keinesfalls eine ausreichende Begründung liefern, dies künftig abzulehnen.

Stirnfalten verraten Herzprobleme

Yolande Esquirol ist Medizinprofessorin an der Universität Toulouse mit dem Spezialgebiet »Erforschung gesundheitlicher Risikofaktoren und dagegen gerichteter vorbeugender Maßnahmen«. Für Aufsehen sorgte sie, als sie auf dem Europäischen Kardiologenkongress 2018 in München, bei dem 31 000 Ärzte aus 150 Ländern zusammengekommen waren, einen Vortrag über ein Thema hielt, über das sich bis dahin kaum jemand Gedanken gemacht hatte: den Zusammenhang zwischen Falten auf der Stirn und dem Risiko, an einer Herz-Kreislauf-Erkrankung zu sterben.

Gemeinsam mit ihrem Team hatte Esquirol bei 3200 jungen Erwachsenen Anzahl und Tiefe der Stirnfalten registriert und die Teilnehmer je nach Ergebnis in mehrere Gruppen eingeteilt. Deren Gesundheitszustand hatten die Wissenschaftler dann 20 Jahre lang aufmerksam verfolgt. Dabei stellte sich heraus, dass die Probanden mit den meisten und vor allem tiefsten Falten im Vergleich zu denjenigen mit glatter Stirn ein zehnfach höheres Sterberisiko hatten. 15 Prozent der innerhalb der 20 Jahre verstorbenen Patienten wiesen über den Augenbrauen sogar zwei oder drei tiefe Furchen auf. Über die Ursachen dieser Korrelation, die die Toulouser Forscher in einer umfangreichen Studie dokumentiert hatten, konnten sie nur Vermutungen anstellen. So sei es denkbar, heißt es in der Untersuchung, dass sowohl bei der Faltenbildung als auch bei der zum Herz-Kreislauf-Versagen führenden Gefäßverengung (Arteriosklerose) krankhafte Veränderungen des Bindegewebsproteins Collagen eine entscheidende Rolle spielen. Immerhin sind die Blutgefäße in der Stirn sehr klein. Da ist es durchaus denkbar, dass sie auf Ablagerungen in ihrem Inneren besonders empfindlich reagieren.

Wie dem auch sei, geplant ist jedenfalls, die erstaunlichen Erkenntnisse auf Dauer zu nutzen, um Leben zu retten. »Wir empfehlen, die Stirnfalten als wichtige Marker bei ärztlichen Untersuchungen miteinzubeziehen«, erklärt Esquirol dazu in einer Pressemitteilung. »Denn mit etwas Übung genügt ein Blick in das Gesicht eines Patienten, um Alarm zu schlagen. Vielleicht gerade noch rechtzeitig, um dem Gefährdeten Ratschläge zu geben, wie er sein Risiko verringern kann. Etwa, indem er sein Arbeitspensum auf ein vernünftiges Maß reduziert, sich gesünder ernährt oder mehr Sport treibt.«

Wundern Sie sich also nicht, lieber Leser, wenn Ihr Arzt bei unklaren Beschwerden im Brust-Bauch-Raum nicht zum Stethoskop greift, sondern vor allem Ihr Gesicht gründlich in Augenschein nimmt und Ihnen dann vielleicht mit besorgter Miene rät, Sie sollten, anstatt so viel zu arbeiten, lieber öfter durch Wald und Feld joggen.

Ängstliche Menschen haben öfter Heuschnupfen

Im Jahr 2015 veröffentlichten britische Wissenschaftler vom University College in London im Fachblatt *Journal of Health Psychology* eine viel beachtete Studie. Demnach ist die Gefahr, einen allergischen Heuschnupfen zu bekommen, bei Menschen umso höher, je ängstlicher sie sind. Um zu dieser Erkenntnis zu gelangen, hatten die Forscher die Daten von 5700 Versuchspersonen ausgewertet, deren Gesundheitszustand zum Teil mehr als 50 Jahre lang protokolliert worden war. Dabei stellte sich unter anderem heraus, dass vor allem besonders ängstliche und gewissenhafte Kinder, die sich leicht gestresst fühlen, Gefahr laufen, im Erwachsenenalter an Heuschnupfen zu erkranken.

Offenbar besteht zwischen Psyche und Immunsystem ein viel engerer Zusammenhang, als man bisher vermutete. Im Jahr 2019 wollte es ein Wissenschaftlerteam der Technischen Universität München unter Leitung von Katharina Harter genauer wissen und befragte deshalb mehr als 1700 Personen zu eventuell vorhandenen Allergien, wobei sie zwischen ganzjährigen Erkrankungen wie Hausstaub- oder Tierhaarallergien und saisonal begrenzten Allergien, etwa gegen Gräserpollen, unterschieden. Außerdem mussten die Studienteilnehmer detailliert Auskunft über ihren seelischen Zustand geben. Dabei lag das Augenmerk der Forscher vor allem auf Depressionen, generalisierten Ängsten und akutem mentalem Stress.

Um es kurz zu machen: Ängstliche Menschen haben signifikant häufiger zeitlich begrenzte Pollenallergien, nicht aber generalisierte Allergien, die das ganze Jahr über auftreten. Die Wissenschaftler erklären das damit, dass Menschen mit Dauerallergien zwangsläufig langfristige Stressverarbeitungsstrategien entwickeln, um mit ihrer Krankheit klarzukommen. Und diese Strategien schützen sie wahrscheinlich vor plötzlich auftretenden Ängsten.

Nägel lackieren macht dick

Wenn eine Frau sich kopfschüttelnd fragt, warum sie trotz aller Bemühungen nicht abnimmt, kommt sie mit ziemlicher Sicherheit nicht darauf, dass dafür ihr Nagellack verantwortlich sein könnte. Denn die Verwendung speziell farbloser Lacke kann das Körpergewicht – wenn auch nicht in bedrohlichem Ausmaß – ansteigen lassen. Schuld daran ist der Inhaltsstoff Triphenylphosphat (TPHP), der ansonsten zur Herstellung von Plastikartikeln und als Brandverzögerer in Möbeln verwendet wird.

Dass er in jedem zweiten Nagellack zu finden ist, hat eine Forschergruppe der Duke Universität in North Carolina und der amerikanischen Environmental Working Group bei der chemischen Analyse von rund 3000 Produkten festgestellt. Frauen, die derartige Lacke benutzen, nehmen die Substanz – vermutlich über das Nagelbett – in ihren Körper auf. Dort beeinflusst sie – das haben ebenfalls Versuche ergeben – den Hormonhaushalt und über diesen wiederum den Stoffwechsel … mit der Folge, dass Fette schlechter abgebaut werden und sich unverarbeitet im Körper ansammeln. Das wiederum führt auf Dauer dazu, dass die Frauen an Gewicht zulegen. Bislang ist diese Wirkung zwar nur im Tierversuch eindeutig nachgewiesen, doch es besteht die große Wahrscheinlichkeit, dass sie auch für Menschen gilt. Ein Trost: TPHP ist vor allem in farblosem Lack enthalten, in buntem dagegen nur in sehr geringen Spuren.

Wahrscheinlich ist die Angst, durch die Verwendung TPHP-haltiger Lacke deutlich zuzunehmen, übertrieben. Dennoch ist es sicher nicht verkehrt, andere Produkte zu bevorzugen. Wer wissen will, welche Lacke in dieser Hinsicht unbedenklich sind, kann sich in der Datenbank des Forscherteams (https://www.ewg.org/research/nailed) schlaumachen.

Biertrinkende Studenten sind erfolgreicher

Gut jeder dritte Student verlässt in Deutschland die Universität ohne Abschluss. Und in anderen Ländern sieht es nicht besser aus. Das liegt zum Teil sicher daran, dass sich Studienanfänger für das falsche Fachgebiet entschieden haben oder mit dem Lernstoff überfordert sind. Doch eine Studie des dänischen Evaluationsinstituts EVA deutet nun auf einen ganz anderen Zusammenhang hin: Wer während des Studiums regelmäßig feiern geht und Bier trinkt, hält eher bis zum Ende durch und hält schließlich ein Abschlusszeugnis in Händen. Um zu dieser Erkenntnis zu gelangen, haben die Forscher über 14000 Studierende befragt, ein Mess- oder Auswertungsfehler ist somit so gut wie ausgeschlossen.

Ist es tatsächlich möglich, dass regelmäßiger Alkoholkonsum sich positiv auf den Lernerfolg auswirkt? Das halten die Wissenschaftler für ausgeschlossen. Das deutlich höhere Durchhaltevermögen der Trinker muss also einen anderen Grund haben. Und den sehen die Studienautoren nicht im Bier, sondern darin, dass Studenten, die gern und oft feiern, schlicht mehr Freunde haben, also sozial besser eingebunden sind als ihre Kolleginnen und Kollegen, die ihr Studium eher als »Einzelkämpfer« durchziehen. Und mitfühlende Kommilitonen sind speziell nach Prüfungsmisserfolgen sehr hilfreich, um über den Frust hinwegzukommen und sich zum Weitermachen zu motivieren. Wer immer mal wieder auf einer Studentenparty feiert und dabei auch das eine oder andere Bier »zischt«, lernt zwangsläufig Leidensgenossen kennen, die auch schon Misserfolge wegstecken mussten und dem Enttäuschten auch sonst mit guten Ratschlägen hilfreich zur Seite stehen können.

Das erhöhe zweifellos die Motivation zum Durchhalten, so die dänischen Forscher. Und noch etwas betonen sie ausdrücklich: Ihre Untersuchung soll keinesfalls dazu auffordern, sich bei jeder Schwierigkeit im Studium exzessiv dem Alkohol hinzugeben – auch nicht in Gesellschaft Gleichgesinnter. Denn junge Männer und Frauen, die ständig betrunken sind oder verkatert die Vorlesungen besuchen, haben naturgemäß die geringsten Chancen, ihr Studium erfolgreich zu Ende zu bringen. Die besten Aussichten auf einen erfolgreichen Abschluss haben aber – statistisch betrachtet – eben auch nicht die konsequenten Abstinenzler, sondern die geselligen Gelegenheitstrinker.

Das Wichtigste in Kürze: 25 Ratschläge für ein gesünderes Leben

Im letzten Kapitel dieses Buches möchte ich noch einmal kurz zusammenfassen, welche Ratschläge sich aus meinen Recherchen als für ein gesundes Leben vorteilhaft und ratsam ergeben haben. Ich tue dies in der Reihenfolge, in denen ich die Themen im Buch abgehandelt habe. Das erleichtert Ihnen, gegebenenfalls das eine oder andere noch einmal nachzuschlagen. Was Sie davon für sich selbst übernehmen wollen, liegt natürlich voll und ganz bei Ihnen.

1. Verharren Sie beim Sitzen nicht ständig in ein und derselben Position!

Wenn Sie, aus welchem Grund auch immer, gezwungen sind, viel Zeit im Sitzen zu verbringen, wechseln Sie zumindest immer mal wieder die Position. Viel besser ist es aber, wenn Sie von Zeit zu Zeit aufstehen, vielleicht ein wenig umhergehen, dabei Arme und Beine ausschütteln und den Kopf kreisen lassen. Und wenn Sie gerne mit überschlagenen Beinen sitzen, dann tun Sie's einfach. Aber auch das bitte nicht stundenlang.

2. Duschen Sie nicht jeden Tag und versuchen Sie sich anzugewöhnen, das Wasser zum Ende hin auf kalt zu stellen!

Falls Sie nicht gerade einen Beruf ausüben, bei dem Sie sehr schmutzig werden, besteht keine Notwendigkeit, jeden Tag zu duschen. Sie schaden Ihrer Haut damit mehr, als Sie ihr nützen. Und wenn Sie schon duschen, überwinden Sie Ihren inneren Schweinehund und beenden das Ganze, indem Sie das Wasser eine Weile auf kalt stellen. Das vor allem dann, wenn Sie häufig unter grippalen Infekten leiden.

3. Saunieren Sie möglichst oft und lang!
Je öfter Sie sich in der Sauna der trockenen Hitze und dem anschließenden Kalt-Abschrecken aussetzen, desto besser. Denn damit stärken Sie nicht nur Ihr Immunsystem und erhöhen so Ihre Resistenz gegen Erkältungskrankheiten, sie tun auch etwas für Herz und Kreislauf und senken sogar Ihr Risiko, mit fortschreitendem Alter dement zu werden.

4. Putzen Sie Ihre Zähne morgens nach dem Frühstück!
Viele Menschen putzen ihre Zähne im Rahmen der Morgentoilette gleich nach dem Aufstehen. Das mag einen frischeren Geschmack im Mund erzeugen, ist jedoch aus zahnmedizinischer Sicht wenig sinnvoll. Denn wenn Sie am Vorabend gründlich geputzt und bis zum Morgen nichts mehr gegessen haben (was eine eiserne Regel sein sollte!), gibt es gleich nach dem Aufstehen nichts wegzuputzen. Das sieht nach dem Frühstück ganz anders aus.

5. Gehen Sie, wenn Sie als Mann älter als 50 oder als Frau älter als 55 sind, alle zehn Jahre zur Darmspiegelung!
Und zwar deshalb, weil dabei vorsorglich auch gleich mögliche Krebsvorstufen, vor allem sogenannte Polypen, der Darmwand entfernt werden. Im Gegensatz zum Brustkrebs- und Hautkrebs-Screening, auf die Sie getrost verzichten können, belegen Studien eindeutig den positiven Effekt dieser Vorsorgeuntersuchung.

6. Lassen Sie sich impfen und sorgen Sie dafür, dass auch Ihre Kinder alle vorgesehenen Impfungen erhalten!

Ein Impfbedarf besteht für einen Erwachsenen in der Regel vor einer geplanten Reise in ein Gebiet, in dem gefährliche Infektionskrankheiten grassieren. Kinder dagegen sollten auch ohne akutes Infektionsrisiko streng nach Plan gegen diverse Krankheiten immunisiert werden, wobei es für den Erfolg der Maßnahme unbedingt wichtig ist, eventuell erforderliche Auffrischungsimpfungen auf keinen Fall zu vergessen. Denn eines steht absolut fest: Die Folgen der Krankheit, gegen die geimpft wird, sind wesentlich gravierender und gefährlicher als die möglichen Impfreaktionen.

7. Bewegen Sie sich mehr!

Dazu müssen Sie kein Fitnesscenter besuchen oder sich sportlich total verausgaben. Selbst wenn Sie nur regelmäßig im Wald spazieren gehen, hat das schon einen messbaren Einfluss auf Ihr körperliches – und durchaus auch geistiges – Wohlergehen. Studien zeigen, dass schon eine knappe Stunde mehr Bewegung pro Woche eine Menge bringt. Der Effekt ist natürlich größer, wenn Sie nicht nur gemächlich vor sich hin tappen, sondern vielleicht einen leichten Dauerlauf hinlegen, Nordic Walking praktizieren, Rad fahren oder schwimmen. Und, wo immer möglich, Treppen steigen!

8. Versuchen Sie es mal mit Yoga!

Beschäftigt man sich näher mit den schier unzähligen Studien, die es zu den diversen Formen von Yoga gibt, kommt man aus dem Staunen nicht heraus. Für eine Fülle sowohl körperlicher als auch seelischer Beschwerden ist dessen wohltuende und zum Teil sogar heilende Wirkung belegt. Bevor Sie also bei chronischen Beschwerden ständig Medikamente schlucken, ist es sicher keine schlechte Idee, sich einmal mit dieser philosophischen Lehre und Heilmethode zu beschäftigen.

9. Entspannen Sie sich!

Grundsätzlich ist Stress ein sinnvoller, seit Urzeiten in uns wirksamer Mechanismus, der uns in Situationen, die uns fordern, zusätzliche Energie verleiht. Doch anschließend ist es absolut wichtig, wieder »herunterzukommen«, sich zu beruhigen und zu entspannen. Dazu gibt es eine Vielzahl bewährter Techniken, sodass eigentlich auch Sie ein Verfahren finden müssten, das Ihnen liegt und vielleicht sogar Spaß macht. Und falls Sie dazu neigen, bei jeder Kleinigkeit »in die Luft zu gehen«, sollten Sie sich das bewusst abgewöhnen. Sie schaden sich selbst damit mehr als demjenigen, gegen den sich Ihr Zorn richtet.

10. Sehen Sie zu, dass Sie genügend Schlaf bekommen!

Genügend ist hier gleichbedeutend mit »die erforderliche Anzahl an Stunden«, und die beträgt idealerweise sieben bis acht. Gehen Sie, wenn möglich, immer etwa zur selben Zeit zu Bett und verzichten Sie auf einen Schlummertrunk. Denn Schlaf bedeutet für Ihren Körper keinesfalls träges Nichtstun, sondern ermöglicht ihm, sich gewissermaßen Nacht für Nacht rundzuerneuern, sodass Sie bestens vorbereitet die Anforderungen des nächsten Tages in Angriff nehmen können. Und wenn Sie tagsüber – typischerweise nach dem Mittagessen – müde werden, versuchen Sie's doch mal mit einem »Powernap«, **einem kurzen** (!) Schläfchen, das nicht länger als maximal eine Viertelstunde dauern sollte.

11. Versuchen Sie, optimistisch zu sein, und lachen Sie viel!

Vor allem, wenn Sie zu notorischem Pessimismus neigen, sollten Sie sich immer wieder sagen, dass Sie sich mit der schwarzseherischen Grundeinstellung keinen Gefallen tun und alles nur unnötig schwer machen. Es ist deshalb keine schlechte Idee, wenn Sie bei jeder sich bietenden Gelegenheit bewusst lächeln. Das hebt nachweislich Ihre Stimmung und kommt zudem bei Ihren Mitmenschen gut an, die sich meist ihrerseits mit einem Lächeln revanchieren. Und noch ein Tipp:

Versuchen Sie, Situationen, in denen Sie gerade noch mal Glück gehabt haben, bewusst zu erleben und dafür dankbar zu sein.

12. Trainieren Sie Ihr Gehirn!

Nachweislich gut dazu geeignet sind Computerspiele, auf die Sie ja heutzutage per Smartphone jederzeit problemlos zurückgreifen können. Studien belegen, dass Sie damit Ihre geistige Leistungsfähigkeit maßgeblich verbessern. Das gilt in besonderem Maße, wenn Sie schon älter sind, aber auch Kinder, die sich leidenschaftlich gern mit Videospielen beschäftigen, profitieren intelligenzmäßig davon.

13. Lesen Sie Bücher!

Von körperlicher Aktivität abgesehen, gibt es kaum eine bessere Art, Ihre Freizeit zu gestalten, als Bücher zu lesen. Vor allem Belletristik erweitert Ihren geistigen Horizont, erhöht Ihre Konzentrationsfähigkeit und verlängert Studien zufolge sogar Ihr Leben. Sollten Sie dabei einen E-Book-Reader einem gedruckten Buch vorziehen, bemühen Sie sich, bewusst langsam zu lesen. Das fördert – auch das bestätigen wissenschaftliche Untersuchungen – maßgeblich das Textverständnis.

14. Trinken Sie nur, wenn Sie Durst haben!

Niemand weiß genau, warum, aber in den Köpfen vieler Menschen spukt die Verhaltensregel herum, jeden Tag mindestens zwei, besser drei Liter zu trinken. Dabei gibt es dafür nicht einen einzigen wissenschaftlich nachvollziehbaren Grund. Verlassen Sie sich also getrost auf Ihren Durst. Er sagt Ihnen zuverlässig, wenn Ihr Körper Flüssigkeit braucht. Lediglich, wenn Sie schon älter – sagen wir, über 70 – sind, sollten Sie sich hin und wieder zu einem Glas Wasser oder einem sonstigen Getränk zwingen, da – und auch das ist wissenschaftlich belegt – bei Senioren das Durstempfinden oft nicht mehr einwandfrei funktioniert.

15. Sehen Sie nicht zu viel fern!

Mehrere internationale Studien kommen übereinstimmend zu dem Ergebnis, dass stundenlanges »Vor-der-Glotze-Hocken« bei Erwachsenen die Gefahr von Herz-Kreislauf-Erkrankungen erhöht. Gehen Sie stattdessen lieber öfter an die frische Luft, idealerweise bei einem Waldspaziergang. Besonders schädlich ist übermäßiger Fernsehkonsum jedoch für Kinder. Gemäß den Resultaten wissenschaftlicher Untersuchungen treiben kleine Vielgucker weniger Sport, ernähren sich – vermutlich wegen nebenbei vertilgter Knabbereien – ungesünder und legen übermäßig an Gewicht zu.

16. Werfen Sie »abgelaufene« Lebensmittel nicht gleich weg!

Ich gebe zu, dieser Ratschlag hat nichts mit gesünderem Leben zu tun. Aber mit einem glücklicheren. Denn wenn Sie Nahrungsmittel, deren Mindesthaltbarkeitsdatum abgelaufen ist, kurzerhand in die Mülltonne kippen, verschwenden Sie auf Dauer eine Menge Geld. Im Gegensatz zum Verbrauchsdatum etwa von Fleisch oder Fisch sagt das Mindesthaltbarkeitsdatum nämlich im Grunde gar nichts aus. Solange ein Produkt noch gut riecht und schmeckt, kann man es auch besten Gewissens verzehren.

17. Glauben Sie nicht jeder Ernährungsstudie!

Warum speziell Untersuchungen und Veröffentlichungen zu Fragen der Ernährung höchst problematisch sind, habe ich im entsprechenden Kapitel ja ausführlich erklärt. Nicht ohne Grund findet man gerade auf diesem Gebiet zum Teil vollkommen widersprüchliche Ratschläge und Empfehlungen. Wollten Sie sich nach all dem richten, was die Medien zum Thema »gesundes Essen und Trinken« publizieren, müssten Sie alle paar Wochen Ihre kulinarischen Vorlieben und Abneigungen und damit auch Ihren Speiseplan ändern. Was natürlich nicht heißt, dass das grundsätzlich und immer verkehrt ist. Hin und wieder mal etwas Neues auszuprobieren und die Wirkung auf das eigene Wohlbefinden zu überprüfen, ist sicher keine schlechte Idee.

18. Lassen Sie sich beim Abnehmen Zeit!

Über eines sind sich sämtliche Experten in puncto Gewichtsabnahme einig: Jedwede Crashdiät, gleich welcher Art, ist auf Dauer zum Scheitern verurteilt. Ja, es besteht sogar eine nicht unerhebliche Gefahr, dass Sie am Ende mehr wiegen als zuvor. Auf Dauer können Sie nur Gewicht verlieren, wenn Sie sich weniger Energie, sprich Kalorien, zuführen, als Sie verbrauchen. Essen Sie dabei möglichst ausgewogen und vor allem niemals mehr, als unbedingt sein muss.

19. Verzehren Sie reichlich Omega-3-Fette!

Es ist noch nicht lange her, da wurden Fette als vermeintliche Dickmacher rundherum verteufelt. Doch das hat sich grundlegend geändert. Heute kommen zahlreiche Studien zu dem Schluss, dass es bei Fett vor allem auf die genaue Art ankommt. Besonders zu empfehlen sind in diesem Zusammenhang Omega-3-Fette. Diese finden Sie in diversen Ölen wie zum Beispiel Raps-, Walnuss- und vor allem Leinöl sowie in verschiedenen Gemüsen und ganz besonders in fettem Meerwasserfisch.

20. Achten Sie auf Ihren Zuckerkonsum!

Das Buhmann-Image des Dickmachers besitzt heute nicht mehr das Fett, sondern der Zucker. Und zwar deshalb, weil er die Ausschüttung von Insulin auslöst, das wiederum den Fettabbau hemmt. Zucker finden Sie heutzutage überall, in großer Menge etwa in Erfrischungsgetränken und Obstsäften, aber auch in allen möglichen Fertignahrungsprodukten. Auf all das sollten Sie ebenso verzichten wie auf Süßstoff. Mehrere Studien belegen nämlich, dass ständiger Gebrauch künstlicher Süßmacher nicht nur die Darmflora durcheinanderbringt, sondern auch das Schlaganfallrisiko erhöht und das Gehirn schädigt.

21. Sorgen Sie bei Ihrer Ernährung für Ballaststoffe!

Ballaststoffe sind wahre Tausendsassas. Sie verbessern die Cholesterin- und Blutzuckerwerte, weshalb sie für Diabetes-Typ-2-Patienten geradezu ideal sind. Außerdem belegen Studien, dass sie gegen Herz-Kreislauf-Erkrankungen wirken, vor Darmkrebs schützen und beim Abnehmen helfen. Um die 30 Gramm sollten Sie täglich zu sich nehmen, es darf aber auch gerne mehr sein. Wahre Ballaststoffbomben sind Hafer- oder Weizenkleie, Leinsamen und Flohsamenschalen.

22. Essen Sie jeden Tag eine Handvoll Nüsse!
Kaum ein anderes Nahrungsmittel wird in zahlreichen Studien derart gepriesen wie Nüsse. Obwohl sie reichlich Fett enthalten, machen sie nachweislich nicht dick. Dafür wirken ihre Inhaltsstoffe gleich gegen eine ganze Reihe unterschiedlicher Krankheiten. Insgesamt bescheinigen ihnen Studien eine Herabsetzung des Sterberisikos um beachtliche 22 Prozent. Gönnen Sie sich daher täglich eine Handvoll.

23. Trinken Sie reichlich Kaffee!
Galt Kaffee noch vor gar nicht langer Zeit als krank machender Blutdrucktreiber und Magenverderber, so bescheinigen ihm heute wissenschaftliche Veröffentlichungen zahlreiche gesund machende oder erhaltende Eigenschaften. Kaffee ist ausgesprochen gut für die Leber, es schützt Frauen vor Brust- und Männer vor Prostatakrebs, hält Diabetes Typ 2 in Schach und wirkt gegen Demenz. Und das alles umso ausgeprägter, je mehr Sie davon trinken.

24. Seien Sie mit Alkohol zurückhaltend!
Dass es zum Thema Alkohol so viele Studien gibt, die ihm positive Eigenschaften bescheinigen, hat meines Erachtens zwei Gründe: Zum einen sind alle Wissenschaftler daran interessiert, dass ihre Veröffentlichungen eine möglichst große Resonanz finden; zum anderen ist der Auftraggeber derartiger Studien häufig die Getränkeindustrie. Fest steht jedoch, dass Alkohol ein Zellgift ist, das nicht nur massiv die Zellen sämtlicher Schleimhäute im Körper schädigt, sondern laut Weltgesundheitsorganisation sogar krebserregend ist. Deshalb ist jeder Tropfen Alkohol, den Sie nicht trinken, für Ihren Körper ein Segen.

Versuchen Sie daher in Ihrem eigenen Interesse, die im Kapitel »Alkohol: Verwirrung komplett« (S. 258 ff.) angegebenen Höchstmengen nicht zu überschreiten.

25. Rauchen Sie nicht!

Vorträge und Lesungen zum Thema »Gesund leben« schließe ich gerne mit einem Statement ab, das ich in diesem Buch schon erwähnt habe. Ich wiederhole mich also, wenn ich es an den Schluss stelle. Aber das tue ich bewusst, könnte doch dieser in einem einzigen Satz zusammengefasste Ratschlag, würde er allgemein befolgt, unzählige Krankheiten, ja, Todesfälle verhindern: »Es gibt etwas, das für die Gesundheit uneingeschränkt gut, und etwas, das uneingeschränkt schlecht ist: Uneingeschränkt gut ist Bewegung, und uneingeschränkt schlecht ist Rauchen!« Wenn Sie sich diesen Satz zu Herzen nehmen und sich danach richten, tun Sie für Ihre Gesundheit schon eine ganze Menge.

4	+	2	+	7	=	13
x		+		–		
9	x	5	–	1	=	44
–		x		+		
6	+	8	–	3	=	11
=		=		=		
30		42		9		

Lösung des Gehirnjogging-Rätsels von S. 144.

Literatur

Einführung: »Sitz gerade!« – ein empfehlenswerter Ratschlag?

Breithecker D., Teichler N., Walter U.: Ergonomie. *Weißbuch Prävention 2007; 20: 219–242*

Carter S., Draijer R. et al.: Regular walking breaks prevent the decline in cerebral blood flow associated with prolonged sitting. *Journal of Applied Physiology 2018; 125 (3): 790–798*

Ekelund U., Steene-Johannessen J. et al.: Does physical activity attenuate, or even eliminate, the detrimental association of sitting time with mortality? A harmonised meta-analysis of data from more than 1 million men and women. *Lancet 2016; 388: 1302–1310*

Jeong Keun Yu, Jin Seo Yang et al.: Clinical characteristics of peroneal nerve palsy by posture. *Journal of Korean Neurosurgical Society 2013; 53 (5): 269–273*

Katzmarzyk P., Lee M.: Sedentary behaviour and life expectancy in the USA: a cause-deleted life table analysis. *British Medical Journal Open 2012; 2 (4): e000828*

Larsen R., Kingwell B. et al.: Breaking up prolonged sitting reduces resting blood pressure in overweight/obese adults. *Nutrition, Metabolism & Cardiovascular Diseases 2014; 24 (9): 976–982*

Peper E., Harvey R. et al.: Do better in Math: how your body posture may change stereotype threat response. *NeuroRegulation 2018; 5: 67–74*

Ringheim I., Indahl A. et al.: Reduced muscle activity variability in lumbar extensor muscles during sustained sitting in individuals with chronic low back pain. *PLoS One 2019; 14 (3): e0213778*

Rosenbaum D., Mama Y. et al.: Stand by your stroop: standing up enhances selective attention and cognitive control. *Psychological Science 2017; 28 (12): 164–1867*

Saunders T., Atkinson H. et al.: The acute metabolic and vascular impact of interrupting prolonged sitting: a systematic review and meta-analysis. *Sports-Medicine 2018; 48: 2347–2366*

Schön F., Preim D.: Feldstudie zum dynamischen Sitzen unter verschiedenen Arbeitsplatzbedingungen. *Zentralblatt für Arbeitsmedizin, Arbeitsschutz und Ergonomie 2009; 59: 44–55*

Snijders C., Hermans P. et al.: Functional aspects of cross-legged sitting with special attention to piriformis muscles and sacroiliac joints. *Clinical Biomechanics 2006; 21 (2): 116–121*

Radiological Society of North America: Aching back? Sitting up straight could be the culprit. *Science Daily, Onlineveröffentlichung 27.11.2006*

Duschen, saunieren, Zähne putzen – wann, wie und wie oft?

Duschen

Ajjimaporn A., Chaunchaiyakul R. et al.: Effect of cold shower on recovery from high-intensity cycling in the heat. *Journal of Strength and Conditioning Research 2019; 33 (8): 2233–2240*

Buijze G., Sieverelt I. et al.: The effect of cold showering on health and work: a randomized controlled trial. *PLoS One 2016; 11 (9): e0161749*

Butts C., McDermott B. et al.: Physiologic and perceptual responses to cold-shower cooling after exercise-induced hyperthermia. *Journal of Athletic Training 2016; 51 (3): 252–257*

Ernst E., Wirz P., Pecho L.: Prevention of common colds by hydrotherapy: A controlled long-term prospective study. *Physiotherapy 1990; 76 (4): 207–210*

Kruiser S.: Experts say we're all showering too much. *PJ Media, Onlineveröffentlichung 17.04.2018*

Larson E., Lin S.: Effect of antibacterial home cleaning and handwashing products on infectious disease symptoms: a randomized, double-blind trial. *Annals of Internal Medicine 2004; 140 (5): 321–329*

Shevchuk N.: Adapted cold shower as a potential treatment for depression. *Medical Hypotheses 2008; 70 (5): 995–1001*

Splendid Research: Die Morgenroutinen der Deutschen: Eine repräsentative Umfrage unter 1.058 Deutschen zu ihren Gewohnheiten nach dem Aufstehen. *myMarktforschung, Onlineumfrage 29.05.–02.06.2016*

Saunieren

Ernst E., Pecho E. et al.: Regular sauna bathing and the incidence of common colds. *Annals of Medicine 1990; 22 (4): 225–227*

Hopkins W., Scoon G. et al.: Effect of post-exercise sauna bathing on the endurance performance of competitive male runners. *Journal of Science and Medicine in Sport 2007; 10 (4): 259–262*

Hutaniemi I., Laukkanen J.: Endocrine effects of sauna bath. *Current Opinion in Endocrine and Metabolic Research 2020; 11: 15–20*

Kunutsor S., Laukkanen T., Laukkanen J.: Sauna bathing reduces the risk of respiratory diseases: a long-term prospective cohort study. *European Journal of Epidemiology 2017; 12: 1107–1111*

Kunutsor S., Laukkanen T., Laukkanen J.: Frequent sauna bathing may reduce the risk of pneumonia in middle-aged Caucasian men: The KIHD prospective cohort study. *Respiratory Medicine 2017; 132: 161–163*

Laukkanen T., Kunutsor S. et al.: Sauna bathing is inversely associated with dementia and Alzheimer's disease in middle-aged Finnish men. *Anti Aging 2017; 46 (2): 245–249*

Lee E, Laukkanen T. et al.: Sauna exposure leads to improved arterial compliance. Findings from a non-randomised experimental study. *European Journal of Preventive Cardiology 2018; 25 (2): 130–138*

Olsson B.: Medical aspects on sauna bathing. *Läkkartidningen 2018; 115: FDL7*

Radtke T., Poerschke D. et al.: Acute effects of Finnish sauna and cold-water immersion on haemodynamic variables and autonomic nervous system activity in patients with heart failure. *European Journal of Preventive Cardiology 2016; 23: 593–601*

Redberg Rita F.: Health Benefits of Sauna Bathing. *Journal of the American Medical Association Internal Medicine 2015; 175 (4): 548*

Scoon G. S., Hopkins W. G. et al.: Effect of post-exercise sauna bathing on the endurance performance of competitive male runners. *Journal of Science and Medicine in Sport 2007; 10 (4): 259–262*

Zaccardi F., Laukkanen T. et al.: Sauna bathing and incidence of hypertension: a prospective cohort study. *American Journal of Hypertension 2017; 30 (11): 1120–1125*

Zähne putzen

Attin T et al.: Use of variable remineralization periods to improve the abrasion resistance of previously eroded enamel. *Caries Research 2000; 34 (1): 48–52*

Attin T et al.: Brushing abrasion of softened and remineralised dentin: an in situ study. *Caries Research 2004; 38 (1): 62–66*

Ganss C., Schlueter N. et al.: Efficacy of waiting periods and topical fluoride treatment on toothbrush abrasion of eroded enamel in situ. *Caries Research 2007; 41 (2): 146–151*

Lussi A., Carvalho T. et al: 30 Minuten Karenz sind unnötig: Europastudie zu Überempfindlichkeit und Säureschäden. *Onlineveröffentlichung 16.09.2015*

Wie sinnvoll sind Vorsorgeuntersuchungen und Impfungen?

Allgemein

Dierks M., Scheibler F.: *Entscheidungshilfen (Decision Aids): Förderung einer evidenzbasierten Entscheidung zur Teilnahme an Früherkennungsuntersuchungen.* Medizinisch Wissenschaftliche Verlagsgesellschaft, Berlin, 2019

Giersiepen K., Hense H. et al.: Entwicklung, Durchführung und Evaluation von Programmen zur Krebsfrüherkennung. *Zeitschrift für ärztliche Fortbildung und Qualität im Gesundheitswesen 2007; 101: 43–49*

Kraywinkel K., Bertz J. et al.: Epidemiologie und Früherkennung häufiger Krebserkrankungen in Deutschland. *GBE Kompakt 3/4, Stand 06.08.2012*

Mühlhauser, I.: *Unsinn Vorsorgemedizin: Wem sie nützt, wann sie schadet.* Rowohlt-Verlag, Reinbek, 2017

Petticrew M., Sowden A. et al.: False-negative results in screening programmes: systematic review of impact and implications. *Health Technology Assessment 2000; 4: 1–120*

Wittig F.: *Krank durch Früherkennung.* riva-Verlag, München, 2015

Brustkrebs-Screening

Autier P., Boniol M. et al.: Disparities in breast cancer mortality trends between 30 European countries: retrospective trend analysis of WHO mortality database. *British Medical Journal 2010; 341: c3620*

Brodersen J., Siersma V.: Long-term psychosocial consequences of false positive screening mammography. *Annals of Family Medicine 2013; 11 (2): 106–115*

Elmore J., Barton M. et al.: Ten-year risk of false positive screening mammograms and clinical breast examinations. *New England Journal of Medicine 1998; 338: 1089–1096*

Gøtzsche P., Hartling O. et al. Breast screening: the facts – or maybe not. *British Medical Journal 2009; 338: 446–448*

Gøtzsche P.: *Mammography screening: truth, lies and controversy.* Radcliffe Publishing, London, 2012

Hofwind S., Thoresen S. et al.: The cumulative risk of a false-positive recall in the Norwegian Breast Cancer Screening Program. *Cancer 2004; 101: 1501–1507*

Jörgensen K., Götzsche P.: Overdiagnosis in publicly organised mammography screening programmes: systematic review of incidence trends. *British Medical Journal 2009; 339: b2587*

Jörgensen K., Keen J. et al.: Is mammographic screening justifiable considering its substantial overdiagnosis rate and minor effect on mortality? *Radiology 2011; 260: 621–626*

Miller A., Wall C. et al.: Twenty-five year follow-up for breast cancer incidence and mortality of the Canadian National Breast Screening Study: randomised screening trial. *British Medical Journal 2014; 348: g366*

Nyström L., Andersson I. et al.: Long-term effects of mammography screening: updated overview of the Swedish randomised trials. *Lancet 2002; 359: 909–919*

Yaffe M., Mainprize J.: Risk of radiation-induced breast cancer from mammographic screening. *Radiology 2011; 258 (1): 98–105*

Hautkrebs-Screening

Fritschi L., Dye S. et al.: Validity of melanoma diagnosis in a community-based screening program. *American Journal of Epidemiology 2006; 164 (4): 385–390*

Keusch J.: Hautkrebs-Screening: Sinn außer Zweifel. *Deutsches Ärzteblatt 2017; 114 (9): A-426*

Parsch S., Urban C.: Auf Sonnenbrand folgt schwarzer Hautkrebs. *Welt-Wissenschaft, Onlineveröffentlichung 12.06.2014*

Sieber U: Spiel mit der Angst: Hunderte Millionen für sinnloses Hautkrebsscreening vergeudet. *Kontraste, Onlineveröffentlichung 16.04.2015*

Wernli K., Henrikson N. et al: Screening for Skin cancer in adults: updated evidence report and systematic review for the US Preventive Services Task Force. *Journal of the American Medical Association 2016; 316 (4): 436–447*

Darmspiegelung

Brenner H., Schrotz-King P. et al.: Rückgang der Inzidenz und Mortalität von Darmkrebs in Deutschland: Analyse zeitlicher Trends in den ersten 10 Jahren nach Einführung der Vorsorgekoloskopie. *Deutsches Ärzteblatt 2016; 113 (7): 101–106*

Bretthauer M., Kaminski M. et al.: Population-based colonoscopy screening for colorectal cancer: a randomized clinical trial. *Journal of the American Medical Association Internal Medicine 2016; 176 (7): 894–902*

Carr P., Weigl K. et al.: Estimation of absolute risk of colorectal cancer based on healthy lifestyle, genetic risk, and colonoscopy status in a population-based study. *Gastroenterology, Onlineveröffentlichung 14.03.2020*

Holme Ö., Löberg M. et al.: Effect of flexible sigmoidoscopy screening on colorectal cancer incidence and mortality: a randomized clinical trial. *Journal of the American Medical Association Internal Medicine 2014; 312 (6): 606–615*

Losurdo P., Giacca M. et al.: Colorectal cancer-screening program improves both short- and long-term outcomes: a single-center experience in Trieste. *Updates in Surgery 2020; 72 (1): 89–96*

Impfen

Hirte M.: *Impfen Pro und Contra.* Droemer-Knaur-Verlag, München, 2018

Hoffbauer G.: *Der kritische Impfratgeber. Schutz und Risiken für Kinder.* Droemer-Knaur-Verlag, München, 2004

Jackson L., Peterson D. et al.: Vaccination site and risk of local reactions in children 1 through 6 years of age. *Pediatrics 2013; 131: 283–289*

Knuf M., Kieninger-Baum D. et al.: Sicherheit und Verträglichkeit von Impfungen. *Pädiatrische Praxis 2017; 87: 1–21*

Knuf M., Zepp F. et al.: Safety, immunogenicity and immediate pain of intramuscular versus subcutaneous administration of a measles-mumps-rubella-varicella vaccine to children aged 11–21 months. *European Journal of Pediatrics 2010; 169: 925–933*

Miravalle A., Biller J. et al.: Neurological complications following vaccinations. *Neurological Research 2010; 32: 285–292*

Pandolfi F., Franza L. et al.: The importance of complying with vaccination protocols in developed countries: anti-vax- hysteria and the spread of severe preventable diseases. *Current Medicinal Chemistry 2018; 25 (42): 6070–6081*

Poethko-Müller C., Atzipodien K. et al.: Impfnebenwirkungen bei Kindern und Jugendlichen. *Bundesgesundheitsblatt 2011; 54: 357–364*

Renz-Polster H.: Warum Impfungen trotz Kritik wichtig sind. *apotheken-de, letztmalig geändert 10.07.2020*

Robert Koch-Institut: Antworten des Robert Koch-Instituts und des Paul-Ehrlich-Instituts zu den 20 häufigsten Einwänden gegen das Impfen. *Stand: 22.04.2016*

Starker A., Buttmann-Schweiger N. et al.: Krebsfrüherkennungsuntersuchungen in Deutschland: Angebot und Inanspruchnahme. *Bundesgesundheitsblatt 2018; 61: 1491–1499*

Taylor L., Swerdfeger A. et al.: Vaccines are not associated with autism: an evidence-bases meta-analysis of case-control and cohort studies. *Vaccine 2014; 32: 3623–3629*

v. d. Weiden S., v. Lehn B.: Sind Impfungen sinnvoll oder schädlich? *Welt-Wissenschaft, Onlineveröffentlichung 20.12.2007*

Professionelle Zahnreinigung

Axelsson P., Lindhe J.: Effect of controlled oral hygiene procedures on caries and periodontal disease in adults. Results after 6 years. *Journal of Clinical Periodontology 1981; 8 (3): 239–248*

Bundeszahnärztekammer (Hrsg.): Patienteninformation Professionelle Zahnreinigung. *Aktualisiert: Juni 2019*

Folwaczny M., Hickel R.: Prävention von oralen Erkrankungen. *Deutsche Medizinische Wochenschrift 2004; 129 (34): 1786–1788*

Lamont T., Worthington H. et al.: Routine scale and polish for periodontal health in adults. *Cochrane Database of Systematic Reviews 2018; 12 (12): CD004625*

Schabel A.: Nachteile der professionellen Zahnreinigung. *Onlineveröffentlichung: Januar 2014*

Ziller S.: Kurzbewertung der Bundeszahnärztekammer (BZÄK) zum Abstract des systematischen Cochrane Reviews »Routine scale and polish for periodontal health in adults«. *ZM-Online, Onlineveröffentlichung 24.04.2019*

Gesund durch Bewegung?

Allgemein

Boreham C., Kennedy R. et al.: Training effects of short bouts of stair climbing on cardiorespiratory fitness, blood lipids, and homocysteine in sedentary young women. *British Journal of Sports Medicine 2005; 39 (9): 590–593*

Chen T., Honda T. et al.: Dose-response association between accelerometer-assessed physical activity and incidence of functional disability in older Japanese adults: a 6-year prospective study. *Journal of Gerontology: Series A, Biological Sciences and Medical Sciences 2020; glaa046*

Donner S.: Fragwürdige Therapien: Was in der modernen Medizin als überholt gilt. *Welt-Gesundheit, Onlineveröffentlichung 24.06.2012*

Ekelung U., Tarp J. et al.: Dose-response associations between accelerometry measured physical activity and sedentary time and all-cause mortality: systematic review and harmonised meta-analysis. *British Medical Journal 2019; 366: I4570*

Jakacic J., Kraus W. et al.: Association between bout duration of physical activity and health: systematic review. *Medicine and Science in Sports and Exercise 2019; 51 (6): 1213–1219*

Klepeis N., Nelson W. et al.: The National Human Activity Pattern Survey (NHAPS): a resource for assessing exposure to environmental pollutants. *Journal of Exposure Analysis and Environmental Epidemiology 2001; 11 (3): 231–252*

Klöckner L.: Wundermittel Bewegung. *Zeit-Wissen 2014/2, Online-veröffentlichung 18.02.2014*

Lear S., Hu W. et al.: The effect of physical activity on mortality and cardiovascular disease in 130 000 people from 17 high-income, middle-income and low income countries: the PURE study. *Lancet 2017; 390: 2643–2654*

Lee I., Paffenbager R.: Associations of light, moderate, and vigorous intensity physical activity with longevity. *The Harvard Alumni Health Study. American Journal of Epidemiology 2000; 151: 293–299*

Li Q.: Effect of forest bathing (shinrin-yoku) on human health: A review of the literature. *Sante Publique 2019; S1 (HS): 135–143*

Li Y., Schoufour J. et al.: Healthy lifestyle and life expectancy free of cancer, cardiovascular disease, and type 2 diabetes: prospective cohort study. *British Medical Journal 2020; 368: l6669*

Morris J., Heady J. et al.: Coronary Heart-Disease and Physical Activity of Work. *Lancet 1953; 262 (6795): 1053–1057*

Oh B., Zaslawski C. et al.: Health and well-being benefits of spending time in forests: Systematic review. *Environmental Health and Preventive Medicine 2017; 22 (1): 71*

Park B., Tsunetsugu Y. et al.: The physiological effects of Shinrin-yoku (taking in the forest atmosphere or forest bathing): evidence from field experiments in 24 forests across Japan. *Environmental Health and Prevention Medicine 2010; 15: 18–26*

Quing L.: Effect of forest bathing trips on human immune function. *Environmental Health and Preventive Medicine 2010; 15 (1): 9–17*

Schlicht W.: *Treppensteigen*. Landeszentrum Gesundheit Nordrhein-Westfalen, Stand: September 2019

Schmidt S., Tittlbach S. et al.: Different types of physical activity and health in adults: an 18-vear longitudinal study. *BioMed Research International 2017*, Onlineveröffentlichung 29.03.2017

Schor J.: Emotions and health: laughter really is good medicine. *Natural Medicine Journal 2010; 2 (1): 1–4*

Shenassa E., Frye M. et al.: Routine stair climbing in place of residence and body mass index: a pan-European population based study. *International Journal of Obesity 2008; 32 (3): 490–494*

Sommer A.: Waldbaden zum Stressabbau. *quarks.de/Gesundheit, Onlineveröffentlichung 08.11.2019*

Stephan Y., Sutin A.: Physical activity and personality development over twenty years: evidence from three longitudinal samples. *Journal of Research in Personality 2018; 73: 173–179*

Thompson C., Roe J. et al.: More green space is linked to less stress in deprived communities: Evidence from salivary cortisol patterns. *Landscape and Urban Planning 2012; 105 (3): 221–229*

Webb O., Eves F. et al.: A statistical summary of mall-based stair-climbing interventions. *Journal of Physical Activity and Health 2011; 8 (4): 558–565*

White M., Pahl S. et al.: Feelings of restoration from recent nature visits. *Journal of Experimental Psychology 2013; 35: 40–51*

Abnehmen durch Sport

Gaesser G., Tucker W. et al.: Fitness versus fatness: which influences health and mortality risk the most? *Current Sports Medicine Reports 2015; 14 (4): 327–332*

Martin C., Johnson D. et al: Effect of different doses of supervised exercise on food intake, metabolism, and non-exercise physical activity: The E-MECHANIC randomized controlled trial. *American Journal of Clinical Nutrition 2019; 110 (3): 583–592*

Sawyer B., Bhammar D. et al.: Predictors of fat mass changes in response to aerobic exercise training in women. *Journal of Strength & Conditioning Research 2015; 29 (2): 297–304*

Macht Sport schlau?

Basso J., Suzuki W.: The effects of acute exercise on mood, cognition, neurophysiology, and neurochemical pathways: a review. *Brain Plasticity 2017; 2(2): 127–152*

Colcombe S., Erickson K. et al.: Aerobic exercise training increases brain volume in aging humans. *Journal of Gerontology 2006; 61 (11): 1166–1170*

Erickson K., Voss M. et al.: Exercise training increases size of hippocampus and improves memory. *Proceedings of the National Academy of Sciences of the United States of America 2011; 108 (7): 3017–3022*

Erickson K. Gildengers A. et al.: Physical activity and brain plasticity in late adulthood. *Dialogues in Clinical Neuroscience 2013; 15 (1): 99–108*

Eriksson P., Perfilieva E. et al.: Neurogenesis in the adult human hippocampus. *Nature Medicine 1998; 4 (11): 1313–1317*

Horowitz A., Fan X. et al.: Blood factors transfer beneficial effects of exercise on neurogenesis and cognition to the aged brain. *Science 2020; 369 (6500): 167–173*

Kivimäki M., Singh-Manou A. et al.: Physical inactivity, cardiometabolic disease, and risk of dementia: an individual-participant meta-analysis. *British Medical Journal 2019; 365: l1495*

McClure S., Laibson D. et al.: Time discounting for primary rewards. *Journal of Neuroscience 2007; 27 (21): 5796–5804*

Ngandu T., Lehtisalo J. et al: A 2 year multidomain intervention of diet, exercise, cognitive training, and vascular risk monitoring versus control to prevent cognitive decline in at-risk elderly people (FINGER): a randomised controlled trial. *Lancet 2015; 385 (9984): 2255–2263*

Sibley B., Etnier J.: The relationship between physical activity and cognition in children: a meta-analysis. *Pediatric Exercise Science 2002; 15: 243–256*

Walk, L.: Bewegung formt das Hirn: lernrelevante Erkenntnisse der Gehirnforschung. *Zeitschrift für Erwachsenenbildung 2011; 1: 27–29*

Welcher Sport soll es denn sein?

Jogging

Goss D., Gross M. et al.: Relationships among self-reported shoe type, footstrike pattern, and injury incidence. *US Army Medical Department Journal 2012; Oktober—Dezember: 25–30*

Goss D., Lewek M. et al.: Lower extremity biomechanics and self-reported foot-strike patterns among runners in traditional and minimalist shoes. *Journal of Athletic Training 2015; 50 (6): 603–611*

Harada T., Okagawa S. et al.: Jogging improved performance of a behavioral branching task: implicati ons for prefrontal activation. *Neuroscience Research 2004; 49 (3): 325–337*

Keller T., Weisberger A. et al.: Relationship between vertical ground reaction force and speed during walking, slow jogging, and running. *Clinical Biomechanics 1996; 11 (5): 253–259*

Kerrigan C., Franz J. et al.: The effect of running shoes on lower extremity joint torques. *PM&R 2009; 12: 1058–1063*

Lossau N.: Wann ist Joggen ungesund? *Welt-Wissenschaft, Onlineveröffentlichung 24.04.2011*

Pedisic Z., Shrestha N. et al.: Is running associated with a lower risk of all-cause, cardiovascular and cancer mortality, and is the more the better? A systematic review and meta-analysis. *British Journal of Sports Medicine 2020; 54 (15): 898–905*

Raichlen D., Foster A. et al: Exercise-induced endocannabinoid signaling is modulated by intensity. *European Journal of Applied Physiology 2013; 113: 869–875*

Richter-Kuhlmann E.: Laufstudie: Jogger sollten kürzer treten. *Deutsches Ärzteblatt 2003; 100 (49): A-3202*

Schnohr P., O'Keefe J. et al.: Dose of jogging and long-term mortality: the copenhagen city heart study. *Journal of the American College of Cardiology 2015; 65 (5): 411–419*

Ikenaga M., Yamada Y. et al.: Effects of a 12-week, short-interval, intermittent, low-intensity, slow-jogging program on skeletal muscle, fat infiltration, and fitness in older adults: randomized controlled trial. *European Journal of Applied Physiology 2017; 117 (1): 7–15*

Nordic Walking

Church T., Morss G.: Field testing of physiological responses associated with Nordic Walking. *Research Quarterly for Exercise and Sport 2002; 73 (3): 296–300*

Geyer C.: Mit Stockeinsatz zum Ziel: Fortbildungsführer Nordic Walking Instructor. *Physiopraxis 2005; 4: 36–38*

Grüneberg C., Jöllenbeck T. et al.: Field testing to determine biomechanical loading of the lower limb during Nordic Walking versus walking – comparison between Nordic Walking instructors and experienced Nordic Walkers. *Journal of Biomechanics 2006; 39 (1): 185*

Höltke V., Steuer M. et al.: Walking vs. Nordic Walking – Belastungsparameter im Vergleich. *Deutsche Zeitschrift für Sportmedizin 2005; 56 (7/8): 243*

Jöllenbeck T., Grüneberg C. et al.: Nordic Walking – eine Feldstudie über den Mythos Gelenkentlastung. In: Freiwald J., Jöllenbeck T., Olivier N. (Hrsg.): *Prävention und Rehabilitation.* Symposiumsbericht Bad Sassendorf 2006, Strauß, Köln, 399–405

Schiebel F., Heitkamp H. et al: Nordic Walking und Walking im Vergleich. *Deutsche Zeitschrift für Sportmedizin 2003; 54 (7/8): 43*

Weber U.: Wie effektiv sind Walking-Stöcke? *Runner's World, Onlineveröffentlichung 15.07.2019*

Willson J., Torry M. et al.: Effects of walking poles on lower extremity gait mechanics. *Medicine & Science in Sports & Exercise 2001; 33 (1): 142–147*

Wandern

Atchley R., Strayer D. et al.: Creativity in the wild: improving creative reasoning through immersion in natural settings. *PLoS One 2012; 7 (12): e51474*

Brämer R.: Gesundheitsstudie Wandern: Daten, Fakten, Perspektiven. *Deutsches Wanderinstitut, 2007*

Brämer R.: Ist Wandern Sport? *wanderforschung.de, Onlineveröffentlichung März 1998*

Bratman G., Hamilton J. et al.: Nature experience reduces rumination and subgenual prefrontal cortex activation. *Proceedings of the National Academy of Sciences of the United States of America 2015; 112 (28): 8567–8572*

Deutscher Wanderverband: Gesundheitswandern: Let's go – jeder Schritt hält fit. *Onlinebroschüre*

Erickson K., Raji C. et al.: Physical activity predicts gray matter volume in late adulthood: the Cardiovascular Health Study. *Neurology 2010; 75 (16): 1415–1422*

Gatterer H., Raab C. et al: Effect of weekly hiking on cardiovascular risk factors in the elderly. *Zeitschrift für Gerontologie und Geriatrie 2015; 48 (2): 150–153*

Girgert W.: Wandern ist gesund für Körper und Seele. *gesund-durch.de, Onlineveröffentlichung 10.11.2015*

Grober U.: Das Wandern ist des Menschen Lust. *Natur und Kosmos 2007; 4: 80*

Hottenrott K.: Trainingsstudie zum Gesundheitswandern. *Institut für Leistungsdiagnostik und Gesundheitsförderung e. V., Onlineveröffentlichung 13.03.2012*

Hottenrott K., Müller K. et al.: Stärkung physischer und psychosozialer Gesundheitsressourcen durch Gesundheitswandern. *Bewegungstherapie und Gesundheitssport 2015; 31: 199–204*

James L., Shing J. et al.: Experiences with and perceptions of an adaptive hiking program. *Disability and Rehabilitation 2018; 40 (13): 1584–1590*

Mitten D., Overholt J. et al.: hiking: a low-cost, accessible intervention to promote health benefits. *American Journal of Lifestyle Medicine 2016; 12 (4): 302–310*

Night C., Caldwell G.: Muscular and metabolic costs of uphill backpacking: Are hiking poles beneficial? *Medicine & Science in Sports & Exercise 2001; 32 (12): 2093–2101*

Perry S., Fabre N.: Exertion during uphill, level and downhill walking with and without hiking poles. *Journal of Sports Science and Medicine 2008; 7 (1): 32–38*

Scholz H.: Balsam für die Seele: Wandern. *Natur und Heilen 2004; 4: 42–45*

Susi: Wandern mit Stöcken: Sinn oder Unsinn? *Berghasen, Onlineveröffentlichung 18.07.2017*

Thürmer C.: Weite Wege wandern. *Piper-Verlag, München, 2020*

Radfahren

Ball K., Berch D. et al.: Effects of cognitive training interventions with older adults: a randomized controlled trial. *Journal of American Medical Association 2002; 288: 2271–2281*

Froboese I. (Hrsg.): *Cycling and Health: Kompendium gesundes Radfahren.* Zentrum für Gesundheit der deutschen Sporthochschule Köln

Andersen L., Schnohr P. et al.: Mortality associated with physical activity in leisure time, at work, in sports and cycling to work. *Ugeskrift for Laeger 2002; 164 (11): 1501–1506*

Deutsches Institut für Urbanistik: Gesundheitsförderung und Radfahren. *Forschung Radverkehr International, Analyse A-5/2012*

Ettema G., Loras H. et al.: The effects of cycling cadence on the phases of joint power, crank power, force and force effectiveness. *Journal of Electromyography and Kinesiology 2009; 9 (2): e94–101*

Goettschi T., Garrard J. et al.: Cycling as a part of daily life: a review of health perspectives. *Transport Reviews 2015; Juni-Ausgabe*

Hamilton L., Martin D. et al.: Physiological characteristics of successful mountain bikers and professional road cyclists. *Journal of Sports Science 2002; 20 (12): 1001–1008*

Harper S., Dowdell B. et al.: Non-motor symptoms after one week of high cadence cycling in Parkinson's Disease. *International Journal of Environmental Research and Public Health 2019; 16 (12): 2104*

Lee H., Martin D. et al.: Physiological characteristics of successfull mountain bikers and professional road cyclists. *Journal of Sports Sciences 2002; 20 (12): 1001–1008*

McLennan JG., Mc Lennan JC.: Cycling and the older athlete. *Clinic in Sports Medicine 1991; 10 (2): 291–299*

Oja P., Titze S. et al.: Health benefits of cycling: a systematic review. *Scandinavian Journal of Medicine & Science in Sports 2011; 21 (4): 496–509*

Peterman J., Morris K. et al.: Pedelecs as a physically active transportation mode. *European Journal of Applied Physiology 2016; 116 (8): 1565–1573*

Petzke W.: Muskelleistung und Wirkungsgrad beim Radfahren: Leistung der Gelenkbewegungen – Erklärung zum runden Tritt. *Biomechanik, Onlineveröffentlichung 19.12.2005*

Schramek M., Kemen J.: Mobilität und Gesundheit – Ein Drittel weniger Krankheitstage durch moderate körperliche Bewegung auf dem Weg zur Arbeit. *EcoLibro, Stand 11/2015*

Storzer L., Butz M. et al.: Bicycling suppresses abnormal beta synchrony in the Parkinsonian basal ganglia. *Annals of Neurology 2017; 82 (4): 592–601*

Schwimmen

Alkatan M., Baker J. et al.: Improved function and reduced pain after swimming and cycling training in patients with osteoarthritis. *Journal of Rheumatology 2016; 43 (3): 666–672*

Baldassare R., Bonifazi M. et al.: Characteristics and challenges of open-water swimming performance: a review. *International Journal of Sports Physiology and Performance 2017; 12 (10): 1275–1284*

Carter H., Spence A. et al: Cardiovascular responses to water immersion in humans: impact on cerebral perfusion. *American Journal of Physiology 2014; 306 (9): R636–640*

Charmas M., Gromisz W.: Effect of 12-week swimming training on body composition in young women. *International Journal of Environmental Research and Public Health 2019; 16 (3): 346*

Chase N., Sui X. et al.: Swimming and all-cause mortality risk compared with running, walking, and sedentary habits in men. *International Journal of Aquatic Research and Education 2008; 2 (3): 213–223*

Conti A.: Swimming, physical activity and health: a historical perspective. *Clinical Therapeutics 2015; 166 (4): 179–182*

Kjellgren A., Westman J.: Beneficial effects of treatment with sensory isolation in flotation-tank as a preventive health-care intervention – a randomized controlled pilot trial. *BMC Complementary and Alternative Medicine 2014; 14: 417*

Kojima K., Brammer C. et al.: In-water resisted swim training for age-group swimmers: an evaluation of training effects. *Pediatric Exercise Science 2018; 30 (1): 124–131*

Lahart I., Metsios G.: Chronic physiological effects of swim training interventions in non-elite swimmers: a systematic review and meta-analysis. *Sports Medicine 2018; 48 (2): 337–359*

Lavin K., Guenette J. et al.: Controlled-frequency breath swimming improves swimming performance and running economy. *Scandinavian Journal of Medicine Science in Sports 2015; 25 (1): 16–24*

Marianthefs P., Baltopoulos G.: A higher tidal volume may be used for athletes according to measured FVC. *Scientific World Journal 2013; 2013: 526138*

Sable M., Vaidya S. et al.: Comparative study of lung functions in swimmers and runners. *Indian Journal of Physiology and Pharmacology 2012; 56 (1): 100–104*

Stager J., Johnston J.: Swimming in the fountain of youth. Indiana University *News Room, Onlineveröffentlichung 16.04.2013*

Yoga

Broad W.: *The Science of Yoga: Was es verspricht – und was es kann.* Herder-Verlag, Freiburg, 2013

Büssing A., Michalsen A. et al.: Effects of yoga on mental and physical health: a short summary of reviews. *Evidence-Based Complementary and Alternative Medicine 2012; 2012: 165410*

Cohen D.: Yoga and Hypertension. *Journal of Yoga and Physical Therapy 2013; 3 (4): 1000144*

Cramer H.: Wo und wie wirkt Yoga? – Eine wissenschaftliche Bestandsaufnahme. *Deutsche Medizinische Wochenschrift 2017; 142: 1925–1929*

Cramer H., Klose P. et al.: Effects of yoga on chronic neck pain: a systematic review and meta-analysis. *Clinical Rehabilitation 2017; 31 (11): 1457–1465*

Cramer H., Ward L. al.: Prevalence, patterns, and predictors of yoga use: results of a U.S. Nationally Representative Survey. *American Journal of Preventive Medicine 2016; 50: 230–235*

Cramer H., Lauche R. et al.: Effects of yoga on cardiovascular disease risk factors: a systematic review and metaanalysis. *International Journal of Cardiology 2014; 173: 170–183*

Dalmann I., Soder M.: *Warum Yoga? Über Praxis, Konzepte und Hintergründe.* Viveka-Verlag, Berlin, 7. Auflage, 2015

GfK im Auftrag des Berufsverbandes der Yogalehrenden in Deutschland (BDY): *Yoga in Zahlen.* 2018

Groessl E., Chopra D. et al.: An overview of yoga research for health and well-being. *Journal of Yoga and Physical Therapy 2015; 5: 4*

Innes K., Selfe T.: Yoga for adults with Type 2 Diabetes: a systematic review of controlled trials. *Journal of Diabetes Research 2016; 2016: 6979370*

Kim S.: Effects of yoga exercises for headaches: a systematic review of randomized controlled trials. *Journal of Physical Therapy Science 2015; 27 (7): 2377–2380*

Kirkwood G., Rampes H. et al.: Yoga for anxiety: a systematic review of the research evidence. *British Journal of Sports Medicine 2005; 39: 884–891*

Koch J.: Yoga: Die positive Kraft des Yoga. *Deutsches Ärzteblatt PP 13, Januar 2014: 23*

Lin S., Huang C. et al.: Effects of yoga on stress, stress adaption, and heart rate variability among mental health professionals: a randomized controlled trial. *Worldviews on Evidence-Based Nursing 2015; 12 (4): 236–245*

Michalsen A., Traitteur H. et al.: Yoga for chronic neck pain: a pilot randomized controlled clinical trial. *Journal of Pain 2012; 13 (11): 1122–1130*

Ohio State University: Yoga reduces cytokine levels known to promote inflammation, study shows. *Science Daily, Onlineveröffentlichung 14.01.2010*

Ott U.: *Yoga für Skeptiker.* Knaur MensSana Taschenbuch-Verlag, München, 2020

Saper C., Lemaster R. et al.: Yoga, physical therapy, or education for chronic low back pain: a randomized noninferiority trial. *Annals of Internal Medicine 2017; 167 (2): 85–94*

Schmalzl L., Powers C. et al.: Neurophysiological and neurocognitive mechanisms underlying the effects of yoga-based practices: towards a comprehensive theoretical framework. *Frontiers in Human Neuroscience 2015; 9: 235*

Stahl J., Dossett M. et al.: Relaxation response and resiliency training and its effect on healthcare resource utilization. *PLoS One 2015; 10 (10): e0140212*

Sullivan M., Moonaz S. et al.: Toward an explanatory framework for yoga therapy informed by philosophical and ethical perspectives. *Alternative Therapies in Health and Medicine 2017; 24 (1): 38–47*

Trökes A.: *Das große Yoga-Buch*. Gräfe-und-Unzer-Verlag, München, 10. Auflage, 2010

Entspannung und Erholung

Nichtstun

Baird B., Smallwood J. et al.: Inspired by distraction: mind wandering facilitates creative incubation. *Psychological Science 2012; 3 (10): 1117–1122*

Calvetti D., Somersalo D.: Ménage à trois: the role of neurotransmitters in the energy metabolism of astrocytes, glutamatergic, and GABAergic neurons. *Journal of Cerebral Blood Flow & Metabolism 2012; 32 (8): 1472–1483*

Comerford D., Ubel P.: Effort Aversion: Job choice and compensation decisions overweight effort. *Journal of Economic Behavior & Organization 2013; 92: 152–162*

Danckert J.: Special topic introduction: understanding engagement: mind-wandering, boredom and attention. *Experimental Brain Research 2018; 236 (9): 2447–2449*

Gerhard S.: ASMR: Spüren Sie schon das Kribbeln im Kopf? *Zeit-Online, Onlineveröffentlichung 01.04.2018*

Görs J.: Kreativ durchs Nichtstun: Warum Langeweile eine gute Sache ist. *ntv, Onlineveröffentlichung 16.03.2018*

Hohensee T.: *Lob der Faulheit: Warum Disziplin und Arbeitseifer uns nur schaden*. Gütersloher Verlagshaus, 2012

Hsee C., Young A. et al.: Idleness aversion and the need for justifiable busyness. *Psychological Science 2010; 21 (7): 926–930*

Immordino-Yang M., Christodoulou J. et al.: Rest is not idleness: implications of the brain's default mode for human development and education. *Perspectives on Psychological Science 2012; 7 (4): 352–364*

Keogh R., Bergmann J. et al.: Cortical excitability controls the strength of mental imagery. *eLife 2020; 9: e50232*

Mahlodji A.: Vom Faulheitsprinzip und der Kunst des kreativen Nichtstuns. *Auszug aus dem Work Report 2019*

Raettig T., Huestegge L.: The hard work of doing nothing: Accounting for inhibitory costs during multiple action control. *Attention, Perception, & Psychophysics 2018; 80 (7): 1660–1666*

Schneider W.: *Die Enzyklopädie der Faulheit: Ein Anleitungsbuch.* Eichborn-Verlag, Frankfurt, 2003

Watson J.: Viewpoint: Doing nothing. *British Journal of General Practice 2017; 67 (655): 72*

Wilson T., Reinhard D. et al.: Just think: The challenges of the disengaged mind. *Science 2014; 345 (6192): 75–77*

Entspannung

Buric I., Farias M. et al.: What is the molecular signature of mind – body interventions? a systematic review of gene expression changes induced by meditation and related practices. *Frontiers in Immunology 2017; 8: 670*

Bushman B., Anderson C. et al.: Screen violence and youth behavior. *Pediatrics 2017; 140 (2): 142–147*

Chellew K., Evans P. et al.: The effect of progressive muscle relaxation on daily cortisol secretion. *Stress 2015, 18: 538–544*

Doubrawa R.: Progressive Relaxation – neuere Forschungsergebnisse zur klinischen Wirksamkeit. *Entspannungsverfahren 2006; 23: 6–18*

Hartfiel N., Burton C. et al.: Yoga for reducing perceived stress and back pain at work. *Occupational Medicine 2012; 62 (8): 606–612*

Hartmann-Strauss S.: *Entspannungstherapie: Praxishandbuch für Kursleitung und Psychotherapie.* Springer Verlag, Heidelberg, 2020

Hölzel B., Hoge E. et al.: Neural mechanisms of symptom improvements in generalized anxiety disorder following mindfulness training. *Neuroimage: Clinical 2013; 2: 448–458*

Hubert M.: Das Gehirn ruht nie: Neurowissenschaftler erforschen die Entspannung. *SWR2, Onlineveröffentlichung 08.04.2013*

Kanji N.: Management of pain through autogenic training. *Complementary Therapies in Nursing and Midwifery 2000; 6 (3): 143–148*

Klainin-Yobas P., Oo W. et al.: Effects of relaxation interventions on depression and anxiety among older adults: a systematic review. *Aging and Mental Health 2015; 19 (12): 1043–1055*

Krahé, B.: Media violence use as a risk factor for aggressive behaviour in adolescence. *European Review of Social Psychology 2014; 25 (1): 71–106*

Krahé, B.: Challenging popular myths and denial of scientific evidence in public discourse: An aggression researcher's uphill struggle. *European Bulletin of Social Psychology 2015; 27 (2): 4–9*

Lahmann C.: Körperpsychotherapie in Forschung und Praxis: Eine Einführung in die Funktionelle Entspannung. *Ärztliche Psychotherapie 2013; 8: 170–174*

Naglatzki R., Schlamann M. et al.: Cerebral somatic pain modulation during autogenic training in fMRI. *European Journal of Pain 2012; 16 (9): 1293–1301*

Ott U.: *Meditation für Skeptiker: Ein Neurowissenschaftler erklärt den Weg zum Selbst.* Droemer-Verlag, München, 2015

Park E., Träger L. et al.: The development of a patient-centered program based on the relaxation response: the Relaxation Response Resiliency Program (3RP). *Psychosomatics 2013; 54: 165–174*

Perl O., Ravia A. et al.: Human non-olfactory cognition phase-locked with inhalation. *Nature Human Behaviour 2019; 3 (5): 501–512*

Poerio G., Blakey E. et al.: More than a feeling: Autonomous sensory meridian response (ASMR) is characterized by reliable changes in affect and physiology. *PLoS One 2018; 13 (6): e0196645*

Sammer U.: *Entspannung erfolgreich vermitteln: Progressive Muskelentspannung und andere Verfahren.* Klett-Kotta-Verlag, Stuttgart, 2017

Schlosser M., Sparby T. et al.: Unpleasant meditation-related experiences in regular meditators: Prevalence, predictors, and conceptual considerations. *PLoS One 2019; 14 (5): e0216643*

Seckendorf R.: Auswirkungen eines 6-wöchigen Entspannungstrainings (Progressive Muskelrelaxation nach Jacobson) auf Blutdruck, Herzfrequenz und Herzratenvariabilität sowie psychologische Parameter (Stresserleben, Angst, Ärger) bei gesunden Probanden. *Dissertation an der Charité der Freien Universität Berlin, 2009*

Stetter F., Kupper S.: Autogenes Training: Qualitative Meta-Analyse kontrollierter klinischer Studien und Beziehungen zur Naturheilkunde. *Forsch Komplementärmedizin 1998; 5: 211–223*

Techniker-Krankenkasse: *Entspann dich, Deutschland.* TK-Stressstudie 2016

Wang X., Pi Y. et al.: Traditional Chinese Exercise for Cardiovascular Diseases: Systematic Review and Meta-Analysis of Randomized Controlled Trials. *Journal of the American Heart Association 2016; 5 (3): e002562*

Weber H., Vollmann M. et al.: Selbstwertgefühl und ärgerbezogenes Verhalten. *Zeitschrift für Differentielle und Diagnostische Psychologie 2004; 25: 47–56*

Yat Ho Li S., Bressington D.: The effects of mindfulness-based stress reduction on depression, anxiety, and stress in older adults: A systematic review and meta-analysis. *International Journal of Mental Health Nursing 2019; 28 (3): 635–656*

Yuan Q., Guo T. et al.: Traditional Chinese medicine for neck pain and low back pain: a systematic review and meta-analysis. *PLoS One 2015; 10 (2): e0117146*

Schlaf

Abel T., Havekes R. et al.: Sleep, plasticity and memory from molecules to whole-brain networks. *Current Biology 2013; 23 (17): R774–788*

ADAC (Hrg.): *Müdigkeit im Straßenverkehr.* Broschüre, München, 2012

Akerstedt T., Ghilotti F. et al.: Sleep duration and mortality: Does weekend sleep matter? *Journal of Sleep Research 2019; 28 (1): e12712*

Arnal P., Sauvet F. et al.: Benefits of sleep extension on sustained attention and sleep pressure before and during total sleep deprivation and recovery. *Sleep 2015; 38 (12): 1935–1943*

Boulos M., Jairam T. et al.: Normal polysomnography parameters in healthy adults: a systematic review and meta-analysis. *The Lancet Respiratory Medicine 2019; 7 (6): 533–543*

Burke T., Markwald R. et al.: Effects of caffeine on the human circadian clock in vivo and in vitro. *Science Translational Medicine 2015; 7 (305): 305ra146*

Chang A., Eschbach D. et al.: Evening use of light-emitting eReaders negatively affects sleep, circadian timing, and next-morning alertness. *Proceedings of the National Academy of Sciences of the United States of America 2015; 112 (4): 1232–1237*

Cohen S., Doyle W. et al.: Sleep habits and susceptibility to the common cold. *Archive of Internal Medicine 2009; 169 (1): 62–67*

Cordi M., Ackermann S. et al.: Lunar cycle effects on sleep and the file drawer problem. *Current Biology 2014; 24 (12): R549-R550*

Dimitrov S., Lange C. et al.: Gα s-coupled receptor signaling and sleep regulate integrin activation of human antigen-specific T cells. *Journal of Experimental Medicine 2019; 216 (3): 517–526*

Dittrich F.: *Schlaf im 21. Jahrhundert: Handbuch zur Lösung von Schlafproblemen.* Schlafonaut, 2018

Drake C., Roehrs T. et al.: Caffeine effects on sleep taken 0, 3, or 6 hours before going to bed. *Journal of Clinical Sleep Medicine 2013; 9 (11): 1195–2000*

Dworak M., McCarley W. et al.: Sleep and brain energy levels: ATP changes during sleep. *Neuroscience 2010; 30 (26): 9007–9016*

Ebrahim I., Shapiro P. et al.: Alcohol and sleep I: effects on normal sleep. Alcoholism: *Clinical and Experimental Research 2013; 37 (4): 539–549*

El-Heliebi C.: Blaues Licht beim eBook Reader, wie gefährlich ist es? *alles-ebook, Onlineveröffentlichung 08.09.2019*

Ferrie J., Shipley N. et al.: A prospective study of change in sleep duration: associations with mortality in the Whitehall II cohort. *Sleep 2007; 30 (12): 1659–1966*

Füssel A., Wolf A.: Effect of a fixed valerian-Hop extract combination (Ze 91019) on sleep polygraphy in patients with non-organic insomnia: a pilot study. *European Journal of Medical Research 2000; 5 (9): 385–390*

Haghayegh S., Khoshnevis S. et al.: Before-bedtime passive body heating by warm shower or bath to improve sleep: A systematic review and meta-analysis. *Sleep Medicine Reviews 2019; 46: 124–135*

Heo J., Kim K. et al.: Effects of smartphone use with and without blue light at night in healthy adults: A randomized, double-blind, cross-over, placebo-controlled comparison. *Journal of Psychiatric Research 2017; 87: 61–70*

Holding B., Sundelin T. et al.: The effect of sleep deprivation on objective and subjective measures of facial appearance. *Journal of Sleep Research 2019; 28 (6): e12860*

Kneifel G.: Schlafstörungen: Häufig – und deutlich unterschätzt. *Deutsches Ärzteblatt PP, 3/2016: 124*

Kurdziel L., Duclos K. et al.: Sleep spindles in midday naps enhance learning in preschool children. *Proceedings of the National Academy of Sciences of the United States of America 2013; 110 (43): 17267–17272*

Jensen T., Anderson A. et al.: Association of sleep disturbances with reduced semen quality: a cross-sectional study among 953 healthy young Danish men. *American Journal of Epidemiology 2013; 177 (10): 1027–1037*

Milner C., Cote K.: Benefits of napping in healthy adults: impact of nap length, time of day, age, and experience with napping. *Journal of Sleep Research 2009; 18 (2): 272–281*

Murillo-Rodriguez E., Arias-Carrion O. et al.: Basic sleep mechanisms: an integrative review. *Central Nervous System Agents in Medicinal Chemistry 2012; 12 (1): 38–54*

Osterkamp J.: Zu wenig Schlaf macht wirklich krank. *spektrum.de, Onlineveröffentlichung 31.08.2015*

Reyner L., Horne J.: Suppression of sleepiness in drivers: combination of caffeine with a short nap. *Psychophysiology 1997; 34 (6): 721–725*

Roehrs T., Roth T.: Sleep, sleepiness, and alcohol use. *Alcohol research & health 2001; 25 (2): 101–109*

Rubin F.: *Meine sanfte Medizin für einen guten Schlaf: Einschlaf- und Durchschlafstörungen natürlich behandeln.* ZS Verlag, München, 2018

Rupp T., Wesensten N. et al.: Banking sleep: realization of benefits during subsequent sleep restriction and recovery. *Sleep 2009; 32 (3): 311–321*

Shechter A., Wookhyun-Kim E. et al.: Blocking nocturnal blue light for insomnia: A randomized controlled trial. *Journal of Psychiatric Research 2018; 96: 196–202*

Smith-Coggins R., Howard S. et al.: Improving alertness and performance in emergency department physicians and nurses: the use of planned naps. *Annals of Emergency Medicine 2006; 48 (5): 596–604*

Spork P.: *Das Schlafbuch: Warum wir schlafen und wie es uns am besten gelingt.* Rowohlt Verlag, Reinbek, 2008

Staedt J., Stoppe G.: Evolution und Funktion des Schlafes. *Fortschritte neurologischer Psychiatrie 2001; 69: 51–57*

Stutz J., Eiholzer R. et al.: Effects of evening exercise on sleep in healthy participants: a systematic review and meta-analysis. *Sports Medicine 2019; 49 (2): 269–287*

Sundelin T., Lekander M. et al.: Cues of fatigue: effects of sleep deprivation on facial appearance. *Sleep 2013; 36 (9): 1355–1360*

Suni E.: How much sleep do we really need? *Sleep Foundation, aktualisiert am 31.07.2020*

Techniker-Krankenkasse: Schlaf gut, Deutschland: TK-Schlafstudie 2017, *Stand: November 2017*

Wagner U., Gais S. et al.: Sleep inspires insight. *Nature 2004; 427 (6972): 352–355*

Wahnschaffe A., Haedel S. et al.: Out of the lab and into the bathroom: evening short-term exposure to conventional light suppresses melatonin and increases alertness perception. *International Journal of Molecular Sciences 2013; 14 (2): 2573–2589*

Walker M, Brakefield T. et al.: Sleep and the time course of motor skill learning. *Learning & Memory 2003; 10 (4): 275–284*

Whitworth-Turner C., Di Michele R. et al.: A shower before bedtime may improve the sleep onset latency of youth soccer players. *European Journal of Sports Science 2017; 17 (9): 1119–1128*

Wild C., Nichols E. et al.: Dissociable effects of self-reported daily sleep duration on high-level cognitive abilities. *Sleep 2018; 41 (12): zsy182*

Xie L., Kang H. et al.: Sleep drives metabolite clearance from the adult brain. *Science 2013; 342 (6156): 373–377*

Zulley J.: *Mein Buch vom guten Schlaf.* Zabert Sandmann Verlag, München, 2005

Positives Denken

Cheng S., Fung H. et al.: Self-perception and psychological well-being: The benefits of foreseeing a worse future. *Psychology and Aging 2009; 24 (3): 623–633*

Cheung E., Cohn M. et al.: A randomized pilot trial of a positive affect skill intervention (lessons in linking affect and coping) for women with metastatic breast cancer. *Psychooncology 2017; 26 (12): 2101–2108*

Cohn M., Pietrucha M. et al.: An online positive affect skills intervention reduces depression in adults with type 2 diabetes. *Journal of Positive Psychology 2014; 9 (6): 523–534*

Coyne J., Stefanek M. et al.: Psychotherapy and survival in cancer: the conflict between hope and evidence. *Psychological Bulletin 2007; 133 (3): 367–394*

Fredrickson B.: The broaden-and-build theory of positive emotions. *Philosophical Transactions of The Royal Society B Biological Sciences 2004; 359 (1449): 1367–1378*

Gibson B., Sanbonmatsu D.: Optimism, pessimism, and gambling: the downside of optimism. *Personality and Social Psychology Bulletin 2004; 30 (2): 149–160*

Kalokerinos E., von Hippel W. et al.: The aging positivity effect and immune function: positivity in recall predicts higher CD4 counts and lower CD4 activation. *Psychology and Aging 2014; 29 (3): 636–641*

Kubzansky L., James P. et al.: Optimism is associated with exceptional longevity in 2 epidemiologic cohorts of men and women. *Proceedings of the National Academy of Sciences of the United States of America 2019; 116 (37): 18357–18362*

Lebert A.: Pessimisten haben recht, Optimisten den Spaß. *Zeit Online, Onlineveröffentlichung 03.12.2013*

Liu B., Floud S. et al.: Does happiness itself directly affect mortality? The prospective UK Million Women Study. *Lancet 2016; 387(10021):874–881*

Malberger L.: Zu schön, um wahr zu sein! *Zeit Online, Onlineveröffentlichung 22.10.2017*

Matel-Anderson D., Bekhet A.: Psychometric properties of the positive thinking skills scale among college students. *Archives of Psychiatric Nursing 2019; 33 (1): 65–69*

Matel-Anderson D., Bekhet A. et al.: Mediating effects of positive thinking and social support on suicide resilience. *Western Journal of Nursing Research 2019; 41 (1): 25–41*

Mayr A.: Du musst nur positiv denken: Ist Gesundheit wirklich Kopfsache? *Kölnische Rundschau, Onlineveröffentlichung 11.11.2019*

McLeod A., Moore R.: Positive thinking revisited: positive cognitions, well-being and mental health. *Clinical Psychology & Psychotherapy 2000; 7 (1): 1–10*

Moskowitz J., Carrico A. et al.: Randomized controlled trial of a positive affect intervention to reduce stress in people newly diagnosed with HIV; protocol and design for the IRISS study. *Open Access Journal of Clinical Trials 2014; 6: 85–100*

Norem J., Chang E.: The positive psychology of negative thinking. *Journal of Clinical Psychology 2002; 58 (9): 993–1001*

Rasmussen H., Scheier M. et al.: Optimism and physical health: a meta-analytic review. *Annals of Behavioral Medicine 2009; 37 (3): 239–256*

Rötzer F.: Studie: Glück oder positives Denken machen nicht gesünder. *Telepolis, Onlineveröffentlichung 21.12.2015*

Scheich G.: *Positives Denken macht krank: Vom Schwindel mit gefährlichen Erfolgsversprechen.* Eichborn-Verlag, Frankfurt, 2001

Schütz A., Hoge L.: *Positives Denken: Vorteile – Risiken – Alternativen.* Kohlhammer-Verlag, Stuttgart, 2007

Sevincer T., Wagner G. et al.: Positive thinking about the future in newspaper reports and presidential addresses predicts economic downturn. *Psychological Science 2014; 25 (4): 1010–1017*

Spiegel D., Butler L. et al.: Effects of supportive-expressive group therapy on survival of patients with metastatic breast cancer: a randomized prospective trial. *Cancer 2007; 110 (5): 1130–1138*

Taylor S., Brown J.: Positive illusions and well-being revisited: separating fact from fiction. *Psychological Bulletin 1994; 116 (1): 21–27*

Taylor S., Kemeny M.: Psychological resources, positive illusions, and health. *American Psychologist 2000; 55 (1): 99–109*

Werth, L.: *Bodyfeedback. In: Im Labyrinth der Seele – 100 Streifzüge durch die Psychologie.* Beltz-Verlag, Weinheim, 2009

Lachen

Bains G., Berk L. et al.: Humors effect on short-term memory in healthy and diabetic older adults. *Alternative Therapies in Health and Medicine 2015; 21 (3): 16–25*

Berk L., Tan S. et al.: Neuroendocrine and stress hormone changes during mirthful laughter. *American Journal of Medical Science 1989; 298 (6): 390–396*

Ghodsbin F., Amadi Z. et al.: The effects of laughter therapy on general health of elderly people referring to Jahandidegan community center in Shiraz, Iran, 2014: a randomized controlled trial. *International Journal of Community Bases Nursing and Midwifery 2015; 3 (1): 31–38*

Greene C., Morgan J. et al.: Evaluation of a laughter-based exercise program on health and self-efficacy for exercise. *Gerontologist 2017; 57 (6): 1051–1061*

Heggie B.: The healing power of laughter. *Journal of Hospital Medicine 2019; 14 (5): 320*

Kimata H.: Viewing a humorous film decreases IgE production by seminal B cells from patients with atopic eczema. *Journal of Psychosomatic Research 2009; 66 (2): 173–175*

Mahony D., Borroughs W. et al.: The effects of laughter on discomfort thresholds: does expectation become reality? *Journal of General Psychology 2001; 128 (2): 217–226*

Manninen S., Tuominen L. et al.: Social laughter triggers endogenous opioid release in humans. *Journal of Neuroscience 2017; 37 (25): 6125–6131*

Miller M., Fry W.: The effect of mirthful laughter on the human cardiovascular system. *Medical Hypotheses 2009; 73 (5): 636–639*

Mora-Ripoll R.: The therapeutic value of laughter in medicine. *Alternative Therapies in Health and Medicine 2010; 16 (6): 56–64*

Morishima T., Miyashiro I. et al.: Effects of laughter therapy on quality of life in patients with cancer: An open-label, randomized controlled trial. *PLoS One 2019; 14 (6): e0219065*

Ollenschläger P.: Krankenhausklima: »Lachen ist gesund«. *Deutsches Ärzteblatt 2013; 110 (42): 63*

Penson R., Partridge R. et al.: Is laughter the best medicine? *Oncologist 2005; 10 (8): 651–660*

Pérez-Aranda A., Hofmann J. et al.: Laughing away the pain: A narrative review of humour, sense of humour and pain. *European Journal of Pain 2019; 23 (2) :220–233*

Robinson L., Smith M. et al.: Laughter is the best medicine. *Help-Guide, Onlineaktualisierung: Oktober 2020*

Ruch W.: *Halb so lustig: Meine abenteuerliche Reise in die Welt des Humors.* Ecowin-Verlag, Salzburg, 2015

Ruch W., Platt T. et al.: Editorial: Humor and Laughter, Playfulness and Cheerfulness: Upsides and Downsides to a Life of Lightness. *Frontiers in Psychology 2019; 10: 730*

Svebak S., Romundstad S. et al.: A 7-year prospective study of sense of humor and mortality in an adult county population. *International Journal of Psychiatry Medicine 2010; 40 (2): 125–146*

Wild, B.: Humor ernst genommen: Lächeln, Erheiterung und das Gehirn. *Nervenheilkunde 2006; 25: 562–566*

Zander-Schellenberg T., Collins E.: Does laughing have a stress-buffering effect in daily life? An intensive longitudinal study. *PLoS One 2020; 15 (7): e0235851*

Gehirnjogging

Brayne C., Ince P. et al.: Education, the brain and dementia: neuroprotection or compensation? EClipSE Collaborative Members. *Brain 2010; 133 (8): 2210–2216*

Gehrlein-Milz I.: Brain jogging. Brain training within the scope of health promotion. *Pflege aktuell 2002; 56 (5): 281–283*

Kehse U.: Was Denksport wirklich bringt. *GEO kompakt, 44–09/15*

Kelly M., Loughray D. et al.: The impact of cognitive training and mental stimulation on cognitive and everyday functioning of healthy older adults: a systematic review and meta-analysis. *Ageing Research Reviews 2014; 15: 28–43*

Kühn S., Gleich T.: Playing Super Mario induces structural brain plasticity: gray matter changes resulting from training with a commercial video game. *Molecular Psychiatry 2014; 19 (2): 265–271*

Lehrl S.: *Mentales Erfolgstraining: Die Biologie der Intelligenz nutzen – den Alltag besser meistern.* Deutscher Sportverlag, Köln, 2005

Owen A., Hampshire A. et al.: Putting brain training to the test. *Nature 2010; 465 (7299): 775–778*

Schmiedek F., Lövden M. et al.: Hundred Days of Cognitive Training Enhance Broad Cognitive Abilities in Adulthood: Findings from the COGITO Study. *Frontiers in Aging Neuroscience 2010; 2: 27*

Schwertfeger B.: Gehirnjogging? Bringt nix. *Spiegel Job und Karriere, Onlineveröffentlichung 12.02.2015*

Strobach T., Huestegge L.: Evaluating the effectiveness of commercial brain game training with working-memory tasks. *Journal of Cognitive Enhancement 2017; 1 (4): 539–555*

Takeuchi H., Kawashima R.: Effects of training of processing speed on neural systems. *Reviews in the Neurosciences 2012; 23 (3): 289–301*

Wewetzer H.: Fragwürdiges Gehirnjogging. *Der Tagesspiegel, Onlineveröffentlichung 21.04.2010*

Woollett K., Maguire E.: Acquiring »the Knowledge« of London's layout drives structural brain changes. *Current Biology 2011; 21 (24): 2109–2114*

Lesen

Bavishi A., Slade M. et al.: A chapter a day: association of book reading with longevity. *Social Science and Medicine 2016; 164: 44–48*

Berns G., Blaine K. et al.: Short- and long-term effects of a novel on connectivity in the brain. *Brain Connect 2013; 3 (6): 590–600*

Börsenblatt: Jugendliche lesen weniger Bücher. *JIM-Studie 2019, Onlineveröffentlichung 03.04.2020*

Gerk A.: *Lesen als Medizin: Die wundersame Wirkung der Literatur.* Rogner & Bernhard-Verlag, Zürich, 2015

Horowitz-Kraus T., Hutton J.: Brain connectivity in children is increased by the time they spend reading books and decreased by the length of exposure to screen-based media. *Acta Paediatrica 2018; 107 (4): 685–693*

Kidd D., Castano E.: Reading literary fiction improves Theory of Mind. *Science 2013; 342 (6156): 377–380*

Reynolds S.: What you read matters more than you might think: why deep reading makes you a better writer. *Psychology Today, Onlineveröffentlichung 07.06.2016*

Sikora J., Evans M. et al.: Scholarly culture: How books in adolescence enhance adult literacy, numeracy and technology skills in 31 societies. *Social Science Research 2019; 77: 1–15*

Singer Trakhman L., Alexander P.: Reading Across Mediums: Effects of Reading Digital and Print Texts on Comprehension and Calibration. *Journal of Experimental Education 2017; 85 (1): 155–172*

Singer L., Alexander P.: Reading on paper and digitally: what the past decades of empirical research reveal. *Review of Educational Research 2017; 87 (6): 1007–1041*

Stiftung Lesen: Lesen in Deutschland 2008. *Onlineveröffentlichung 04.07.2016*

Stillich S.: Ein gutes Buch ist wie Medizin zum Blättern. *Zeit Online, Onlineveröffentlichung 02.03.2017*

Was tut uns gut, was nicht? Ein Sammelsurium populärer Gesundheitstipps

Auswaschen von Wunden

Fernandez R., Griffiths R.: Water for wound cleansing. *Cochrane Database of Systematic Reviews 2012; (2): CD003861*

Hübner N., Assadian O. et al.: Anforderungen an die Wundreinigung mit Wasser. *GMS Krankenhaushygiene Interdiziplinär 2007; 2 (2): Doc61*

Ovington L.: Bacterial toxins and wound healing. *Ostomy Wound Management 2003; 49 (7A Suppl.): 8–12*

Patel S., Beldon T.: Examining the literature on using tap water in wound cleansing. *Nursing Times 2003; 99 (43): 22–24*

BH

Boschitz H.: BHs: Stütze für den Alltag oder schädlich für den Busen? *apomio-Gesundheitsblog, Onlineveröffentlichung 27.08.2018*

Lauer C.: Sobald Sie zu Hause sind: Weg mit dem BH! *Welt-Panorama, Onlineveröffentlichung 10.05.2013*

MacGuill D.: Women better off without bras: French study. *Onlineveröffentlichung 11.04.2013*

Rouillon J.: Faktoren der morphologischen Entwicklung des Busens nach Aussetzen des Büstenhalter-Tragens. *Universitätsklinik von Besançon, 2013*

Watson R.: Don't burn your bra for science just yet. *Sceptical Inquirer, Onlineveröffentlichung 17.04.2013*

Cola

Albrecht U., Müller V. et al.: Efficacy and safety of an herbal medicinal product containing myrrh, chamomile and coffee charcoal for the treatment of gastrointestinal disorders: a non-interventional study. *British Medical Journal Open Gastroenterology 2015; 1 (1): e000015*

Merlot J.: Helfen Cola und Salzbrezeln gegen Durchfall? *Focus Gesundheit, Onlineveröffentlichung 05.08.2013*

Meuter S.: Was hilft gegen Durchfall? *Spiegel Gesundheit, Onlineveröffentlichung 16.01.2017*

Sharma R., Guber H.: Cola-induced hypokalemia-a case report and review of the literature. *Endocrine Practice 2013; 19 (1): e21–23*

Tsimihodimos V., Kakaidi V. et al.: Cola-induced hypokalaemia: pathophysiological mechanisms and clinical implications. *International Journal of Clinical Practice 2009; 63 (6): 900–902*

Durst

McCartney M. Waterlogged? *British Medical Journal 2011; 343: d4280*

Saker P., Farrell M. et al.: Overdrinking, swallowing inhibition, and regional brain responses prior to swallowing. *Proceedings of the National Academy of Sciences of the United States of America 2016; 113 (43): 12274–12279*

Techniker-Krankenkasse: Trink Was(ser), Deutschland. *TK-Trinkstudie 2019*

Valtin H.: »Drink at least eight glasses of water a day.« Is there really scientific evidence for »8 × 8«? *American Journal of Physiology – Regulatory Integrative and Comparative Physiology 2002; 283 (5): R993–1004*

Walden M., Mayländer S. et al.: Drinking Patterns and fluid intake in the settings workplace and university: a systematic review. *Journal of Nutrition and Health 2018; 5 (4): 410*

Erkältung

Foxman E., Storer J.: Temperature-dependent innate defense against the common cold virus limits viral replication at warm temperature in mouse airway cells. *Proceedings of the National Academy of Sciences of the United States of America 2015; 112 (3): 827–832*

Hollersen W.: Darum erkältet man sich bei Kälte leichter. *Welt-Gesundheit, Onlineveröffentlichung 06.01.2015*

Tapparel C., Sobo K. et al.: Growth and characterization of different human rhinovirus C types in three-dimensional human airway epithelia reconstituted in vitro. *Virology 2013; 446 (1–2): 1–8*

Fernsehen

Benesch C., Frey B. et al.: TV Channels, Self-Control and Happiness. The B.E. *Journal of Economic Analysis & Policy 2010; 10 (1)*

Foster H., Ho F. et al.: Understanding how much TV is too much: a nonlinear analysis of the association between television viewing time and adverse health outcomes. *Mayo Clinic Proceedings 2020; Juli-Ausgabe: S0025–6196 (20): 3048030488*

Dunstan D., Barr E. et al.: Television viewing time and mortality. *Circulation 2010; 121: 384–391*

Otten J., Jones K. et al.: Effects of television viewing reduction on energy intake and expenditure in overweight and obese adults: a randomized controlled trial. *Archives of Internal Medicine 2009; 169 (22): 2109–2115*

Pagani L., Fitzpatrick C. et al.: Prospective associations between early childhood television exposure and academic, psychosocial and physical well-being by middle childhood. *Archives of Pediatrics & Adolescent Medicine 2010; 164 (5): 425–431*

Robinson J., Martin S.: Of time and television. *Annals of the American Academy of Political and Social Science 2009; 625 (1): 74–86*

Gelenke

Boutin R., Netto A. et al.: »Knuckle Cracking«: Can blinded observers detect changes with physical examination and sonography? *Clinical Orthopaedics and Related Research 2017; 475 (4): 1265–1271*

Castellanos J., Axelrod D.: Effect of habitual knuckle cracking on hand function. *Annals of the Rheumatic Diseases 1990; 49 (5): 308–309*

Nawchuk G., Fryer J. et al.: Real-time visualization of joint cavitation. *PLoS One 2015; 10 (4): e0119470*

Unger D.: Does knuckle cracking lead to arthritis of the fingers? *Arthritis and Rheumatism 1998; 41 (5): 949–950*

Hornissen

Fitzgerald K., Flood A.: Hymenoptera stings. *Clinical Techniques in Small Animal Practice 2006; 21 (4): 194–204*

Košnik M., Korošec Pet al.: Wasp venom is appropriate for immunotherapy of patients with allergic reaction to the European hornet sting. *Croatian Medical Journal 2002; 43 (1): 25–27*

Rahimian R., Shirazi F. et al.: Honeybee stings in the era of killer bees: anaphylaxis and toxic envenomation. *American Journal of Medicine 2020; 133 (5): 621–626*

Rickinger T.: Fakten zum Hornissengift: Reaktionen auf Hornissenstiche. *hornissenschutz.de, aktualisiert am 28.06.2020*

Schmidt J.: Clinical consequences of toxic envenomations by Hymenoptera. *Toxikon 2018; 150: 96–104*

IGeL-Leistungen

Bertelsmann-Stiftung: Überversorgung: Überflüssige medizinische Leistungen können Patienten schaden. *Spotlight Gesundheit 2019; 5*

Blank W., Schwarz S.: Well informed? Survey results on individual out-of-pocket health services in selected GP practices. *Zeitschrift für Evidenz, Fortbildung und Qualität im Gesundheitswesen 2019; 141–142: 45–52*

Eikermann M.: General health checks and individual out-of-pocket health services. *Internist (Berlin) 2015; 56 (10): 1134–1139*

Koch K., Thomas S. et al.: »IGeL« or not: cancer screening always needs comprehensive information. *Bundesgesundheitsblatt Gesundheitsforschung Gesundheitsschutz 2014 Mar;57 (3): 334–342*

Unabhängige Patientenberatung Deutschland (UPD): Wie finde ich heraus, ob eine angebotene IGeL sinnvoll für mich ist? *Onlineaktualisierung 27.08.2020*

Zok K.: Private Zusatzleistungen in der Arztpraxis: Ergebnisse einer bundesweiten Repräsentativ-Umfrage unter gesetzlich Versicherten. *WIdO-monitor 2019; 16 (1): 1–12*

Jucken

Mochizuki H., Papoiu A. et al.: Scratching induces overactivity in motor-related regions and reward system in chronic itch patients. *Journal of Investigative Dermatology 2015; 135 (11): 2814–2823*

Mochizuki H., Kakigi R.: Central mechanisms of itch. *Clinical Neurophysiology 2015; 126 (9): 1650–1660*

Yosipovitch G., Ishiuji Y. et al.: The brain processing of scratching. *Journal of Investigative Dermatology 2008;128 (7): 1806–1811*

Zhao Z., Xian-Yu L. et al.: Descending control of itch transmission by the serotonergic system via 5-HT1A-facilitated GRP-GRPR signaling. *Neuron 2014; 84 (4): 821–834*

Kurzsichtigkeit

Mirshahi A., Pfeiffer N. et al.: Myopia and level of education: results from the Gutenberg Health Study. *Ophthalmology 2014; 121 (10): 2047–2052*

Read S., Collins M. et al.: Light exposure and physical activity in myopic and emmetropic children. *Optometry and Vision Science 2014; 91 (3): 330–341*

Williams K., Verhoeven V. et al.: Prevalence of refractive error in Europe: the European Eye Epidemiology (E(3)) Consortium. *European Journal of Epidemiology 2015; 30 (4): 305–315*

Leichengift

Morgan O.: Management of Dead Bodies after Disasters. *PAHO HQ Library Cataloguing-in-Publication, 2006*

Ozreti L., Schwindowski A. et al: Konsequenzen von Autopsiebefunden für die Lebenden. *Der Pathologe 2017; 38: 370–379*

Pernlochner-Kügler C.: Sind Leichen giftig? *Aspetos, Onlineveröffentlichung 20.11.2017*

Wilhelm P.: Wie gefährlich ist Leichengift? *Bestatterweblog, Onlineveröffentlichung 02.04.2015*

Mindesthaltbarkeitsdatum

Abele J.: Das hält sich ja ewig. *Greenpeace-Magazin 1920; 4*

Chapman B. Shelley L. et al.: Food Safety Consumer Research Project: Meal Preparation Experiment Related to Poultry Washing. *RTI Project Number 0215472*

Dias D., Caetano T. et al.: Shiga toxin-producing Escherichia coli in wild ungulates. *Science of Total Environment 2019; 651 (Pt 1): 203 –209*

Edwards E.: Washing raw chicken won't clean it, but it could make you sick. *Health News, Onlineveröffentlichung 20.08.2019*

Kibler K., Reinhart D. et al.: Food waste and the food-energy-water nexus: A review of food waste management alternatives. *Waste Management 2018; 74: 52–62*

Verbraucherzentrale Nordrhein-Westfalen: *Verringerung von Lebensmittelabfällen – Identifikation von Ursachen und Handlungsoptionen in Nordrhein-Westfalen.* Fachhochschule Münster, März 2012

WWF Deutschland: DAS GROSSE WEGSCHMEISSEN – Vom Acker bis zum Verbraucher: Ausmaß und Umwelteffekte der Lebensmittelverschwendung in Deutschland. *Onlineveröffentlichung Juni 2015*

Nase hochziehen

Ariyoshi Y., Naito H. et al.: Orbital Emphysema as a Consequence of Forceful Nose-Blowing: Report of a Case. *Case Reports in Emergency Medicine 2019; 2019 :4383086*

Bertram S.: Bei einem Schnupfen: Die Nase hochziehen statt ins Taschentuch schnäuzen? *Heilpraxis, Onlineveröffentlichung 17.03.2018*

Gwaltney J., Hendley J. et al.: Nose blowing propels nasal fluid into the paranasal sinuses. *Clinical Infectious Diseases 2000; 30 (2): 387–391*

Obst

Kerschner B.: Bauchschmerzen durch Kirschen und Wasser? *medizin transparent, aktualisiert am 24.06.2020*

Smith J.: The role of gastric acid in preventing foodborne disease and how bacteria overcome acid conditions. *Journal of Food Protection 2003; 66 (7): 1292–1303*

Volz T.: Nach Steinobst kein Wasser trinken. *Stuttgarter Zeitung, Onlineveröffentlichung 11.11.2008*

Potenz

Awad M., Gaither T. et al.: Cycling, and Male Sexual and Urinary Function: Results from a Large, Multinational, Cross-Sectional Study. *Journal of Urology 2018; 199 (3): 798–804*

Hamer M.: An observational study of erectile dysfunction, infertility, and prostate cancer in regular cyclists: Cycling for Health UK Study. *Journal of Mens' Health 2014; 11 (2): 75–79*

Hollingworth M., Harper A. et al.: An observational study of erectile dysfunction, infertility, and prostate cancer in regular cyclists: Sycling for Health UK Study. *Journal of Mens' Health 2000; 11 (2): 75–79*

Sommer F., Goldstein I. et al.: Bicycle riding and erectile dysfunction: a review. *Journal of Sexual Medicine 2010; 7 (7): 2346–2358*

Reiseübelkeit

Koch A., Cascorbi I. et al.: The neurophysiology and treatment of motion sickness. *Deutsches Ärzteblatt International 2018; 115: 687–696*

Murdin L., Golding J. et al.: Managing motion sickness. *British Medical Journal 2011; 343: d7430*

Reavley C., Golding J. et al: Genetic influences on motion sickness susceptibility in adult women: a classical twin study. *Aviation Space and Environmental Medicine 2006; 77: 1148–1152*

Ressiot E., Dolz M. et al.: Prospective study on the efficacy of optokinetic training in the treatment of seasickness. *European Annals of Otorhinolaryngology, Head and Neck 2013; 130 (5): 263–268*

Schmäl F: Neuronal mechanisms and the treatment of motion sickness. *Pharmacology 2013; 91: 229–241*

Zhang L., Wang J. et al.: Motion Sickness: Current knowledge and recent advance. *CNS Neuroscience & Therapeutics 2016; 22 (1): 15–24*

Sex vor Sport

Boone T., Gilmore S.: Effects of sexual intercourse on maximal aerobic power, oxygen pulse, and double product in male sedentary subjects. *Journal of Sports Medicine and Physical Fitness 1995; 35 (3): 214–217*

Holdorf M.: Die Auswirkungen von Sex auf die körperliche Leistungsfähigkeit. *Ubermind, Onlineveröffentlichung 12.07.2016*

SayfollahPour P., Heidary M et al.: A psychological consideration of sexual activity impact upon sporting performance: An overview. *International Journal of Academic Research in Business and Social Sciences 2013; 3 (5): 672–677*

Stefani L., Galanti G. et al.: Sexual activity before sports competition: a systematic review. *Frontiers in Physiology 2016; 7: 246*

Zavorsky G., Newton W.: Effects of sexual activity on athletic performance. *Journal of Sports Medicine and Physical Fitness 2019; 59 (7): 1102–1109*

Trinken

Boschmann M., Steiniger J. et al.: Water-induced thermogenesis. *Journal of Clinical Endocrinology and Metabolism 2003; 88 (12): 6015–6019*

Frank M.: Wasser trinken für gesunde Haut: Die wichtigsten Inhaltsstoffe im Trinkwasser. *Chip Essen & Trinken, Onlineveröffentlichung 21.08.2019*

Ogawa-Fuse C., Morisaki M. et al.: Impact of water exposure on skin barrier permeability and ultrastructure. *Contact Dermatitis 2019; 80 (4): 228–233*

Urin

Ahne V., Wipplinger J.: Eigenurintherapie: Gesund dank eigener Ausscheidungen? *medizin transparent, Onlineveröffentlichung 12.12.2014*

Löffler J.: The golden fountain – is urine the miracle drug no one told you about? *Pan African Medical Journal 2010; 5: 13*

Ogunshe A., Favole A. et al.: Microbial evaluation and public health implications of urine as alternative therapy in clinical pediatric cases: health implication of urine therapy. *Pan African Medical Journal 2010; 5: 12*

Savica V., A Caló L. et al.: Urine therapy through the centuries. *Nephrology 2011; 24 (17): 123–125*

Verdauungsschnaps

DiPietro L., Gribok A. et al.: Three 15-min bouts of moderate postmeal walking significantly improves 24-h glycemic control in older people at risk for impaired glucose tolerance. *Diabetes Care 2013; 36 (10): 3262–3268*

Franke A., Teyssen S. et al.: Effects of ethanol and some alcoholic beverages on gastric emptying in humans. *Scandinavian Journal of Gastroenterology 2004; 39: 638–644*

Franke A., Harder H. et al.: Postprandial walking but not consumption of alcoholic digestifs or espresso accelerates gastric emptying in healthy volunteers. *Journal of Gastrointestinal and Liver Diseases 2008; 17 (1): 27–31*

Fox M., Heinrich H. et al.: Effect on gastric function and symptoms of drinking wine, black tea, or schnapps with a Swiss cheese fondue: randomised controlled crossover trial. *British Medical Journal 2010; 341: c6731*

Wunden

Baumann S.: Heilen Wunden an der Luft besser? *lifeline, Onlineveröffentlichung 22.08.2018*

Korting H., Schöllmann C. et al.: Management of minor acute cutaneous wounds: importance of wound healing in a moist environment. *Journal of the European Academy of Dermatology and Venereology 2011; 25 (2): 130–137*

Kujath P., Michelsen A.: Wunden – von der Physiologie zum Verband. *Deutsches Ärzteblatt cme kompakt 2009; 1 (1)*

Voshege M., Wozniak G.: Was ist evidenzbasiert in der Behandlung chronischer Wunden? *Gefäßchirurgie 2003; 8 (4): 269–276*

Zecken

Commitee to Advise on Tropical Medicine and Travel (CATMAT): Statement on personal protective measures to prevent arthropod bites. *Canada Communicable Disease Report 2005; 31 (ACS-4): 1–18*

Knippert A.: Knoblauch gegen Zecken – das sollten Sie beachten. *Focus Online, Onlineveröffentlichung 19.11.2018*

Stjernberg L., Berglund J.: Garlic as an insect repellent. *Journal of the American Medical Association 2000; 284 (7): 831*

Unendliches Thema: Gesunde Ernährung

Problematische Gesundheitsstudien

Amrhein V., Greenland S. et al.: Scientists rise up against statistical significance. *Nature 2019; 567 (7748): 305–307*

Bofetta P., Couto E. et al.: Fruit and vegetable intake and overall cancer risk in the European Prospective Investigation Into Cancer and Nutrition (EPIC). *Journal of the National Cancer Institute 2010; 102 (8): 529–537*

Ioannidis J.: Why most published research findings are false. *PLoS Medicine 2005; 2 (8): e124*

Ioannidis J., Fanelli D. et al.: Meta-research: Evaluation and Improvement of Research Methods and Practices. *PLoS Biology 2015; 13 (10): e1002264*

Koch K.: Überschätzte Gesundheitsstudien: Wer zu viel glaubt, bleibt dumm. *Spiegel Wissenschaft, Onlineveröffentlichung 23.07.2012*

Riboli E., Hunt R. et al.: European Prospective Investigation into Cancer and Nutrition (EPIC): study populations and data collection. *Public Health Nutrition 2002; 5 (6B): 1113–1124*

Riedel C.: Welche Studie stimmt denn nun? Das Problem mit den Ernährungsstudien. *world of foods Online*

Schumacher B.: Viele Studien mit wenig Nährwert. *Deutsche Ärzte-Zeitung, Onlineveröffentlichung 13.02.2014*

Nutrigenomik

Barrington W.: Pathophysiological responses to dietary patterns differ with genetic backgrounds. *Beitrag zur Allied Genetics Conference in Orlando, 2016*

Celis-Morales, C., Livingstone K. et al.: Effect of personalized nutrition on healthrelated behaviour change: evidence from the Food-4me European randomized controlled trial. *International Journal of Epidemiology 2017; 46 (2) :578–588*

Dick-Pfaff C.: Gesunde Ernährung – alles relativ. *Wissenschaft aktuell, Onlineveröffentlichung 20.11.2015*

Eberle U.: Nutrigenetik: Unser Erbgut, unser Essen. *Geo Wissen Ernährung Heft 8*

Gille D., Vergères G.: Nutri-Epigenetik – Der Zusammenhang zwischen Ernährung und Genetik. *Schweizer Zeitschrift für Ernährungsmedizin 2016; 3: 13*

Höffeler F.: *Nutrigenetik: Wie sich Ernährung und Gene gegenseitig prägen.* S. Hirzel Verlag, Stuttgart, 2013

Korem T., Zeevi D. et al.: Bread affects clinical parameters and induces gut microbiome-associated personal glycemic responses. *Cell Metabolism 2017; 25 (6): 1243–1253.e5*

Mathers J.: Nutrigenomics in the modern era. *Proceedings of the Nutrition Society 2017; 76 (3): 265–275*

Peña-Romero A., Navas-Carillo D. et al.: The future of nutrition: Nutrigenomics and nutrigenetics in obesity and cardiovascular diseases. *Critical Reviews in Food Science and Nutrition 2018; 58 (17): 3030–3041*

Wahl S., Drong A. et al.: Epigenome-wide association study of body mass index, and the adverse outcomes of adiposity. *Nature 2017; 541 (7635): 81–86*

Zeevi, D., Korem T. et al.: Personalized nutrition by prediction of glycemic responses. *Cell 2015; 163: 1079–1094*

Abnehmen

Benton D., Young H.: Reducing calorie intake may not help you lose body weight. *Perspectives on Psychological Science 2017; 12 (5): 703–714*

Carnell S., Grillot C. et al.: Morning and afternoon appetite and gut hormone responses to meal and stress challenges in obese individuals with and without binge eating disorder. *International Journal of Obesity 2018; 42 (4): 841–849*

Eckert N.: Intervallfasten: Essen mit Blick auf die Uhr. *Deutsches Ärzteblatt 2019; 116 (5): A-206/B-176/C-176*

Estruch R., Ros E. et al.: Primary prevention of cardiovascular disease with a mediterranean diet supplemented with extra-virgin olive oil or nuts. *New England Journal of Medicine 2018; 378 (25): e34*

Fildes A., Charlton J. et al.: Probability of an obese person attaining normal body weight: cohort study using electronic health records. *American Journal of Public Health 2015; 105 (9): e54–59*

Fothergill E., Guo J. et al.: Persistent metabolic adaptation 6 years after »The Biggest Loser« competition. *Obesity 2016; 24 (8): 1612–1619*

Garaulet M., Gomez-Abellan J. et al: Timing of food intake predicts weight loss effectiveness. *International Journal of Obesity 2013; 37 (4): 604–611*

Gardner C., Trepanowski J. et al.: Effect of low-fat vs low-carbohydrate diet on 12-month weight loss in overweight adults and the association with genotype pattern or insulin secretion. The DIETFITS randomized clinical trial. *Journal of the American Medical Association 2018; 319 (7): 667–679*

Ge L., Sadeghirad B. et al.: Comparison of dietary macronutrient patterns of 14 popular named dietary programmes for weight and cardiovascular risk factor reduction in adults: systematic review and network meta-analysis of randomised trials. *British Medical Journal 2020; 369: m696*

Hall K., Schoeller D. et al.: Reducing calories to lose weight. Journal of the *American Medical Association 2018; 319 (22): 2336–2337*

Headland M., Clifton P. et al.: Effect of intermittent compared to continuous energy restriction on weight loss and weight maintenance after 12 months in healthy overweight or obese adults. *International Journal of Obesity 2019: 43 (10): 2028–2036*

Heßbrügge R.: Der harte Kampf gegen die Kilos. *Bild der Wissenschaft, 4/2020*

Hoch T., Kreitz S. et al.: Fat/carbohydrate ratio but not energy density determines snack food intake and activates brain reward areas. *Scientific Reports 2015; 5: 10041*

Hu T., Mills K. et al.: Effects of low-carbohydrate diets versus low-fat diets on metabolic risk factors: a meta-analysis of randomized controlled clinical trials. *American Journal of Epidemiology 2012; 176 (Suppl. 7): 44–54*

Hurst Y., Fukuda H.: Effects of changes in eating speed on obesity in patients with diabetes: a secondary analysis of longitudinal health check-up data. *British Medical Journal Open 2018; 8 (1) :e019589*

Johnston B., Kanters F. et al.: Comparison of weight loss among named diet programs in overweight and obese adults: a meta-analysis. *Journal of the American Medical Association 2014; 312 (9): 923–933*

Kant A., Schatzkin A. et al.: Evening eating and subsequent long-term weight change in a national cohort. *International Journal of Obesity 1997; 21: 407–412*

Mancini J., Filion K. et al.: Systematic Review of the Mediterranean Diet for Long-Term Weight Loss. *American Journal of Medicine 2016; 129 (4): 407–415.e4*

Mattson M., Longo V. et al.: Impact of intermittent fasting on health and disease processes. *Ageing Research Reviews 2017; 39: 46–58*

Nedeltcheva A., Kilkus J. et al.: Insufficient sleep undermines dietary efforts to reduce adiposity. *Annals of Internal Medicine 2010; 153 (7): 435–441*

Paschos G., Ibrahim S. et al.: Obesity in mice with adipocyte-specific deletion of clock component Arntl. *Nature Medicine 2012; 18 (12): 1768–1777*

Raichlen D., Pontzer H. et al.: Physical activity patterns and biomarkers of cardiovascular disease risk in hunter-gatherers. *American Journal of Human Biology 2017; 29 (2)*

Richter J., Herzog N. et al.: Twice as high diet-induced thermogenesis after breakfast vs dinner on high-calorie as well as low-calorie meals. *Journal of Clinical Endocrinology and Metabolism 2020; 105 (3): dgz311*

Sawyer B., Bhammar D. et al.: Predictors of fat mass changes in response to aerobic exercise training in women. *Journal of Strength and Conditioning Research 2015; 29 (2): 297–304*

Schübel R., Nattenmüller J. et al.: Effects of intermittent and continuous calorie restriction on body weight and metabolism over 50 wk: a randomized controlled trial. *American Journal of Clinical Nutrition 2018; 108 (5): 933–945*

Weber N.: Biggest Loser-Diätstudie: Jojo-Effekt XXL. *Spiegel Gesundheit, Onlineveröffentlichung 05.05.2016*

Bio

Brandsaeter L., Ydersbond T. et al.: Organic food in the diet: exposure and health implications. *Annual Review of Public Health 2017; 38: 295–313*

Eisinger-Watzl M., Wittig F. et al.: Customers purchasing organic food – do they live healthier? Results of the German National Nutrition Survey II. *European Journal of Nutrition & Food Safety 2015; 5 (1): 59–79*

Niggli U., Leifert C. et al.: Improving sustainability in organic and low input food production systems: proceedings of the 3rd International Congress of the European Integrated Project Quality Low Inpu Foof (QUILF). *Universität Hohenheim, 20.–23.03.2007*

Smith-Spangler C., Bratava D. et al.: Are organic foods safer or healthier than conventional alternatives? A systematic review. *Annals of Internal Medicine 2012; 157 (5): 348–366*

Fett und Zucker

Dehghan M., Mente A. et al.: Associations of fats and carbohydrate intake with cardiovascular disease and mortality in 18 countries from five continents (PURE): a prospective cohort study. *Lancet 2017; 390 (10107): 2050–2062*

Fiolet T., Srour B. et al.: Consumption of ultra-processed foods and cancer risk: results from NutriNet-Santé prospective cohort. *British Medical Journal 2018; 360: k322*

Goncalves M., Lu C. et al.: High-fructose corn syrup enhances intestinal tumor growth in mice. *Science 2019; 363 (6433): 1345–1349*

Jensen T., Priskorn L. et al.: Associations of fish oil supplement use with testicular function in young men. *Journal of the American Medical Association Network Open 2020; 3 (1): e1919462*

Kahn C., Meyer J. et al.: Dietary sugars alter hepatic fatty acid oxidation via transcriptional and post-translational modifications of mitochondrial proteins. *Cell Metabolism 2019; 30 (4): 735–753.e4*

Lustig R.: *Die bittere Wahrheit über Zucker*. riva-Verlag, München, 2018

Mayr L., Grabherr F. et al.: Dietary lipids fuel GPX4-restricted enteritis resembling Crohn's disease. *Nature Communications 2020; 11 (1): 1775*

Mozaffarian D., Ludwig D.: The 2015 US Dietary Guidelines lifting the ban on total dietary fat. *Journal of the American Medical Association 2015; 313 (24): 2421–2422*

Pase M., Himali J. et al: Sugary beverage intake and preclinical Alzheimer's disease in the community. *Alzheimer's & Dementia 2017; 13 (9): 955–964*

Richter M., Egert S. et al.: Das PURE Desaster: Vorschnelle Schlagzeilen führen zu unnötiger Verunsicherung von Verbrauchern und Patienten. *Aktuelle Ernährungsmedizin 2018; 43 (03): 173–177*

Rehberg C.: Welcher Zucker führt zur Fettleber: Fructose oder Glucose? *Zentrum der Gesundheit, Onlineaktualisierung 10.06.2020*

Rommelfanger J.: PURE mischt gängige Ernährungs-Empfehlungen auf: Fett nicht schädlich, höhere Sterblichkeit unter Kohlenhydraten. *Medscape Nachrichten, Onlineveröffentlichung 31.08.2017*

Starostzik C.: Low-Fat ade: Freie Fahrt fürs Fett. *Ärzte-Zeitung, Onlineveröffentlichung 07.07.2015*

Tan H., Sisti A. et al.: The gut-brain axis mediates sugar preference. *Nature 2020; 580 (7804): 511–516*

Wolfram G., Bechthold A. et al.: Evidence-based guideline of the german nutrition society: fat intake and prevention of selected nutrition-related diseases. *Annals of Nutrition and Metabolism 2015; 67 (3): 141–204*

Yi S., Streffen L. et al: Added sugar intake is associated with pericardial adipose tissue volume. *European Journal of Preventive Cardiology 2020; 2047487320931303*

Süßstoff

Fowler S., Williams K. et al.: Fueling the obesity epidemic? Artificially sweetened beverage use and long-term weight gain. *Obesity (Silver Spring) 2008; 16 (8): 1894–1900*

Pase M., Himali J. et al.: Sugar- and artificially sweetened beverages and the risks of incident stroke and dementia: a prospective cohort study. *Stroke 2017; 48 (5): 1139–1146*

Pearlman M. Obert J. et al.: The association between artificial sweeteners and obesity. *Current Gastroenterology Reports 2017; 19 (12): 64*

red: Verdacht der Stoffwechselbeeinträchtigung durch hohen Konsum kalorienarmer Süßstoffe erhärtet sich. *Info Diabetologie 2018; 6*

Suez J., Korem T. et al.: Artificial sweeteners induce glucose intolerance by altering the gut microbiota. *Nature 2014; 514: 181–186*

Suez J. Korem T. et al.: Non-caloric artificial sweeteners and the microbiome: findings and challenges. *Gut Microbes 2015; 6 (2): 149–155*

Young R.: Impact of artificial sweeteners on glycemic control in healthy humans. *Vortrag auf der Jahrestagung der European Association for the Study of Diabetes (EASD) am 13.09.2017 in Lissabon*

Salz

Dickinson K., Clifton P. et al.: Endothelial function is impaired after a high-salt meal in healthy subjects. *American Journal of Clinical Nutrition 2011; 9 3(3): 500–505*

DuPont J., Greaney J. et al.: High dietary sodium intake impairs endothelium-dependent dilation in healthy salt-resistant humans. *Journal of Hypertension 2013; 31 (3): 530–536*

Faraco G., Brea D. et al.: Dietary salt promotes neurovascular and cognitive dysfunction through a gut-initiated TH17 response. *Nature Neuroscience 2018; 21 (2): 240–249*

Hohmann-Jeddi C.: Salzkonsum: Doch nicht so schädlich? *Pharmazeutische Zeitung 2018; 33, Onlineveröffentlichung 15.08.2018*

Jobin K., Stumpf N. et al.: A high-salt diet compromises antibacterial neutrophil responses through hormonal perturbation. *Science Translational Medicine 2020; 12 (536): eaay3850*

Jöcker A.: Salzige Ernährung schadet Gehirn und Gefäßen. *Eat Smarter, Onlineaktualisierung 27.12.2018*

Mente A., O'Donnel M. et al.: Urinary sodium excretion, blood pressure, cardiovascular disease, and mortality: a community-level prospective epidemiological cohort study. *Lancet 2018; 392 (10146): 496–506*

Messerli F., Hofstetter L. et al.: Salt and heart disease: a second round of »bad science«? *Lancet 2018; 392 (10146): 456–458*

Ballaststoffe

Breton J., Tennoune N. et al.: Gut commensal E. coli proteins activate host satiety pathways following nutrient-induced bacterial growth. *Cell Metabolism 2016; 23 (2): 324–334*

Byrne C., Chambers E. et al.: Increased colonic propionate reduces anticipatory reward responses in the human striatum to high-energy foods. *American Journal of Clinical Nutrition 2016; 104 (1): 5–14*

Desai M., Seekatz A. et al.: A dietary fiber-deprived gut microbiota degrades the colonic mucus barrier and enhances pathogen susceptibility. *Cell 2016; 167 (5): 1339–1353*

Dai Z., Zhang Y. et al.: Association between dietary fiber intake and bone loss in the Framingham Offspring Study. *Journal of Bone and Mineral Research 2018; 33 (2): 241–249*

Farvid M., Spence N. et al.: Fiber consumption and breast cancer incidence: A systematic review and meta-analysis of prospective studies. *Cancer 2020; 126 (13): 3061–3075*

Frost G., Sleeth M. et al.: The short-chain fatty acid acetate reduces appetite via a central homeostatic mechanism. *Nature Communications 2014; 5: 3611*

Giesler G.: Wie gesund sind Ballaststoffe wirklich? *Mens' Health, Onlineveröffentlichung 01.01.2017*

Honsek C., Kabisch S. et al.: Fibre supplementation for the prevention of type 2 diabetes and improvement of glucose metabolism: the randomised controlled Optimal Fibre Trial (OptiFiT). *Diabetologica 2018; 61 (6): 1295–1305*

Korem T., Zeevi D. et al.: Bread affects clinical parameters and induces gut microbiome-associated personal glycemic responses. *Cell Metabolism 2017; 25 (6): 1243–1253.e5*

Lowcock E., Cotterchio M. et al.: Consumption of flaxseed, a rich source of lignans, is associated with reduced breast cancer risk. *Cancer Causes & Control 2013; 24 (4): 813–816*

Müller T.: Alles dreht sich um die Ballaststoffe. *Ärzte-Zeitung, Online-veröffentlichung 14.01.2019*

Pollmer U., Warmuth S.: *Lexikon der populären Ernährungsirrtümer: Missverständnisse, Fehlinterpretationen und Halbwahrheiten von Alkohol bis Zucker.* Piper-Verlag, München, 2009

Reynolds A., Mann J. et al.: Carbohydrate quality and human health: a series of systematic reviews and meta-analyses. *Lancet 2019; 393(10170):434–445*

Rehberg C.: Die besten Ballaststoffe und ihre Wirkungen. *Zentrum der Gesundheit, Onlineaktualisierung 21.09.2020*

Tong T., Appleby P. et al.: The associations of major foods and fibre with risks of ischaemic and haemorrhagic stroke: a prospective study of 418 329 participants in the EPIC cohort across nine European countries. *European Heart Journal 2020; 41 (28): 2632–2640*

Wu H., Dwyer K. et al.: Dietary fiber and progression of atherosclerosis: the Los Angeles Atherosclerosis Study. *American Journal of Clinical Nutrition 2003; 78 (6): 1085–1091*

Nüsse

Aune D., Keum N. et al.: Nut consumption and risk of cardiovascular disease, total cancer, all-cause and cause-specific mortality: a systematic review and dose-response meta-analysis of prospective studies. *BMC Medicine 2016; 14 (1): 207*

Baer D., Nowotny J.: Metabolizable energy from cashew nuts is less than that predicted by atwater factors. *Nutrients 2018; 11 (1): 33*

Bamberger C., Rossmeier A. et al.: A walnut-enriched diet affects gut microbiome in healthy caucasian subjects: a randomized, controlled trial. *Nutrients 2017; 10 (2): 244*

Freisling H., Noh H. et al.: Nut intake and 5-year changes in body weight and obesity risk in adults: results from the EPIC-PANACEA study. *European Journal of Nutrition 2018; 57 (7): 2399–2408*

Li H., Li X. et al.: Nut consumption and risk of metabolic syndrome and overweight/obesity: a meta-analysis of prospective cohort studies and randomized trials. *Nutrition & Metabolism 2018; 15: 46*

Machado de Souza R., Machado Schincaglia R. et al.: Nuts and human health outcomes: a systematic review. *Nutrients 2017; 9 (12): 1311*

Mukuddem-Petersen J., Oosthuizen W. et al.: A systematic review of the effects of nuts on blood lipid profiles in humans. *Journal of Nutrition 2005; 135 (9): 2082–2089*

Rock C., Flatt S. et al.: Walnut consumption in a weight reduction intervention: effects on body weight, biological measures, blood pressure and satiety. *Nutrition Journal 2017; 16 (1): 76*

Ros E.: Eat nuts, live longer. *Journal of the American College of Cardiology 2017; 70 (20): 2533–2535*

van den Brandt P., Schouten L.: Relationship of tree nut, peanut and peanut butter intake with total and cause-specific mortality: a cohort study and meta-analysis. *International Journal of Epidemiology 2015; 44 (3): 1038–1049*

Zhang Y., Zhang D. et al.: Relationship between nut consumption and metabolic syndrome: a meta-analysis of observational studies. *Journal of the American College of Nutrition 2019; 38 (6): 499–505*

Eier

de Oliveira O. M, Mozaffarian D. et al.: Dietary intake of saturated fat by food source and incident cardiovascular disease: the Multi-

Ethnic Study of Atherosclerosis. *American Journal of Clinical Nutrition 2012; 96: 397–404*

Deutsche Herzstiftung: Erhöhtes Cholesterin im Blut: Schaden Eier der Gesundheit? *Onlineveröffentlichung 18.04.2019*

Larsson S., Akesson A. et al.: Egg consumption and risk of heart failure, myocardial infarction, and stroke: results from 2 prospective cohorts. *American Journal of Clinical Nutrition 2015; 102 (5): 1007–1013*

Melzer M.: Sind Eier gesund oder ungesund? *Apotheken-Umschau, Onlineaktualisierung 16.04.2019*

Qin C., Lv J. et al.: Associations of egg consumption with cardiovascular disease in a cohort study of 0.5 million Chinese adults. *Heart 2018; 104 (21): 1756–1763*

Rong Y., Chen L. et al.: Egg consumption and risk of coronary heart disease and stroke: dose-response meta-analysis of prospective cohort studies. *British Medical Journal 2013; 346: e8539*

Virtanen J., Mursu J. et al.: Egg consumption and risk of incident type 2 diabetes in men: the Kuopio Ischaemic Heart Disease Risk Factor Study. *American Journal of Clinical Nutrition 2015; 101 (5): 1088–1096*

Zazpe I., Beunza J. et al.: Egg consumption and risk of cardiovascular disease in the SUN Project. *European Journal of Clinical Nutrition 2011; 65 (6): 676–82*

Zhong V., van Horn L. et al.: Associations of dietary cholesterol or egg consumption with incident cardiovascular disease and mortality. *Journal of the American Medical Association 2019; 321(11): 1081–1095*

Milch

Alexander D., Bylsma L. et al.: Dairy consumption and CVD: a systematic review and meta-analysis. *British Journal of Nutrition 2016; 115: 737–750*

Allen N., Key T. et al.: Animal foods, protein, calcium and prostate cancer risk: the European Prospective Investigation into Cancer and Nutrition. *British Journal of Cancer 2008; 98 (9): 1574–1581*

Dehghahn M., Mente H. et al.: Association of dairy intake with cardiovascular disease and mortality in 21 countries from five continents (PURE): a prospective cohort study. *Lancet 2018; 392(10161):2288–2297*

Elwood P., Pickering J. et al.: The consumption of milk and dairy foods and the incidence of vascular disease and diabetes: an overview of the evidence. *Lipids 2010; 45 (10): 925–939*

Harf R.: Milch – gesund oder ungesund? *GEO Wissen Ernährung Nr. 9, 2020*

Morency M., Birken C. et al.: Association between noncow milk beverage consumption and childhood height. *American Journal of Clinical Nutrition 2017; 106 (2): 597–602*

Owusu W., Willet W. et al.: Calcium intake and the incidence of forearm and hip fractures among men. *Journal of Nutrition 1997; 127 (9): 1782–1787*

Pfeuffer M., Watzl B.: Gesundheitliche Bewertung von Milch und Milchprodukten und ihren Inhaltsstoffen. *Ernährungs-Umschau, Onlineveröffentlichung 15.02.2018*

Soedamah-Muthu S, Verberne L. et al.: Dairy consumption and incidence of hypertension: a dose-response meta-analysis of prospective cohort studies. *Hypertension 2012; 60: 1131–1137*

Stiftung Warentest: Qualität von Biolebensmitteln: Die Bilanz aus 85 Tests. *Onlineveröffentlichung 27.05.2010*

Storhaug C., Fosse S. et al.: Country, regional, and global estimates for lactose malabsorption in adults: a systematic review and meta-analysis. *Lancet Gastroenterology & Hepatology 2017; 2 (10): 738–746*

Tognon G., Nilsson L. et al.: Nonfermented milk and other dairy products: associations with all-cause mortality. *American Journal of Clinical Nutrition 2017; 105 (6): 1502–1511*

Kaffee

Dammann M.: Kaffee ist gesund: 10 Gründe, mehr Kaffee zu trinken. *Eat Smarter, Onlineaktualisierung 28.09.2020*

Floegel A., Pischon T. et al.: Coffee consumption and risk of chronic disease in the European Prospective Investigation into Cancer and Nutrition (EPIC) – German Study. *American Journal of Clinical Nutrition 2012; 95 (4): 901–908*

Freedman N., Park Y. et al.: Association of coffee drinking with total and cause-specific mortality. *New England Journal of Medicine 2012; 366 (20): 1891–1904*

Inoue M., Yoshimi I. et al.: Influence of coffee drinking on subsequent risk of hepatocellular carcinoma: a prospective study in Japan. *Journal of the National Cancer Institute 2005; 97 (4): 293–300*

Loftfield E., Freedman N.: Coffee and digestive cancers: what do we know, and where do we go? *British Journal of Cancer 2020; 122 (9): 1273–1274*

Loftfield E., Cornelis M.: Association of coffee drinking with mortality by genetic variation in caffeine metabolism. *Journal of the American Medical Association Internal Medicine 2018; 178 (8): 1086–1097*

Modi A., Feld J. et al: Increased caffeine consumption is associated with reduced hepatic fibrosis. *Hepatology 2010; 51 (1): 201–209*

Poole R., Kennedy O. et al.: Coffee consumption and health: umbrella review of meta-analyses of multiple health outcomes. *British Medical Journal 2017; 359: j5024*

Alkohol

Bartholow B., Heinz A.: Alcohol and aggression without consumption. Alcohol cues, aggressive thoughts, and hostile perception bias. *Psychological Science 2006; 17 (1): 30–37*

Bellavia A., Bottai M. et al.: Alcohol consumption and mortality: a dose-response analysis in terms of time. *Annals of Epidemiology 2014; 24 (4): 291–296*

Burger K.: Château Médecine: Wie gesund Rotwein ist. *Süddeutsche Zeitung, Onlineveröffentlichung 03.04.2018*

Burton R., Sheron M.: No level of alcohol consumption improves health. *Lancet 2018; 392 (10152): 987–988*

Buschek N.: Sucht: Wie Alkohol den Körper zerstört. *Süddeutsche Zeitung, Onlineveröffentlichung 03.04.2018*

de Oliveira Otto M, Mozaffarian D. et al.: Dietary intake of saturated fat by food source and incident cardiovascular disease: the Multi-Ethnic Study of Atherosclerosis. *American Journal of Clinical Nutrition 2012; 96: 397–404*

Degerud E., Ariansen I. et al.: Life course socioeconomic position, alcohol drinking patterns in midlife, and cardiovascular mortality: Analysis of Norwegian population-based health surveys. *PLoS Medicine 2018; 15 (1): e1002476*

Furtwängler N., de Visser R.: Lack of international consensus in low-risk drinking guidelines. *Drug and Alcohol Review 2013 Jan;32 (1): 11–18*

GBD 2016 Alcohol Collaboratos: Alcohol use and burden for 195 countries and territories, 1990–2016: a systematic analysis for the Global Burden of Disease Study 2016. *Lancet 2018; 392 (10152): 1015–1035*

Holahan C., Schutte K. et al.: Late-life alcohol consumption and 20-year mortality. *Alcoholism: Clinical & Experimental Research 2010; 34 (11): 1961–1971*

Karàdy J.: Association between association between alcohol consumption and presence of coronary artery disease. *Beitrag zur Jahrestagung der Radiological Society of North America 2016 in Chicago*

Köchling J., Geis B. et al.: Grape or grain but never the twain? A randomized controlled multiarm matched-triplet crossover trial of beer and wine. *American Journal of Clinical Nutrition 2019; 109 (2): 345–352*

Schwarzinger M., Pollock B. et al.: Contribution of alcohol use disorders to the burden of dementia in France 2008–13: a nationwide retrospective cohort study. *Lancet Public Health 2018; 3 (3): e124–e132*

Seitz H.: Wie viel Alkohol macht krank? Trägt Alkohol zur Gesundheit bei? *Deutsches Ärzteblatt 2000; 97 (22): A-1538/B-1311/C-1226*

Yuan H., Marmorstein N.: Biochemistry. Red wine, toast of the town (again). *Science 2013; 339 (6124): 1156–1157*

Zhang R., Shen L. et al.: Association of low to moderate alcohol drinking with cognitive functions from middle to older age among US adults. *Journal of the American Medical Association Network Open 2020; 3 (6): e207922*

Rauchen

Argacha J., Bourdrel T. et al.: Ecology of the cardiovascular system: a focus on air-related environmental factors. *Trends in Cardiovascular Medicine 2018; 28: 112–126*

Benowitz N.: Cigarette smoking and cardiovascular disease: pathophysiology and implications for treatment. *Progress in Cardiovascular Diseases 2003; 46 (1): 91–111*

Blackwell J., Saxena S, et al.: The impact of smoking and smoking cessation on disease outcomes in ulcerative colitis: a nationwide population-based study. *Alimentary Pharmacology and Therapeutics 2019; 50 (50): 556–567*

Deutsches Krebsforschungszentrum (Hrg.): *Tabakatlas Deutschland 2020.* dkfz, Heidelberg, 2020

Deutsches Krebsforschungszentrum (Hrg.): *Passivrauchen – ein unterschätztes Gesundheitsrisiko.* Rote Reihe Tabakprävention und Tabakkontrolle 2005; Band 5. dkfz, Heidelberg, 2005

Doll R., Peto R. et al.: Mortality in relation to smoking: 50 years' observations on male British doctors. *British Medical Journal 2004; 328 (7455): 1519*

Hackshaw A., Morris J. et al.: Low cigarette consumption and risk of coronary heart disease and stroke: meta-analysis of 141 cohort studies in 55 study reports. *British Medical Journal 2018; 360: j5855*

Hecking C.: Zigaretten sind Massenvernichtungswaffen. *Spiegel-Gesundheit, Onlineveröffentlichung 01.12.2020*

Kamimura D., Cain L. et al.: Cigarette smoking and incident heart failure: insights from the Jackson Heart Study. *Circulation 2018; 137 (24): 2572–2582*

Koch L.: Schon eine Zigarette am Tag belastet Ihr Herz massiv. *tonline, Onlineveröffentlichung 27.05.2018*

Lancaster T, Stead L.: Physician advice for smoking cessation. *Cochrane Database System Review 2004; CD000165*

Oelsner E., Balte P. et al.: Lung function decline in former smokers and low-intensity current smokers: a secondary data analysis of the NHLBI Pooled Cohorts Study. *Lancet Respiratory Medicine 2020; 8 (1): 34–44*

Pierce J., Benmarhnia T. et al.: Role of e-cigarettes and pharmacotherapy during attempts to quit cigarette smoking: The PATH Study 2013–16. *PLoS One 2020; 15 (9): e0237938*

Polosa R., Cibella F. et al.: Health impact of E-cigarettes: a prospective 3.5-year study of regular daily users who have never smoked. *Scientific Reports 2017; 7 (1): 13825*

Völzke H., Neuhauser H. et al.: Rauchen: Regionale Unterschiede in Deutschland. *Deutsches Ärzteblatt 2006; 103 (42): A-2784, B-2419, C-2327*

Weiser M., Zarka S. et al.: Cognitive test scores in male adolescent cigarette smokers compared to non-smokers: a population-based study. *Addiction 2010; 105 (2): 358–63*

Zeiher J., Kuntz B. et al.: Rauchen bei Erwachsenen in Deutschland. *Journal of Health Monitoring 2017; 2 (2)*

Persönliches

Bayer J.: Ernährungsempfehlungen? Alles Unsinn – vergesst die DGE, sagt der SWR. *Quark und so, Onlineveröffentlichung November 2018*

Bolzano S.: Sie können essen, was Sie wollen – ein Traum oder Wirklichkeit? *EAP-Institut, Onlineveröffentlichung 05.04.2019*

Firlus-Emmrich T.: Gesunde Ernährung? Ich pfeife drauf! *Wirtschaftswoche, Onlineveröffentlichung 05.03.2014*

Ioannidis J.: Implausible results in human nutrition research. *British Medical Journal 2013; 347: f6698*

Knop U.: Ernährungswahn: *Warum wir keine Angst vorm Essen haben müssen.* Rowohlt-Verlag, Hamburg, 2016

Natter A.: Gesunde Ernährung: »Auch mal ein paar Gummibärchen«. *Main-Post, Onlineveröffentlichung 12.07.2017*

Nestle M.: Corporate funding of food and nutrition research: science or marketing? *Journal of the American Medical Association Internal Medicine 2016; 176 (1): 13–14*

Zum guten Schluss: Fünf verblüffende Studien zum Schmunzeln

Putzen

van den Borre L., Deboosere P.: Health risks in the cleaning industry: a Belgian census-linked mortality study (1991–2011). *International Archives of Occupational and Environmental Health 2018; 91 (1): 13–21*

Svanes Ø., Bertelsen R. et al.: Cleaning at home and at work in relation to lung function decline and airway obstruction. *American Journal of Respiratory and Critical Medicine 2018; 197 (9): 1157–1163*

Stirnfalten

Esquirol Y., Ferrieres J. et al.: Forehead wrinkles and risk of all cause and cardiovascular mortality over 20-year follow-up in working population: VISAT study. *Vortrag auf dem European Heart Congress* 2018 *in München*

Fleck E.: Stirnfalten können Hinweise auf Herz-Sterberisiko geben. idw – *Informationsdienst Wissenschaft, Onlineveröffentlichung 27.08.2018*

Heuschnupfen

Cheng H., Deighton J. et al.: Hay fever in childhood, traits Neuroticism and Conscientiousness as independent predictors of the occurrence of hay fever in adulthood. *Journal of Health Psychology 2016; 21 (10): 2367–2375*

Harter K., Hammel G. et al.: Different Psychosocial Factors Are Associated with Seasonal and Perennial Allergies in Adults: Cross-Sectional Results of the KORA FF4 Study. *International Archives of Allergy and Immunology 2019; 179 (4): 262–272*

Nägel lackieren

Belcher S., Cookman C. et al.: In vitro assessment of human nuclear hormone receptor activity and cytotoxicity of the flame retardant mixture FM 550 and its triarylphosphate and brominated components. *Toxicology Letters 2014; 228 (2): 93–102*

Mendelson E., Hagopian A. et al.: Nail polish as a source of exposure to triphenyl phosphate. *Environment International 2016; 86: 45–51*

Studentenund Bier

Epp. E.: Studie aus Dänemark: Wer mehr Bier trinkt, bricht sein Studium seltener ab. *Stern, Onlineveröffentlichung 09.08.2017*

Ulrich V.: Wer Alkohol trinkt, hat einen entscheidenden Vorteil im Studium. *Welt kompakt, Onlineveröffentlichung 09.08.2017*

Register

H

I

J

K

L

R

S

T

U

V

W

Z